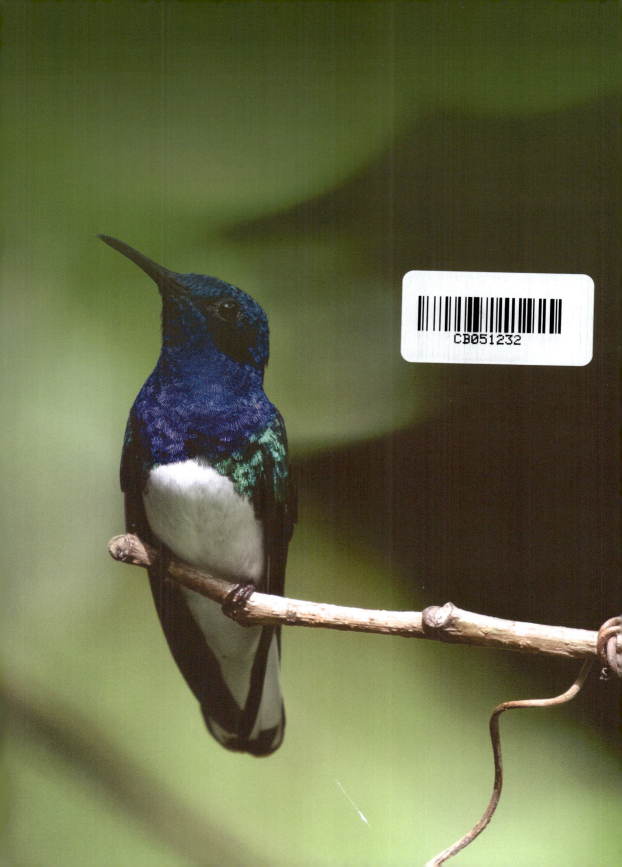

NATUREZA
CLIMA e
SAÚDE PÚBLICA

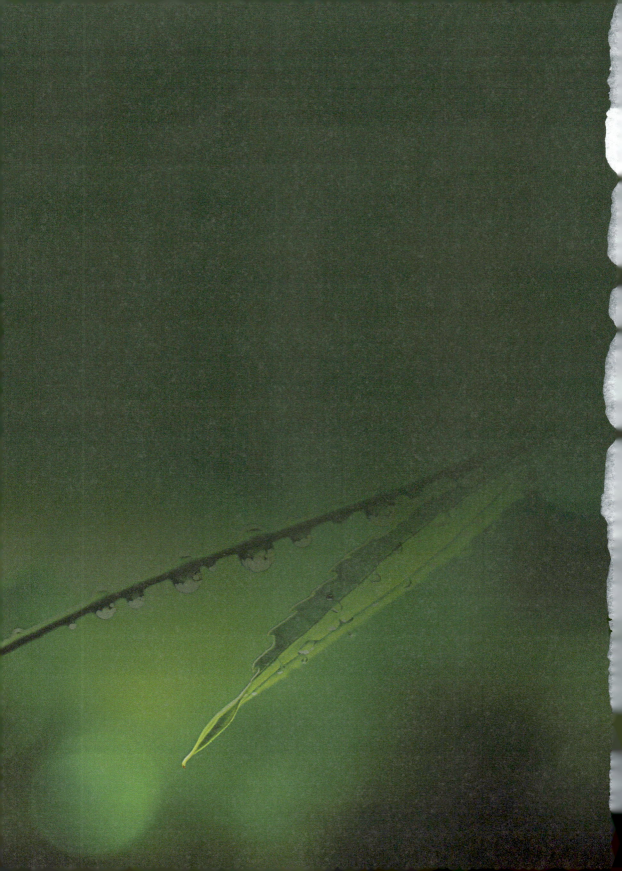

NATUREZA CLIMA e SAÚDE PÚBLICA

EDITORA

Lis Leão

COEDITORES

Luciano Lima

Roberta Maria Savieto

Natureza, Clima e Saúde Pública
Editora: Lis Leão
Coeditores: Luciano Lima | Roberta Maria Savieto

Produção editorial: Proton Editorial Ltda.

Revisão: Juliana Marinho / Tamiris Prystaj

Diagramação: Proton Editorial Ltda

Capa: Proton Editorial Ltda

Crédito das fotos: Lis Leão / Freepik

Ilustrações: Luciana Marti/ Letícia Bernardes/ Andréa Del Arco Esposito

© 2025 Editora dos Editores

Todos os direitos reservados. Nenhuma parte deste livro poderá ser reproduzida, sejam quais forem os meios empregados, sem a permissão, por escrito, das editoras. Aos infratores aplicam-se as sanções previstas nos artigos 102, 104, 106 e 107 da Lei nº 9.610, de 19 de fevereiro de 1998.

ISBN: 978-65-6103-027-4

Editora dos Editores

São Paulo: Rua Marquês de Itu, 408 - sala 104 – Centro.
(11) 2538-3117

Rio de Janeiro: Rua Visconde de Pirajá, 547 - sala 1121 – Ipanema.

www.editoradoseditores.com.br

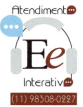

Impresso no Brasil
Printed in Brazil
1ª impressão – 2025

Este livro foi criteriosamente selecionado e aprovado por um Editor científico da área em que se inclui. A Editora dos Editores assume o compromisso de delegar a decisão da publicação de seus livros a professores e formadores de opinião com notório saber em suas respectivas áreas de atuação profissional e acadêmica, sem a interferência de seus controladores e gestores, cujo objetivo é lhe entregar o melhor conteúdo para sua formação e atualização profissional.
Desejamos-lhe uma boa leitura!

Dados Internacionais de Catalogação na Publicação (CIP)
(Câmara Brasileira do Livro, SP, Brasil)

Natureza, clima e saúde pública / [organização]
   Lis Leão ; coeditores Luciano Lima, Roberta Maria Savieto. -- São Paulo : Editora dos Editores, 2025.

   Vários autores.
   ISBN 978-65-6103-027-4

   1. Biodiversidade - Conservação 2. Mudanças climáticas 3. Natureza - Aspectos sociais 4. Saúde pública I. Leão, Lis. II. Lima, Luciano. III. Savieto, Roberta Maria.

24-216344   CDD-577

Índices para catálogo sistemático:
1. Interação homem natureza : Biologia e ecologia   577

Tábata Alves da Silva - Bibliotecária - CRB-8/9253

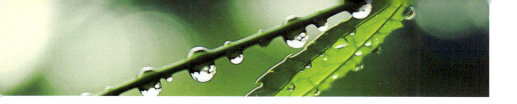

SOBRE A EDITORA

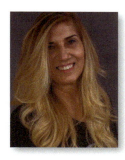

LIS LEÃO

- Enfermeira Especialista em Saúde Pública.
- Doutora em Saúde do Adulto e do Idoso pela Universidade de São Paulo (USP).
- Pós-doutorado pela Universidade de Ciências Humanas de Estrasburgo.
- Pesquisadora Sênior do Centro de Ensino e Pesquisa do Hospital Israelita Albert Einstein (HIAE).
- Professora do Programa de Pós-Graduação em Ciências da Saúde da Faculdade Israelita de Ciências da Saúde Albert Einstein (FICSAE).
- Líder do grupo de pesquisa e-Natureza: estudos interdisciplinares sobre conexão com a natureza, saúde e bem-estar (CNPq).
- Pesquisadora Associada do Instituto de Estudos Avançados da USP (Saúde Planetária Brasil - Mudanças Climáticas e Saúde).
- Membro do Comitê de Especialistas em Saúde e Natureza do Consórcio Acadêmico de Medicina Integrativa e Saúde (USA), da União Internacional de Conservação da Natureza (IUCN), da Nature and Health Alliance (NHA).
- Cofundadora da Rede Saúde e Natureza Brasil.
- Fotógrafa de natureza e vida selvagem.

SOBRE OS COEDITORES

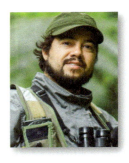

LUCIANO LIMA

Começou a passarinhar aos 13 anos de idade e nas aves encontrou uma paixão e sua vocação profissional.

- Biólogo formado pela Universidade Estadual do Norte Fluminense (UENF).
- Mestre em Zoologia pela Universidade de São Paulo (USP).
- Doutorando em Biodiversidade pelo Jardim Botânico do Rio de Janeiro.
- Mais de 20 anos de experiência como pesquisador e consultor em diferentes temas relacionados com a biodiversidade brasileira.
- Como pesquisador seus interesses incluem biogeografia e conservação de aves brasileiras, monitoramento de longo prazo de biodiversidade e relação entre saúde humana e contato natureza.
- Acredita que conectar as pessoas com a natureza é a forma mais efetiva de promover a conservação da biodiversidade. Por isso, atua ativamente na divulgação da natureza brasileira em colunas, palestras, programas de tv, rádio, podcasts, e em eventos como o Vem Passarinhar e diferentes festivais de aves. Ao longo de sua carreira tem atuado diretamente para diversas organizações dos setores público, privado e não governamental. Entre elas, Universidade de São Paulo, Instituto Butantan, Fiocruz, Ministério do Meio Ambiente, Conservação Internacional, Associação Mico-Leão-Dourado, RPPN Estação Veracel, e Grupo Globo.

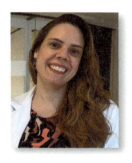

ROBERTA MARIA SAVIETO

- Enfermeira pela Universidade de São Paulo (USP).
- Especialista em Emergência e Docência.
- Mestre em Enfermagem pela Faculdade Israelita de Ciências da Saúde Albert Einstein (FICSAE).
- Doutora em Saúde Pública pela Faculdade de Medicina da Universidade de São Paulo, Ribeirão Preto (FMRP-USP).
- Assistente de Pesquisa no Centro de Ensino e Pesquisa do Hospital Israelita Albert Einstein (HIAE).
- Membro do Grupo de Pesquisa e-Natureza – Estudos Interdisciplinares sobre Conexão com a Natureza, Saúde e Bem-estar.
- Participa em diversos estudos do grupo, com interesse específico nas relações empáticas entre seres humanos e não humanos.
- Co-líder da validação da única escala brasileira de empatia com animais.
- Membro da Nature and Health Alliance (NHA) e da Rede Saúde e Natureza Brasil.

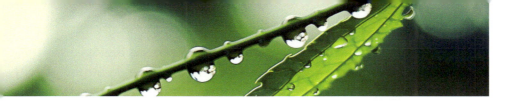

SOBRE OS COLABORADORES

ADRIANA CAJADO DE OLIVEIRA GASPARINI

Naturóloga, Pós-graduações em: Yoga pelo Centro Universitário das Faculdades Metropolitanas Unidas (UniFMu), Cuidados Integrativos pela Universidade Federal de São Paulo (Unifesp), Cultivando o Equilíbrio Emocional em Empresas da Companhia Energética de Brasília (CEB), Bases de Medicina Integrativa e Saúde Integrativa e Bem-Estar. Estudos Avançados pelo Instituto de Ensino Albert Einstein. Instrutora de *Mindfulness* e Terapeuta Integrativa do Núcleo de Saúde e Bem-Estar do Hospital Albert Einstein.

ALEX GESSE

Diretor Executivo da Forest Therapy Hub, com Pós-graduação em Administração de Empresas e um E-MBA na *EAE Business School* de Barcelona. Graduando em Sociologia e Psicologia. Consultor em Saúde Pública e Florestal para a União dos Silvicultores do Sul da Europa (USSE) e outras instituições públicas. Colaborou como consultor especialista no Grupo de Especialistas em Saúde Humana e Bem-Estar da *Forest Europe*. Dentro de seu trabalho com a *Forest Therapy Hub*, desenvolveu o Método FTHub e o Modelo de Interações Líquidas (LIM) para a Terapia da Floresta. Autor de "Sinta a Floresta: A Experiência de Shinrin-Yoku (Banho de Floresta)", do Grupo Editorial Penguin Random House, e coautor de "Baños de Bosque: 50 Rutas Para Sentir La Naturaleza", Petit Futé.

AMANDA BRAGA DE FIGUEREDO

Graduada em Nutrição pela Universidade Federal de Ouro Preto (UFOP). Mestrado e Doutorado em Ciências Biológicas pela UFOP. Durante o doutorado, realizou estágio na Faculdade de Medicina da Universidade de Coimbra, Portugal.

Realizou Pós-doutorado no Programa de Pós-graduação em Ciências Biológicas, do Núcleo de Pesquisas em Ciências Biológicas da UFOP, e no grupo de Imuno-oncologia Translacional, do Centro Internacional de Pesquisa e Ensino do AC Camargo Cancer Center. Atualmente é Especialista em Pesquisa Experimental do Centro de Ensino e Pesquisa Albert Einstein e está associada ao CRIO – Centro de Pesquisa em Imuno-oncologia. Tem experiência na área de Imunologia, com ênfase em Imuno-oncologia Translacional, Imunomodulação e Imunoparasitologia.

ANA ESTELA BARBOSA

Investigadora no Departamento de Hidráulica e Ambiente do Laboratório Nacional de Engenharia Civil (Portugal). Doutorada em Biotecnologia e Engenharia do Ambiente, pela Universidade de Aalborg (Dinamarca) e Agregada em Ambiente e Sustentabilidade pela Universidade Nova de Lisboa (UNL, Portugal). Tem experiência em avaliação do impacto ambiental, na coordenação de projetos nacionais e internacionais, e na docência universitária. Co-coordenou o projeto H2020 BINGO e é coordenadora do HE NATURELAB – Nature-Based Interventions for Improving Health and Well-being, ambos com financiamento de programas europeus. É Vice-presidente da Comissão Diretiva da Associação Portuguesa de Recursos Hídricos (APRH). É autora de mais de 220 publicações científicas e técnicas do setor.

ANA RAQUEL FREITAS SIMÕES DE ALMEIDA

Doutorada em Psicologia e Mestre em Reabilitação Psicossocial e Saúde Mental. Atualmente é Professora Adjunta na Escola Superior de Saúde do Instituto Politécnico do Porto e na Escola Superior de Saúde de Santa Maria. Trabalhou como terapeuta ocupacional e coordenadora de projetos nacionais e internacionais de âmbito social numa instituição comunitária dirigida ao apoio de pessoas com doença mental. Enquanto investigadora no Laboratório de Reabilitação Psicossocial, tem se dedicado ao estudo da literácia, saúde mental e bem-estar através de diferentes abordagens – terapias digitais, atividade física, intervenções baseadas na natureza.

ANTÓNIO MAURO SARAIVA

Graduado em Engenharia de Eletricidade pela Escola Politécnica da Universidade de São Paulo (POLI-USP), e em Engenharia Agronômica, pela Escola Superior de Agricultura Luiz de Queiroz, da Universidade de São Paulo (ESALQ-USP).

É Doutor pela POLI-USP em Computação no Agronegócio e Ambiente. Professor do Dept. de Engenharia de Computação (POLI-USP). Professor Titular desde 2008. Fundador e coordenador do Saúde Planetária Brasil no Instituto de Estudos Avançados (IEA-USP). Membro do Comitê Diretor da *Planetary Health Alliance*. Foi consultor da Organização das Nações Unidas para Agricultura e Alimentação, do Ministério do Meio Ambiente e do Ministério da Ciência Tecnologia e Inovação na área ambiental. Foi membro do *Intergovernmental Science-Policy Platform on Biodiversity and Ecosystem Services* da United Nations Environment Programme (IPBES-UNEP).

CLAUDIA GARCIA DE BARROS

Enfermeira Obstétrica e de Emergência, com Administração Hospitalar e Sistemas de Saúde pelo PROHASA - Fundação Getúlio Vargas (FGV). MBA em Gestão de Saúde pelo Instituto Brasileiro de Mercado de Capitais (IBMEC-São Paulo). Programa de Desenvolvimento de Executivo (PDE) pela Fundação Dom Cabral. *Patient Safety Certification pela Harvard School* e Especialista em Ciência da Melhoria pelo *Institute for Healthcare Improvement* (IHI). Atuação no setor saúde, consultoria e ensino. Carreira profissional nas áreas de gestão, emergência, qualidade, segurança e ciências da melhoria. Experiência em gestão e implantação de padrões internacionais de acreditação hospitalar e certificações de processos críticos em serviços de saúde. Atuação em projetos colaborativos públicos e privados em larga escala no Brasil para melhoria da qualidade e segurança.

CRISTIANE PAVANELLO RODRIGUES SILVA

Graduada em Enfermagem pela Escola de Enfermagem da USP. Mestrado em Saúde do Adulto pela Escola de Enfermagem da Universidade de São Paulo (EE-USP). Doutorado em Ciências da Saúde pela EE-USP (2010). Pós-graduação em Gerontologia e Saúde Mental. Atualmente é pesquisadora doutora integrada do NursID – CINTESIS da Escola Superior de Enfermagem do Porto (ESEP), da cidade do Porto, Portugal.

DANIEL BECKER

Pediatra, sanitarista, palestrante e escritor. Formado em Medicina pela Universidade Federal do Rio de Janeiro (UFRJ). Mestre em Saúde Pública pela Fundação Oswaldo Cruz (FIOCRUZ). Foi docente da UFRJ, colaborador do Fundo das

Nações Unidas para a Infância (UNICEF) e da Organização Mundial da Saúde (OMS). Participou de vários artigos científicos e capítulos de livro na área de Promoção da Saúde. Atua no Conselho de Especialistas para o Enfrentamento de Emergências em Saúde Pública da Prefeitura do Rio, no Instituto Alana, nos Grupos de Trabalho Criança e Natureza e Infância Digital da Sociedade Brasileira de Pediatria (SBP) e do Depto de Pediatria Ambulatorial da Sociedade de Pediatria do Estado do Rio de Janeiro. Colunista no Jornal "O Globo".

DENISE RAHAL

Agente de Propriedade Industrial (API 2289). Possui MBA em Conhecimento, Tecnologia e Inovação pela Fundação Instituto de Administração (FIA-USP). Graduada em Farmácia Bioquímica Industrial, com especialização em Microbiologia Clínica pela Santa Casa de São Paulo. É gerente de inovação na Sociedade Beneficente Israelita Brasileira Albert Einstein, atuando na gestão de parcerias e operações da diretoria de inovação. Atuou na Indústria Farmacêutica EMS, na elaboração de pareceres de liberdade de exploração e/ou infração e patenteabilidade e na assessoria técnica nos casos de contencioso. Atuou no escritório Gusmão e Labrunie na preparação de pedidos de patentes, com experiência avançada sobre o sistema de depósito internacional PCT (*Patent Cooperation Treaty*) e no desenvolvimento de estratégias de proteção intelectual de inovações de empresas nacionais e internacionais.

DENISE TIEMI NOGUCHI MAKI

Médica integrativa do Núcleo de Saúde e Bem-Estar do Hospital Israelita Albert Einstein (HIAE). Coordenadora da Pós-graduação de Bases de Saúde Integrativa e Bem-Estar do Instituto Israelita de Ensino e Pesquisa Albert Einstein (IIEP). Integrante do projeto de pesquisa Um Tempo com e-Natureza do IIEP. Formação em Cultura da Paz e Tecnologias da Convivência pela Associação Palas Athena. Profissional graduada pela Faculdade de Ciências Médicas da Santa Casa de São Paulo. Títulos de Especialização em Pediatria e Cancerologia Pediátrica. Especialização em Medicina Paliativa pelo Instituto Paliar. Especialização em Psico--oncologia pelo Hospital Pérola Byington.

DULCE PEREIRA DE BRITO

Gerente Médica de Saúde Mental e Bem-estar do Hospital Albert Einstein. Especialista em Medicina Interna, Terapia Intensiva e Promoção da Saúde pelo Hospital das Clínicas da Faculdade de Medicina da Universidade de São Paulo (HC-FMUSP). Coordenadora do Curso de Saúde Mental nas Organizações do Ensino Einstein. Especializanda em Saúde Mental nas Empresas pelo Instituto de Psiquiatra do Hospital das Clínicas da Faculdade de Medicina da Universidade de São Paulo (IPq-USP).

EDGARD JOSEPH KIRIYAMA

Profissional com ampla experiência em gestão de dados e tecnologias ambientais. Mestrado em Gestão em Tecnologias Ambientais, Especialização em Tecnologias Ambientais, MBA em Data Science e é Engenheiro Ambiental. Com 20 anos de experiência em Data Analytics, Gestão de Dados e Geoprocessamento, trabalhou por 18 anos na Secretaria de Meio Ambiente do Estado de São Paulo, onde atuou como Diretor Técnico do Centro de Gerenciamento de Informações (CGI), liderando projetos em temas como DataGEO, Planejamento e Ordenamento Territorial, Zoneamento Ecológico-Econômico, Gerenciamento Costeiro e Resíduos Sólidos. Atualmente é Analista de Dados no Escritório de Excelência Albert Einstein, onde trabalha em vários projetos, como Saúde em Nossas Mãos (Assistencial e Modelo de Custeio), Todas as Mães Importam e Desosp.

EDSON AMARO JÚNIOR

Doutorado em Medicina pela Universidade de São Paulo (USP). Livre docente desde 2007. Atualmente é professor doutor MS-5 do Departamento de Radiologia da Faculdade de Medicina da Universidade de São Paulo. Honorary lecturer - King s College University of London. Responsável pela área de Big Data Analytics e médico neurorradiologista do Hospital Albert Einstein. Publicou mais de 180 artigos em periódicos especializados. Atua na área de Medicina, com ênfase em Ressonância Magnética Funcional e Análise de Dados. Interagiu com 405 colaboradores em coautorias de trabalhos científicos. Em seu currículo Lattes os termos mais frequentes são: ressonância magnética funcional, ressonância magnética, image analysis, radiologia, event-related fMRI, functional magnetic resonance imaging, parkinson, fMRI, neuroimagem funcional e memória operacional.

ELISÂNGELA MOINO VICÁRIO

Pós-graduada em Meio Ambiente e Sustentabilidade pela Fundação Getúlio Vargas (FGV). Bacharel e Licenciada em Ciências Biológicas pela Universidade São Judas Tadeu.

EMERSON BARÃO RODRIGUES SOLDADO

Licenciado e bacharel em Ciências Biológicas pela Universidade Presbiteriana Mackenzie. Mestre em História da Ciência Pontifícia Universidade Católica de São Paulo (PUC-SP). Atualmente é doutorando em Ecologia Aplicada na Universidade de São Paulo (USP). Desenvolve o projeto de pesquisa Ciclo Natureza, no qual avalia a influência de diferentes ambientes no bem-estar dos ciclistas. Também é professor do Instituto Federal de São Paulo (IFSP), atuando em cursos de Ensino Médio, Técnico e de Graduação desde 2014.

ÉRIKA GUIMARÃES

Bióloga, Mestre pelo Instituto de Biociências da Universidade de São Paulo (IB-USP), com mais de 20 anos de experiência no desenvolvimento, gestão e coordenação de projetos ambientais em organizações da sociedade civil, em biomas como o pantanal, o cerrado e a Mata Atlântica. Coordenou projetos em áreas protegidas públicas e privadas, desenhando estratégias de fomento e financiamento a essas áreas, de apoio à pesquisa e conservação da biodiversidade, de *advocacy* e articulação com diferentes setores da sociedade. Atualmente é sócia-diretora da Aretê Socioambiental, coordenando e desenvolvendo projetos socioambientais. Doutoranda em Ecologia Humana pela Universidade Nova de Lisboa.

ERIKA HINGST-ZAHER

Pesquisadora Científica do Instituto Butantan e diretora do Museu Biológico. Graduada em Biologia, mestrado em Ecologia, doutorado em Genética e pós-doutorado no Museu de Zoologia da Universidade de São Paulo. Especializou-se em Divulgação Científica na Escola de Comunicação e Artes da Universidade de São Paulo. Atua no levantamento e monitoramento da biodiversidade e sua conservação no contexto de saúde única, em taxonomia e morfologia, em pesquisa (principalmente na Amazônia e Mata Atlântica) financiados pelo CNPq, FAPESP, NSF e *Disney Conservation Fund*. Tem mais de 70 artigos publicados, livros e artigos de divulgação científica. Orienta alunos de graduação e pós-graduação.

É editora da revista *Brazilian Journal of Mammalogy* e membro das Sociedades Brasileira de Mastozoologia (SBMz), Ornitologia (SBO), Herpetologia (SBH), e *American Society of Mammalogists*.

FELIPE FELICIANI

Biólogo, MBA em Desenvolvimento Sustentável, Especialista em Planejamento Ambiental e Territorial pela Universidade de Rotterdam. Atuou com reabilitação e monitoramento de fauna silvestre, gestão de áreas protegidas, elaboração e implementação de programas de sustentabilidade empresarial, de educação ambiental e de políticas públicas. Atua desde 2017 no WWF-Brasil, onde lidera a execução de projetos para a proteção de espécies ameaçadas, restauração de corredores de biodiversidade e valorização de áreas protegidas. Coordena a implementação da estratégia "Parques Saudáveis, Pessoas Saudáveis", com o principal objetivo de promover as áreas protegidas como uma ferramenta de saúde pública e de melhoria de qualidade de vida, aliada à conservação ambiental.

FERNANDO CÉSAR DE SOUZA

Pós-doutorado pela Faculdade de Educação da Pontifícia Universidade Católica de São Paulo (PUC/SP). Doutorado em Educação: Currículo pela PUC/SP. Mestrado em Educação pela Universidade Cidade de São Paulo (UNICID). Especialista em Bases da Medicina Integrativa pelo Instituto de Ensino e Pesquisa do Hospital Israelita Albert Einstein (IEP). Graduado em Administração e Marketing pela Universidade São Francisco. Coordenador Educacional do Senac São Paulo. Coordenador e professor da Pós-graduação em Bases da Saúde Integrativa e Bem-estar e da Pós-graduação em Saúde Integrativa: Estudos Avançados pelo IEP. Pesquisador do Grupo de Gestão, Educação e Cuidados em Saúde e Enfermagem da Universidade Federal do Rio de Janeiro (UFRJ).

GABRIELA XAVIER

Gerente de Inovação do Centro de Inovação e Tecnologia Einstein Manaus. Farmacêutica Bioquímica formada pela Universidade Estadual Paulista (UNESP), com MBA de Gestão de Negócios, Empreendedorismo e Inovação pela Fundação Instituto de Administração da Universidade de São Paulo (FIA – USP) e módulo internacional na *Bentley University* – Boston e *fellow* do Programa de Biodesign

2023 em Stanford. Iniciou sua carreira na área de Inovação da Natura & Co e lidera o centro de inovação do Einstein em Manaus com foco no empreendedorismo e inovação no desenvolvimento de soluções científico-tecnológicas voltadas à expansão do acesso de qualidade e equidade em Saúde.

GIULIA CATISSI

Graduada em Enfermagem pela Faculdade Israelita de Ciências da Saúde Albert Einstein (FICSAE). Especialista em Saúde Coletiva pelo Instituto de Saúde da Secretaria Estadual de Saúde de São Paulo. Especialista em Enfermagem em Saúde Pública pela Universidade Federal de São Paulo (USP). Foi Embaixadora em Saúde Planetária (USP). É mestre em Ciências da Saúde pela FICSAE. Integra o Grupo de Pesquisa e-Natureza - Estudos Interdisciplinares sobre Conexão com a Natureza, Saúde e Bem-estar (CNPq) e o *Nature and Health Alliance.* Docente responsável pela disciplina de Natureza e Saúde e Princípios Socioecológicos da Pós-graduação de Saúde Integrativa e Bem-Estar - Estudos Avançados do Einstein. Enfermeira de Pesquisa do Instituto Israelita de Ensino e Pesquisa Albert Einstein. Candidata ao doutorado acadêmico na FICSAE.

GUILHERME DE PAULA PINTO SCHETTINO

Médico, especialista em Pneumologia e Terapia Intensiva, com Doutorado pela Faculdade de Medicina da Universidade de São Paulo (FMUSP) e Pós-Doutorado pela *Harvard Medical School.* Diretor de Responsabilidade Social e Sustentabilidade da Sociedade Beneficente Israelita Brasileira Albert Einstein (SBIBAE). Desenvolve projetos voltados para melhorar o acesso e equidade em saúde para populações vulneráveis, minimizar os impacto na saúde das mudanças climáticas, maior resiliência dos sistemas de saúde a eventos climáticos extremos e sustentabilidade ambiental.

GUSTAVO BENVENUTTI BORBA

Mestrado em Engenharia Biomédica e doutorado em Informática pela Universidade Tecnológica Federal do Paraná (UTFPR). Suas áreas de interesse são processamento de imagens, visão computacional, aprendizagem de máquina e sistemas embarcados. Atualmente é professor associado na UTFPR, campus Curitiba, atuando nos cursos de graduação em Engenharia Elétrica, graduação em Engenharia de Computação, e mestrado e doutorado em Engenharia Biomédica.

HENRIQUE GRUNSPUN

Médico formado pela Faculdade de Medicina da Universidade de São Paulo (FMUSP). Especialista em Clínica Médica pela FMUSP. Presidente do Comitê e do Centro de Bioética do Hospital Israelita Albert Einstein. Possui Título de Especialista em Clínica Médica pela Sociedade Brasileira de Clinica Médica (SBCM), *fellow* do *American College of Physicians* e Ex-Governador do Capítulo Brasileiro do *American College of Physicians*. Ex-Presidente do Comitê de Bioética do Hospital Israelita Albert Einstein (HIAE) e Presidente do Centro de Bioética do HIAE.

JOÃO GABRIEL BARBOSA DA COSTA

Estudante do 2º ano do Ensino Médio. Ensino fundamental completo na EMEF Paulo Freire em São Paulo. Foi bolsista de Iniciação Científica Junior na 1ª edição do Programa Cientistas do Amanhã, através do qual se tornou um Embaixador do e-Natureza. Criador do perfil *e_natureza_embaixadores* no Instagram.

JOÃO MARCOS ROSA

Fotógrafo apaixonado pela cultura e vida selvagem. Jornalista por formação, se especializou em contar histórias visuais ligadas à biodiversidade e à conservação ambiental. Autor de diversos livros sobre a biodiversidade brasileira. É colaborador da National Geographic Brasil. Tem trabalhos em revistas como GEO, BBC Wildlife, Terra Mater. É membro da ILCP - *International League of Conservation Photographers* - que reúne os principais nomes mundiais da fotografia e cinema da natureza. É codiretor do documentário "Mulheres na Conservação", filme premiado no *Female Film Festival 2023*, e ganhador do prêmio de melhor filme ambiental no *Montreal Women Film Festival* e no *Toronto International Women Film Festival* de 2024. É um dos sócios da NItro Histórias Visuais, produtora audiovisual sediada em Belo Horizonte.

JOÃO RENATO REBELLO PINHO

Graduado em Medicina pela Universidade de São Paulo (USP) e Doutorado em Ciências Biológicas (Bioquímica) pela USP. MBA em Gestão em Saúde pelo INSPER. Professor Livre Docente do Departamento de Gastroenterologia da Faculdade de Medicina da Universidade de São Paulo (FMUSP). Atualmente é médico do Departamento de Patologia Clínica do Hospital Israelita Albert Einstein, onde desenvolve projetos em colaboração com o Ministério da Saúde (PROADI). É responsável pelo Laboratório de Gastroenterologia e Hepatologia Tropical no Instituto de Medicina Tropical do Departamento de Gastroenterologia da Faculdade de Medicina da Universidade de São Paulo. É Diretor do Laboratório de Biologia Molecular, Divisão de Laboratório Central do Hospital das Clínicas da Faculdade de Medicina da Universidade de São Paulo (HC-FMUSP).

JOÃO RICARDO SATO

Professor Adjunto da Universidade Federal do ABC (UFABC). Pesquisador em interação entre neurociências e ciências exatas, com foco no neurodesenvolvimento, bases neurais de transtornos psiquiátricos, conectividade cerebral, inteligência artificial e processamento de sinais neurais. Bacharelado em Estatística pela Universidade de São Paulo (USP). No Doutorado focou no desenvolvimento de novos métodos estatísticos para modelar a conectividade cerebral por meio de sinais de ressonância magnética funcional. Realizou estágio de pesquisa no Instituto de Psiquiatria do *Kings College London*, onde integrou técnicas computacionais de aprendizado de máquina à sua linha de pesquisa. Atuou como consultor estatístico e pesquisador do Hospital das Clínicas da Faculdade de Medicina da Universidade de São Paulo (HC-FMUSP). É coordenador do Núcleo Interdisciplinar de Neurociência Aplicada da UFABC.

JOÃO PAULO AMARAL

Gerente de Meio Ambiente e Clima do Instituto Alana. Conselheiro do *Greenpeace* Brasil. Cofundador da rede Bike Anjo e do coletivo Ecologia Urbana. Bacharel em Gestão Ambiental pela Universidade de São Paulo (USP) com especialização em Sistema de Gestão Integrada pelo Senac e Futurismo na metodologia Fluxonomia 4D. Faz parte da rede de futuros líderes do Programa da Chanceler Alemã da Fundação Alexander von Humboldt. É membro Alumni da rede *Red Bull Amaphiko* de Empreendedores Sociais e do *Young Global Changers*.

JULIANA GATTI-RODRIGUES

Graduada em Design (Faculdade de Belas Artes). Especialização em Sustentabilidade (*Gaia Education*) e Mestrado em Conservação da Biodiversidade e Desenvolvimento Sustentável pela Escola Superior de Conservação Ambiental e Sustentabilidade (ESCAS-IPÊ). Coautora do Livro "e-Cartas Natureza fora da caixinha". No Mestrado introduziu as Terapias Ambientais de Apreciação da Natureza no Instituto da Criança, do Hospital das Clínicas da Faculdade de Medicina da Universidade de São Paulo (ITACI-HC-FMUSP). Idealizadora e Presidente do Instituto Árvores Vivas. Atua como Conselheira no Conselho Regional de Meio Ambiente Desenvolvimento Sustentável (CADES) Regional Sé, Conselho Municipal de Trânsito e Transporte (CMTT) em São Paulo e Conselho Nacional do Meio Ambiente (Coalizão pelo Clima, Crianças e Adolescentes. Atua como consultora de sustentabilidade para empresas, poder público e organizações.

KARINA PAVÃO PATRÍCIO

Médica e especialidade em Saúde Pública pela Faculdade de Medicina de Botucatu – Universidade Estadual Paulista (FMB-UNESP). Mestre em Ciências Biológicas pelo Instituto de Biociências (IBB-UNESP). Doutora em Saúde Ambiental pela Faculdade de Saúde Pública da Universidade de São Paulo (FSP-USP). Fundadora e Coordenadora do Núcleo de Hospitais Sustentáveis do Hospital das Clínicas da FMB. Membro da rede Saúde Planetária Brasil. Pesquisadora no projeto Um tempo com e-Natureza (Instituto Israelita de Ensino e Pesquisa Albert Einstein e Fundação Boticário).

KENNETH JOHN GOLLOB

Diretor do Centro de Pesquisa em Imuno-oncologia (CRIO) e Chefe do Laboratório de Imuno-oncologia Translacional do Hospital Israelita Albert Einstein. Sua pesquisa centrada no paciente utiliza abordagens multiômicas para elucidar os mecanismos imunológicos por trás da resposta à terapia e ao desenvolvimento de doenças, bem como descobrir biomarcadores clinicamente úteis e identificação de novos alvos de imunoterapia para o tratamento do câncer. Obteve seu Ph.D. em Imunologia pelo *University of Colorado Health Sciences Center* e pelo *National Jewish Center for Immunology and Respiratory Medicine*, com pós doutorado no DNAX Research Institute. Foi professor associado visitante na Universidade de Stanford e cientista visitante no NIH-*National Cancer Institute*, EUA. Possui mais de 115 publicações e treinou mais de 35 alunos de Pós-graduação.

LARISSA CABELO DE CAMPOS

Graduada em Jornalismo pela Universidade Sagrado Coração e em História pela Universidade de São Paulo (USP). Responsável pela área de Comunicação do Instituto Ecofuturo.

LETÍCIA BERNARDES DE OLIVEIRA

Enfermeira pediátrica e neonatal, apaixonada pela ideia de cuidar de pessoas e promover saúde. Membro do grupo de pesquisa e-Natureza: Estudos Interdisciplinares sobre Conexão com Natureza, Saúde e Bem-estar. Responsável pelas redes sociais de Um Tempo com e-Natureza.

LÍGIA VIZEU BARROZO

Professora Titular do Departamento de Geografia da Faculdade de Filosofia, Letras e Ciências Humanas da Universidade de São Paulo (FFLCH-USP). Bacharelado em Geografia pela USP, Mestrado e Doutorado em Agronomia pela Universidade Estadual Paulista Júlio de Mesquita Filho (UNESP) e Livre-Docência pela USP. Foi Coordenadora do Programa de Pós-graduação em Geografia Física. No Instituto de Estudos Avançados da USP coordena o grupo de estudos Espaço Urbano e Saúde. É Pesquisadora Visitante da Sociedade Beneficente Israelita Brasileira Hospital Albert Einstein. Colabora com o GT Saúde do Tribunal de Contas do Município de São Paulo. É membro do Grupo de Referência do "Projeto Viva o Verde SP" da ONU-Habitat e Secretaria do Verde e Meio Ambiente da Prefeitura de São Paulo.

LITAL MORO BASS

Enfermeira pela Faculdade de Enfermagem do Hospital Israelita Albert Einstein. Pós-graduação em Saúde Pública com ênfase em Saúde da Família - ESF. MBA Executivo em Saúde pela Fundação Getúlio Vargas (FGV). Extensivo MBA Executivo Internacional – University of California, Irvine/Califórnia. Especialista em Melhoria pelo *Institute for Healthcare Improvement* – IHI. Certificação *Lean Belt* pela metodologia Lean Six Sigma. Experiência na área de Epidemiologia Hospitalar, sendo responsável pelos indicadores estratégicos, táticos e operacionais. Experiência na implantação de certificações nacionais e internacionais na área da saúde, com foco na segurança do paciente e do colaborador. Atuação como consultora de Qualidade e Segurança. Coordena atualmente o Modelo de Custeio em parcerias públicas e privadas.

LUCAS HERNANDES CORRÊA

Advogado. Bacharel em Direito pela Pontifícia Universidade Católica de São Paulo (PUC-SP). Mestre em Direito Social, especialização em Direito da Saúde

(Universidade Paris X-Nanterre) e Mestre em Políticas de Saúde, Planejamento e Financiamento, pela *London School of Economics* e pela *London School of Hygiene and Tropical Medicine*. Possui Master em Gestão e Liderança Pública pelo Centro de Liderança Pública (MLG/CLP). Atuou como pesquisador no Centro de Estudos e Pesquisas de Direito Sanitário (CEPEDISA-USP) e no Departamento de Saúde da LSE, em Londres. Atualmente coordena o Centro de Estudos e Promoção de Políticas de Saúde (CEPPS), do Einstein, voltado à produção de conteúdo e ao diálogo relacionados aos desafios do sistema de saúde e ao papel das políticas públicas nesse contexto.

LUIZ FELIPE SANTANA MACHADO

Estudante do 2º ano do Ensino Médio. Ensino fundamental completo na EMEF Paulo Freire em São Paulo. Foi bolsista de Iniciação Científica Junior na 1ª edição do Programa Cientistas do Amanhã, através do qual se tornou um Embaixador do e-Natureza.

LUIZ GUSTAVO VALA ZOLDAN

Graduado em Medicina pela Universidade Estadual de Campinas (UNICAMP), com formação complementar na Universidad de Salamanca (Espanha). Residência Médica em Psiquiatria pela Universidade de São Paulo (USP), com aprimoramento em Transtornos de Humor pela Universitat de Barcelona. Especialização em Dependência Química (UNIFESP). MBA em Gestão de Saúde pelo Instituto de Ensino e Pesquisa Insper. Pós-graduado em Psicologia Positiva e Ciência do Bem-Estar (PUCRS). Certificado em Economia Comportamental pela Chicago Booth, escola de executivos da *Chicago University*. Membro internacional da *American Psychiatric* Association. Atua como Coordenador Médico de Saúde Mental do Hospital Israelita Albert Einstein. Sócio-fundador e diretor administrativo da Liberté Saúde Mental. Organizador do livro "CRATOD 15 anos, uma proposta de cuidado ao dependente químico".

MARIA ISABEL AMANDO DE BARROS

Engenheira Florestal e mestre em Conservação de Ecossistemas pela ESALQ Escola Superior de Agricultura Luiz de Queiroz da Universidade de São Paulo (ESALQ/USP). Sempre trabalhou com educação e conservação da natureza. É cofundadora da *Outward Bound Brasil*, organização voltada para a educação por meio da aventura ao ar livre, Atuou na gestão e manejo de unidades de conservação na Fundação Florestal do Estado de São Paulo. Em 2008 tornou-se mãe da Raquel e em 2012 do Beni e passou a estudar a relação entre a infância e a natureza no mundo contemporâneo. Desde 2015 atua como especialista em infâncias e natureza no Instituto Alana.

MARIA JÚLIA PAES DA SILVA

Profa. Titular pela Escola de Enfermagem da Universidade de São Paulo (EE-USP), com Mestrado, Doutorado e livre docência na área de Comunicação interpessoal. Autora dos livros: "Comunicação tem remédio"; "O amor é o caminho – maneiras de cuidar"; "No caminho – fragmentos para ser melhor"; "Liderança em 5 atos"; entre outros. Ex- pesquisadora 1A pelo CNPq.

MARIA MARGARIDA DA COSTA REBELO

Licenciada em Psicologia Clínica pelo Instituto Superior de Psicologia Aplicada. Mestre em Psicologia Social e Organizacional na área de especialização em Cognição Social. Doutorada em Psicologia Social e Organizacional pelo Instituto Superior de Ciências do Trabalho e da Empresa. Investigadora Auxiliar no Núcleo de Estudos Urbanos e Territoriais do Laboratório Nacional de Engenharia. Professora convidada em várias universidades onde lecionou sobre Análise Quantitativa de Dados e Métodos e Técnicas e Investigação em Ciências Sociais. É autora de mais de 160 publicações científicas e técnicas. Investiga atitudes e fatores socioecológicos que influenciam os comportamentos pró-ambientais e de conservação e gestão dos recursos naturais. Atualmente é cocoordenadora do projeto NATURELAB – *Nature-Based Interventions for Improving Health and Well-Being*, financiado pelo programa Horizon Europe.

MARIA VICTÓRIA RAMOS BALLESTER

Bióloga, com Doutorado em Ciências na área de Ecologia. Professora de Ecologia e Geoprocessamento do Centro de Energia Nuclear na Agricultura, Universidade de São Paulo (CENA/USP). Atua em modelagem ambiental por geoprocessamento, com foco nos impactos das mudanças de uso da terra no funcionamento de ecossistemas.

MARIANA NAPOLITANO FERREIRA

Diretora de Programas do WWF-Brasil, onde trabalha há 14 anos. Bióloga com doutorado em Ecologia pela Universidade de São Paulo (USP). Atua na conservação da biodiversidade e gestão de áreas protegidas no Brasil desde 2003. Entre

2020 e 2022, liderou a Força-Tarefa da União Internacional para a Conservação da Natureza (*International Union for Conservation of Nature* – IUCN) sobre Covid-19 e Áreas Protegidas.

MARINA MARTINS SIQUEIRA

Graduação em Administração – Universidade Federal do Piauí (UFPI). Mestrado em Administração, na linha de gestão em serviços de saúde, Universidade Federal do Rio de Janeiro (UFRJ), Instituto COPPEAD de Pós-graduação em Administração (UFRJ/COPPEAD). Doutorado em Administração, na linha de Gestão em Serviços de Saúde (UFRJ), Instituto COPPEAD de Pós-Graduação em Administração (UFRJ/COPPEAD)

MARIO THADEU LEME DE BARROS FILHO

Possui Graduação em Direito pela Pontifícia Universidade Católica de São Paulo (PUC-SP), Mestrado e Doutorado na mesma instituição. Professor do Eixo de Humanidades do Curso de Medicina da Faculdade Israelita de Ciências da Saúde Albert Einstein. Coordenador da Pós-graduação em Bioética do Hospital Israelita Albert Einstein (HIAE). Membro do Comitê de Bioética do HIAE e do Centro de Bioética Guido Faiwichow da mesma instituição. Tem experiência na área de Direito e Bioética, com ênfase em Direito Constitucional, Direitos Humanos, Filosofia do Direito e Relações da Comunidade Médica com a Sociedade.

MARTA AYATS

Graduação em Enfermagem pela Universitat de Girona e mestrado em Medicina Tropical e Saúde Internacional pela Universitat de Barcelona. Gestora de Projetos de Treinamento no *Forest Therapy Hub* (FTHub). Como Gerente de Treinamento no FTHub, supervisiona os programas de treinamento e garante a implementação efetiva do Método da Organização e do Modelo de Interações Líquidas em intervenções de terapia florestal.

MICHELE MARTINS

Formada em Ciências Biológicas pela Universidade de Mogi das Cruzes (UMC). Atualmente é uma das responsáveis pelo planejamento e implementação de ações do plano de manejo do Parque das Neblinas - Instituto Ecofuturo, com foco no Programa de Uso Público e relacionamento com o entorno da unidade.

NATHÁLIA VILLA DOS SANTOS

Monitora de Pesquisa Pleno no Hospital Israelita Albert Einstein, com atuação em projetos PROADI-SUS. Pós-doutorado no Departamento de Patologia da Faculdade de Medicina da USP, pesquisando os efeitos da poluição e tabagismo em desordens neurocognitivas. Pesquisadora Colaboradora no *Department of Environmental Health, Harvard School of Public Health* e Laboratório de Radiometria Ambiental e de Análise por Ativação de Neutrônica, Instituto de Pesquisas Energéticas e Nucleares do Instituto de Pesquisas Energéticas e Nucleares da Universidade de São Paulo (IPEN-USP), onde estuda os efeitos da associação da poluição atmosférica com radionuclídeos e metais. Doutora em Biossistemas pela Universidade Federal do ABC. Mestre em Ciências e Tecnologia - Química pela Universidade Federal do ABC e graduada em Biomedicina pelo Centro Universitário de Araraquara.

NELZAIR ARAÚJO VIANNA

Pesquisadora em Saúde Pública (Fundação Oswaldo Cruz /BA). Doutorado em Ciências pela Faculdade de Medicina da Universidade de São Paulo (FMUSP). Mestrado em Medicina e Saúde e Especialização em Administração e Qualidade Hospitalar pela Faculdade de Medicina da Universidade Federal da Bahia. Especialização em Poluição do Ar e Saúde Humana pela FMUSP. Graduação em Farmácia e Bioquímica pela UFBA. Fiscal da SMS Salvador, atuando em cooperação com a Secretaria de Sustentabilidade e Resiliência de Salvador no GT C40. Coordenadora da Câmara Temática de Saúde no Painel Salvador de Mudança do Clima. Representa Salvador na rede internacional de qualidade do ar do C40. Integrante do Programa de Embaixadores do Planetary Health Alliance 2019 e Membro do Saúde Planetária Brasil (IEA/ USP).

PATRICIA MASTERSON-ALGAR

Pesquisadora da Escola de Ciências da Saúde na Universidade de Bangor, Reino Unido. Investiga de forma multidisciplinar a área da saúde, com foco em pessoas afetadas por doenças neurológicas, especialmente demência. Sua pesquisa explora o impacto que essas doenças podem ter na vida das pessoas e suas famílias, além da influência que a natureza tem sobre seu bem-estar físico e mental.

PEDRO VASCONCELOS MAIA DO AMARAL

Professor Adjunto do Departamento de Ciências Econômicas da Universidade Federal de Minas Gerais. Professor visitante da *University of Chicago*, *fellow* do *Center for Spatial Data Science* (University of Chicago) e Coordenador do Centro de Análise de Dados Econômico-Espaciais - Cadê/UFMG. Ph.D. pela University of Cambridge. Coeditor dos Journals Spatial Economic Analysis, Journal of Spatial Econometrics e Regional Studies, Regional Science. Bolsista de produtividade em pesquisa do CNPq. Presidente fundador da Divisão América Latina da Regional Studies Association e membro do Conselho Gestor da Revista Planejamento e Políticas Regionais. Sua pesquisa se concentra em Planejamento Regional e Urbano, atuando principalmente na aplicação de métodos de econometria espacial e análise multivariada em estudos sobre serviços de saúde e disparidades regionais e urbanas.

RITA LACERDA AQUARONE

Enfermeira, especialista em Administração Hospitalar pelo Centro Universitário São Camilo. Especialista em Geriatria e Gerontologia pela Universidade Federal de São Paulo (UNIFESP) e em Clínica Médica e Cirúrgica pela UNIFESP. Especialista em Neurologia pelo Hospital Israelita Albert Einstein. Mestrado pela Universidade de São Paulo (USP) e Doutorado sobre Reabilitação em Catástrofes pela USP, com intercâmbio na DCU (*Dublin City University*) em Dublin - Irlanda. Atuação como Enfermeira de Reabilitação por dez anos no Hospital Israelita Albert Einstein. Atuação como Enfermeira de Reabilitação no Haiti pós-terremoto e atuação como enfermeira em acampamento médico no Kenya - África. Publicações de artigos científicos e participação como palestrante e apresentação de trabalhos científicos em Congressos Internacionais e Nacionais de Dor e Reabilitação.

RONALDO ADRIANO CHRISTOFOLETTI

Professor do Instituto do Mar da Universidade Federal de São Paulo (UNIFESP). Pesquisador em Ciências do Mar e divulgação científica. Atualmente é Presidente do Grupo de Especialistas em Cultura Oceânica da Organização das Nações Unidas para a Educação, a Ciência e a Cultura (UNESCO) e copresidente do Grupo de Comunicações Estratégicas para a Década Oceânica da Organização das Nações Unidas (ONU). Tem experiência em biodiversidade, alterações climáticas e cultura oceânica. Seus projetos trabalham a importância da comunicação e da coprodução no engajamento dos vários setores da sociedade em decisões baseadas na ciência para a sustentabilidade do oceano. Como eixo central nas pesquisas está a promoção da diversidade, da equidade e inclusão, reconhecendo a sua importância fundamental no avanço deste processo transformador.

SABRINA BORTOLOSSI BOMFIM

Graduada em Enfermagem pela Faculdade Israelita de Ciências da Saúde Albert Einstein (FICSAE). Membro do grupo de pesquisa e-Natureza: Estudos interdisciplinares sobre conexão com natureza, saúde e bem-estar (diretório do CNPq). Atualmente, é enfermeira de pesquisa no A.C. Camargo Cancer Center.

SARA LOPES DE MORAES

Bacharel licenciada em Geografia pela Universidade de São Paulo (USP). Mestre e Doutora pelo Programa de Pós-Graduação em Geografia Física da Universidade de São Paulo (PPGF/USP). Fez intercâmbio acadêmico na Universidade Eötvös Loránd e realizou estágios de pesquisa na University College London e na Universidade de Coimbra. Integra o grupo de pesquisa Espaço Urbano e Saúde do Instituto de Estudos Avançados da Universidade de São Paulo - IEA/USP e do projeto HEROIC: *Health and Economic impacts of Reducing Overheating in Cities* da UCL. Atualmente é pesquisadora do projeto SALURBALClima e do *Climate Change and Urban Health Research Center* (CCUH). Têm experiência nas áreas de Geografia da Saúde e Climatologia, com ênfase em Clima Urbano, Biometeorologia Humana e Saúde Ambiental.

SÍLVIA HIROMI KAWAKAMI PANTALEÃO

Graduação em Medicina pela Universidade Oswaldo Aranha de Volta Redonda. Residência em Pediatria pela FUNDAP - Hospital Odair Pedroso - SP. Especialista em Neonatologia pela Faculdade de Medicina da Universidade de São Paulo. Pós-graduação em Perinatologia pelo Instituto Israelita de Ensino e Pesquisa Albert Einstein. Pós-graduação em Medicina Tradicional Chinesa pela Escola Paulista de Medicina (EPM-UNIFESP), Pós-graduação em Homeopatia na Fundação de Apoio à Pesquisa (Fapes-SP). Pós-graduação de Medicina Integrativa e em Gestão Emocional nas Organizações: Cultivating Emotional Balance, pelo Instituto Israelita de Ensino e Pesquisa Albert Einstein. Pós-graduanda em Psicossomática Junguiana no Instituto Junguiano de Ensino e Pesquisa (IJEP). Médica Especialista em Medicina Integrativa do Hospital Municipal Dr. Moysés Deutch em parceria com o Hospital Israelita Albert Einstein.

TERESA CRISTINA MAGRO LINDENKAMP

Engenheira Florestal com doutorado em Ciências da Engenharia Ambiental. Professora de Manejo de Áreas Protegidas no Departamento de Ciências Florestais da Escola Superior de Agricultura Luiz de Queiroz, Universidade de São Paulo (ESALQ/USP). Atua em planejamento de unidades de conservação e manejo do uso público em áreas naturais. Sua atuação tem foco no campo de pesquisa e extensão em florestas para o bem-estar humano.

THOMAZ AUGUSTO ALVES DA ROCHA E SILVA

Biólogo, Mestre em Fisiologia, Doutor em Biologia Celular e Pós-doutor em Farmacologia. Professor dos cursos de Enfermagem, Fisioterapia e Medicina da Faculdade Israelita de Ciências da Saúde Albert Einstein. Coordenador de projetos em biodiversidade e áreas naturais.

VITAL RIBEIRO

Presidente do Conselho da Associação Projeto Hospitais Saudáveis e ponto focal da organização internacional Saúde Sem Dano e da Rede Global Hospitais Verdes e Saudáveis. Arquiteto e Urbanista, trabalha no Centro de Vigilância Sanitária (Secretaria da Saúde do Estado de São Paulo), onde coordena o Programa Estadual de Gerenciamento de Resíduos de Serviços de Saúde e implementa o Plano de Mudança do Clima na Secretaria de Estado da Saúde de São Paulo. Administrador Hospitalar e de Sistemas de Saúde e Mestre em Administração de Empresas pela Escola de Administração de Empresas de São Paulo da Fundação Getúlio Vargas (EAESP-GV), com pesquisa em gestão de saúde, meio ambiente e sustentabilidade. Foi consultor da ANVISA, UNESCO, Ministério da Saúde e Fundação Getúlio Vargas.

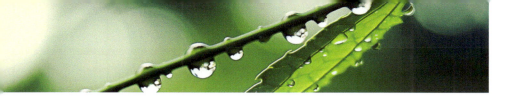

PREFÁCIO

Mesmo com as tecnologias que têm permitido incríveis avanços nos estudos e exploração do universo, o fato é que, até o momento, a Terra é o único planeta que conhecemos onde existe vida. Vida que vem sendo impactada pelas mudanças climáticas, com sinais de alerta que se multiplicam incessantemente: temperaturas médias globais que atingem recordes; tempestades, furacões, incêndios e outras catástrofes com milhares de vítimas; doenças e mortes associadas aos fatores sociais e ambientais determinantes da saúde.

Os desafios são imensos, exigindo um olhar abrangente e multidisciplinar, combinando diferentes áreas do conhecimento para compor um mosaico que permita atuar no presente e conceber soluções para um futuro que nos tire do que o secretário-geral da ONU António Guterres chamou de "estrada para o inferno climático" – e que seria também o inferno da saúde.

É nesse contexto que emerge este livro – uma publicação que podemos definir como o estado da arte no campo que se propõe a abordar: *Natureza, Clima e Saúde Pública*, como sintetiza seu título. Os editores e autores – reconhecidos *experts* nacionais e internacionais – foram extremamente felizes ao criar uma obra que nos faz mergulhar nas múltiplas dimensões que se entrelaçam na complexa equação das relações do ser humano com o meio ambiente.

A ação humana tornou-se importante vetor das transformações nos sistemas naturais, redundando em mudanças climáticas, poluição, perda da biodiversidade, queda na produção agrícola, menor disponibilidade de água potável, deterioração das condições sanitárias, acidificação dos oceanos etc. São condições que geram efeitos perversos: afetam a saúde e o bem-estar da humanidade, ampliam doenças transmissíveis e infectocontagiosas, agravam enfermidades crônicas, aumentam a fome e a desnutrição, lotam hospitais com ocorrências médicas associadas às catástrofes e aos extremos de temperatura. Os impactos são sempre mútuos. A natureza adoecida pela atividade humana mina a saúde da humanidade. A natureza saudável, conservada pelos seres humanos, agrega valor à saúde destes.

A robustez deste livro começa pelas bases conceituais abordadas nos capítulos iniciais – saúde e natureza, biodiversidade, mudanças climáticas e saúde planetária, que remete à importância de tratar a questão da sustentabilidade e da saúde a partir de uma ótica multi e interdisciplinar integrada e global. Afinal, o desafio diz respeito à vida na Terra. É verdade que os países mais pobres e as populações mais vulneráveis são mais fortemente impactados. Mas também é verdade que os reflexos da crise climática se estendem a toda a humanidade.

Segue esse bloco conceitual um amplo conjunto de grandes temas, entre eles os impactos nos serviços de saúde, emergências associadas às catástrofes climáticas, políticas públicas, inteligência artificial e benefícios para a saúde física e mental da conexão com a natureza atestados por um número cada vez maior de estudos científicos. Com boas razões, portanto, intervenções baseadas na natureza (caminhadas, "banhos de floresta" etc.) vêm sendo adotadas como aliadas para reduzir a glicose no sangue, melhorar a pressão arterial, aumentar a imunidade, diminuir o estresse e ansiedade e gerar estado de ânimo positivo. "Doses" de natureza também têm efeitos positivos no ambiente assistencial. Entre pacientes cirúrgicos, os alojados em quartos com vista para áreas verdes têm tempo menor de internação e requisitam menos analgésicos (ou seja, sentem menos dor), como mostrou estudo do professor de arquitetura Roger Ulrich. Aqui no Brasil, um estudo conduzido pelo e-Natureza – grupo interdisciplinar liderado pela pesquisadora do Einstein Eliseth Leão, editora deste livro – mostrou que contemplar fotos da natureza pode gerar emoções positivas ou negativas (dependendo da imagem) e resultou na criação do primeiro banco de imagens da natureza voltado à promoção de emoções positivas com finalidade terapêutica.

Por fim, esta obra traz modelos, projetos e experiências que vêm sendo desenvolvidos no Brasil e no exterior. São iniciativas diversas, todas buscando unir o melhor de dois mundos: a conservação da natureza e a promoção da saúde.

Natureza, Clima e Saúde Pública é leitura indispensável para profissionais, pesquisadores e estudantes da área da saúde e de todas as áreas direta ou indiretamente relacionadas com os temas ambientais e também para pessoas que atuam ou têm interesse em temas de sustentabilidade, ESG, meio ambiente e saúde. É um livro riquíssimo em seus conteúdos e inspirador sobre os caminhos que podemos cultivar para fazer da natureza o lugar onde floresce a saúde e o bem-estar.

Sidney Klajner
Presidente
Sociedade Beneficente Israelita Brasileira Albert Einstein

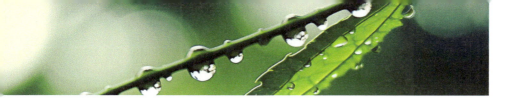

SUMÁRIO

Eixo 1
Bases Conceituais — 39

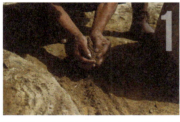

1 Bases Conceituais em Natureza, Mudanças Climáticas e Saúde — 41

Lis Leão
Roberta Maria Savieto

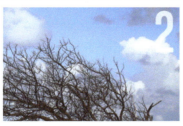

2 Mudanças Climáticas, Conservação da Biodiversidade e Saúde Humana — 57

Erika Hingst-Zaher
Luciano Lima
Lis Leão

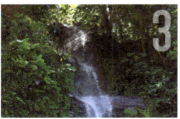

3 Saúde Planetária: Caminho para Reconexão — 73

Karina Pavão Patrício
Guilherme de Paula Pinto Schettino
António Mauro Saraiva

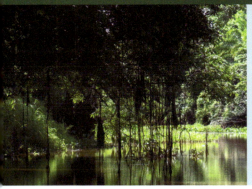

EIXO 2

Grandes Temas em Natureza, Clima e Saúde — 89

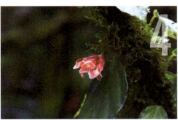

4 Implicações Bioéticas das Mudanças Climáticas e Segurança Climática: Uma Análise à Luz da Cidadania e da Saúde Pública — 91
Henrique Grunspun
Mario Thadeu Leme de Barros Filho

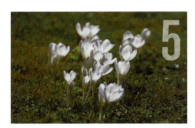

5 Impacto dos Serviços de Saúde nas Mudanças Climáticas — 111
Nelzair Araújo Vianna
Vital Ribeiro

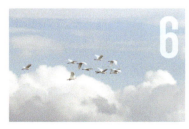

6 Catástrofes Climáticas: da Emergência à Reabilitação — 123
Rita Lacerda Aquarone
Dulce Pereira de Brito
Luiz Gustavo Vala Zoldan

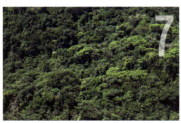

7 Florestas para o Bem-estar Humano — 145
Teresa Cristina Magro Lindenkamp
Emerson Barão Rodrigues Soldado
Maria Victória Ramos Ballester

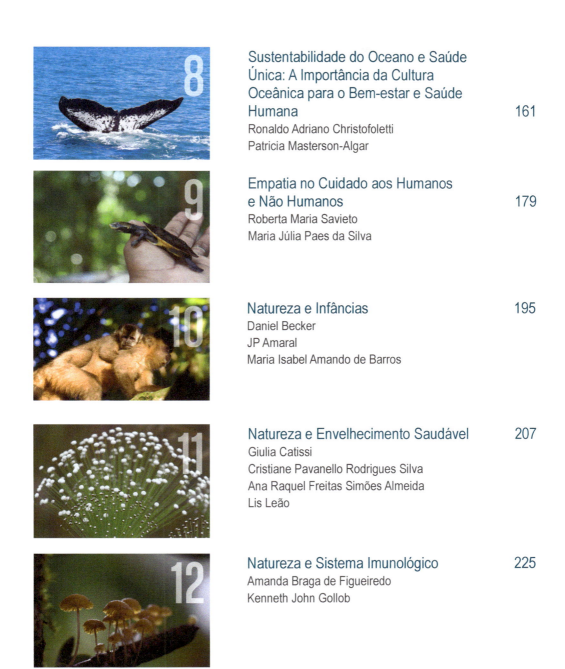

Sustentabilidade do Oceano e Saúde Única: A Importância da Cultura Oceânica para o Bem-estar e Saúde Humana — 161
Ronaldo Adriano Christofoletti
Patricia Masterson-Algar

Empatia no Cuidado aos Humanos e Não Humanos — 179
Roberta Maria Savieto
Maria Júlia Paes da Silva

Natureza e Infâncias — 195
Daniel Becker
JP Amaral
Maria Isabel Amando de Barros

Natureza e Envelhecimento Saudável — 207
Giulia Catissi
Cristiane Pavanello Rodrigues Silva
Ana Raquel Freitas Simões Almeida
Lis Leão

Natureza e Sistema Imunológico — 225
Amanda Braga de Figueiredo
Kenneth John Gollob

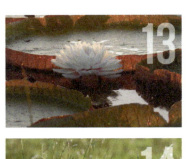
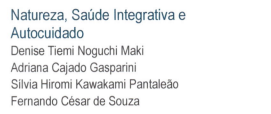

Natureza, Saúde Integrativa e
Autocuidado   241
Denise Tiemi Noguchi Maki
Adriana Cajado Gasparini
Sílvia Hiromi Kawakami Pantaleão
Fernando César de Souza

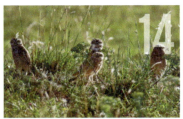

Educação Ambiental e Educação
em Saúde: Uma Integração Necessária   259
Juliana Gatti-Rodrigues
Thomaz Augusto Alves da Rocha e Silva

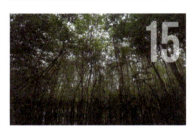

Relação ser Humano-Natureza e
Redes Sociais   277
Leticia Bernardes de Oliveira
Sabrina Bortolossi Bomfim
João Gabriel Barbosa da Costa
Luiz Felipe Santana Machado
Gustavo Benvenutti Borba

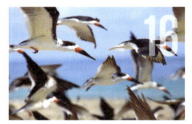

A Fotografia como Promotora de
Bem-estar e da Conservação   291
Lis Leão
João Marcos Rosa

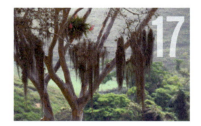

Legislação Ambiental Brasileira e Saúde
Planetária: Aproximações e Distanciamentos   305
Lucas Hernandes Corrêa
Marina Martins Siqueira

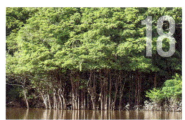

18 Clima, Inteligência Artificial e Saúde — 323

Edson Amaro Júnior
Denise Rahal
Gabriela Xavier
João Ricardo Sato
Ligia Vizeu Barrozo
Sara Lopes de Moraes
João Renato Rebello Pinho
Nathália Villa dos Santos
Pedro Vasconcelos Maia do Amaral

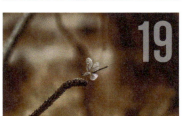

19 Qualidade, Segurança e Boas Práticas na Natureza — 339

Lital Moro Bass
Edgar Joseph Kiriyama
Claudia Garcia de Barros

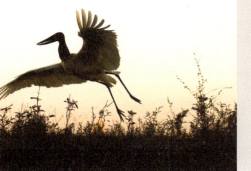

EIXO 3
Experiências — 363

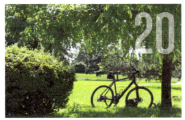

20 Parques Saudáveis, Pessoas Saudáveis: Parques como Ferramenta para a Promoção de Saúde e Bem-estar — 365

Érika Guimarães
Felipe Feliciani
Mariana Napolitano Ferreira

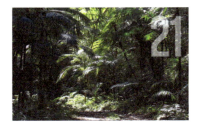

21 Banhos de Floresta e Terapia da Floresta — 383

Alex Gesse
Marta Ayats

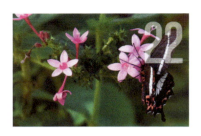

**NATURELAB
Soluções Baseadas na Natureza para a Melhoria da Saúde e Bem-estar e Resiliência do Território Face a Eventos Climáticos Extremos**   401
Ana Estela Barbosa
Maria Margarida da Costa Rebelo

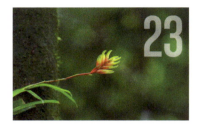

Gestão de Espaços Naturais e Promoção de Saúde e Bem-Estar   421
Elisângela Moino Vicário
Michele Martins
Larissa Cabelo de Campos

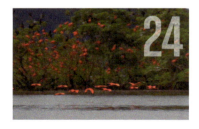

Um Tempo com e-Natureza: Um Projeto Multifacetado   437
Lis Leão
Roberta Maria Savieto
Luciano Lima

NATUREZA CLIMA e SAÚDE PÚBLICA

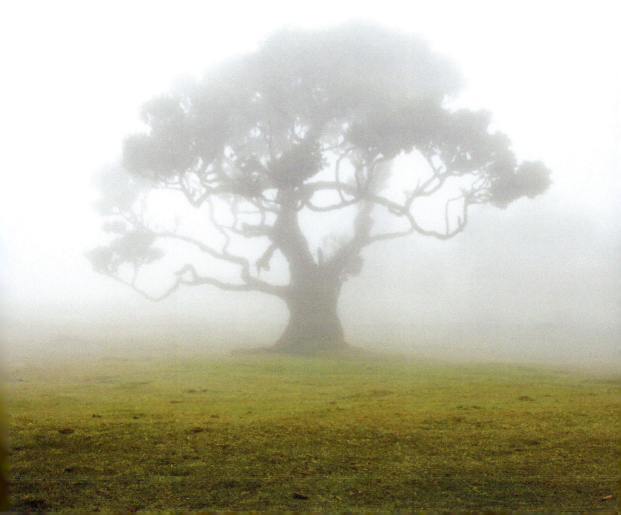

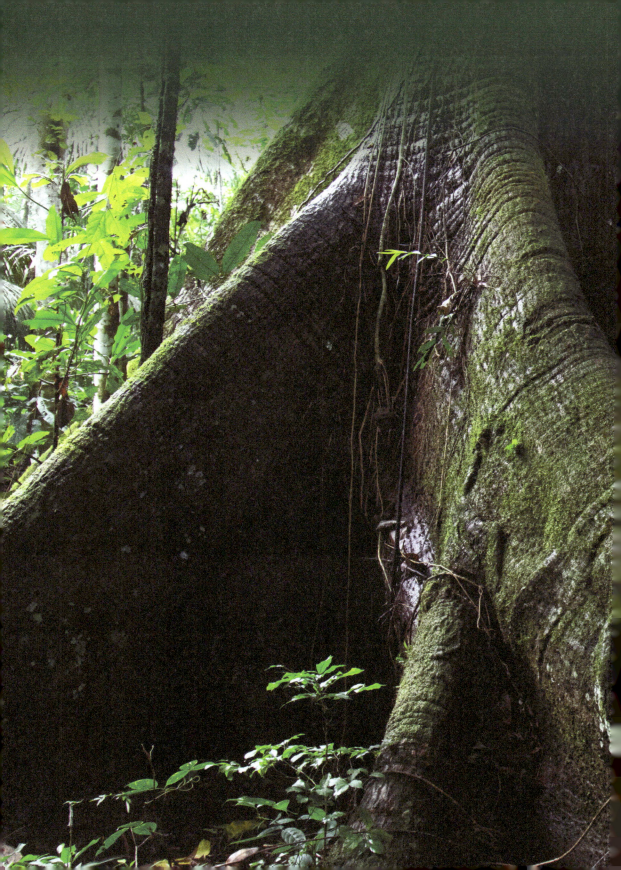

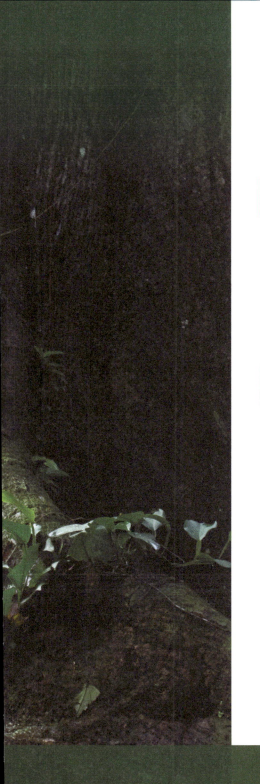

EIXO 1

Bases Conceituais

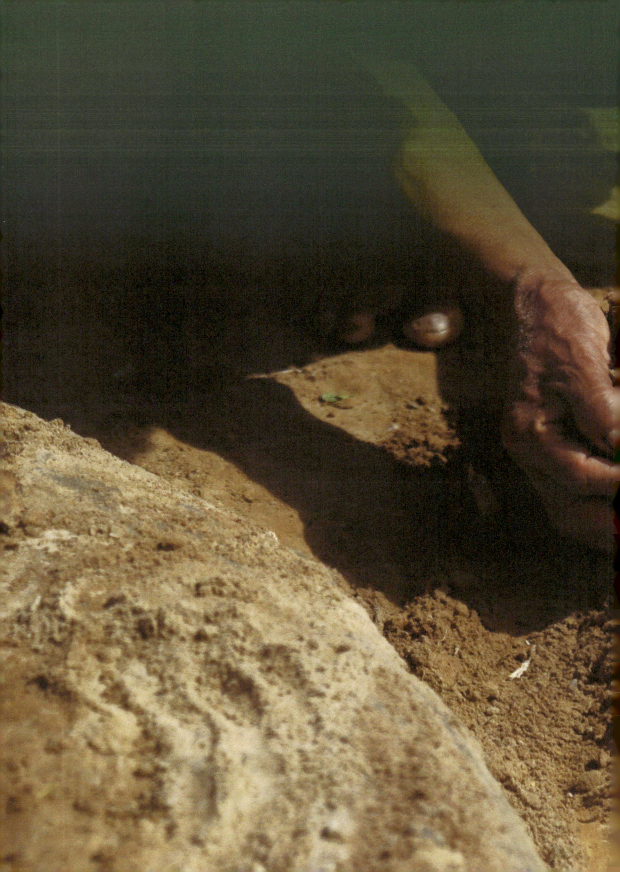

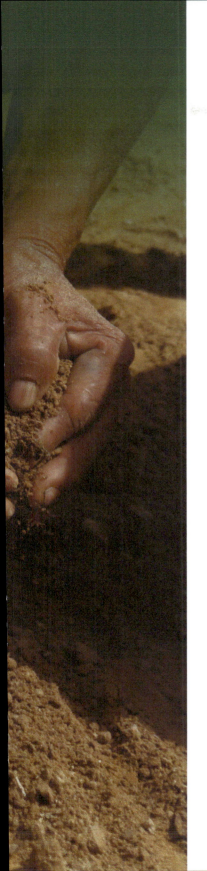
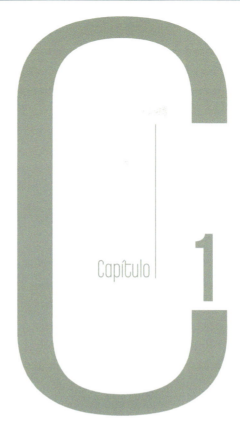

Capítulo 1

Bases Conceituais em Natureza, Mudanças Climáticas e Saúde

Lis Leão

Roberta Maria Savieto

INTRODUÇÃO

Vivemos um momento de crise climática, ecológica e sanitária[1], mas poderíamos também denominá-la como uma crise planetária e que se constituirá, cada vez mais, em uma crise humanitária. Trata-se de três temas complexos para os quais não existem soluções mágicas, simplistas ou lineares. Questões complexas requerem soluções criativas, transdisciplinares, com embasamento científico e que considerem o bem da coletividade.

Mudanças climáticas são transformações a longo prazo nos padrões de temperatura e clima. Sempre existiram e sempre existirão, ocasionadas por fenômenos naturais. Contudo, desde o início da Revolução Industrial no século 18, na Europa Ocidental, a atividade humana passou a exercer tamanha influência que tem resultado no cenário climático[2] que, hoje, todo cidadão pode observar – cenário este sobre o qual a ciência vem alertando já há algumas décadas, fazendo valer um pensamento corrente que diz que, por trás de toda catástrofe, existe um cientista (ou vários) que não foi escutado.

Como todo o planeta e os seres que nele habitam são interdependentes, é bastante óbvio o impacto das mudanças climáticas sobre a natureza (e vice-versa) de maneira geral, que inclui a espécie *Homo sapiens* e implica sobremaneira em riscos para seu bem-estar, com repercussões relevantes na saúde pública.

Este livro articula essa tríade temática e, assim sendo, transita por diferentes conceitos que advêm de distintas disciplinas, mas que, mais do que nunca precisam ser absorvidos e integrados a fim de permitir ampliação da consciência sobre o desafio que a humanidade tem pela frente em busca de melhores soluções, uma vez que as consequências já são inequívocas.

Este capítulo tem caráter introdutório ao universo do que segue detalhado por diversos especialistas neste livro. Não se propõe a ser um glossário de palavras que se repetem em diversas abordagens, tais como *Antropoceno*, *biodiversidade*, *equidade*, conexão com a natureza e *determinantes sociais em saúde*, mas sim a iluminar, de maneira crítica e reflexiva, os principais conceitos que permeiam essa discussão.

A RELAÇÃO DO SER HUMANO COM A NATUREZA E COM O PLANETA E SUA ARTICULAÇÃO COM AS MUDANÇAS CLIMÁTICAS E A SAÚDE

Os seres humanos, durante sua evolução, têm demonstrado relação mais ou menos utilitária com a natureza, com maior ou menor grau de respeito ao longo do tempo. Fato é que os seres humanos dependem da natureza externa a ele para sua existência. É da natureza, por exemplo, que vem a água que lhe mata a sede, os alimentos que lhe saciam a fome, a beleza que também o alimenta. Ser caçador-coletor foi o primeiro modo de subsistência da nossa espécie, e foi quase totalmente suprimido pela agricultura, pela pecuária e pela industrialização.

Da mesma forma, as nomenclaturas foram sendo criadas e modificadas ao longo do tempo. Vivemos em ecossistemas – termo utilizado pela primeira vez em 1935, para definir um conjunto de comunidades que vivem em um determinado local e interagem entre si e com o meio ambiente, constituindo um sistema estável, equilibrado e autossuficiente[3], do qual derivou o termo "Serviço Ecossistêmico", apresentado por Ehrlich e Ehrlichem em 1981[4], representando a forma pela qual a natureza é configurada em sistemas de apoio à vida, provedores de serviços e bens econômicos, distribuídos em quatro funções:

- Regulação (clima, inundação, erosão);
- Suporte (cultivos, recreação);

- Produção (água, oxigênio);
- Informação (valor estético, cultural).

É interessante notar que a ideia de "serviços" surgiu primeiramente como "Serviços da Natureza", em 1977,[5] e, embora o objetivo dessa abordagem fosse estimular o interesse público e privado pela conservação da biodiversidade (conjunto de todas as espécies de seres vivos existentes), a evolução do conceito e da denominação manteve a palavra "serviço", substantivo que denota ação ou efeito de servir, de ser útil ou de oferecer auxílio e ajuda. Sabemos que palavras não são neutras; por isso, falar em "serviços" remete à ideia de valor que atribuímos a algo, o que pode ser perigoso no cenário atual, já que são as formas de pensar o planeta que têm nos levado a esse contexto.

Em relação à natureza, temos valores que podem ser considerados de autoaprimoramento ou autotranscendência, refletindo preocupação com os próprios interesses *versus* preocupação com interesses coletivos, respectivamente. Os valores de autoaprimoramento são divididos em hedônicos, que refletem a preocupação em melhorar os próprios sentimentos e o prazer enquanto reduz esforços, e em egoístas, que refletem o aumento dos próprios recursos ou de poder. Já os valores de autotranscendência são divididos em altruístas, que refletem a preocupação com o bem-estar dos outros, e biosféricos, que refletem a preocupação com a natureza e o meio ambiente em prol de sua existência[6]. A natureza tem um valor intrínseco que tem sido relegado a segundo plano, ferindo seus próprios direitos.

Para pensadores contemporâneos, como Ailton Krenak, que resgata a sabedoria ancestral dos povos originários no Brasil, a natureza, além de não ser uma fonte inesgotável de recursos, deveria ser respeitada e ter convivência harmoniosa em primeiro lugar. A natureza é considerada como família, como manutenção de laços, inclusive de caráter espiritual. Quem considera o rio como um avô querido, não tem coragem de envená-lo[7]. Aliado ao saber científico, o conhecimento ancestral, fruto da observação e experimentação dos povos indígenas, se devidamente reconhecido, pode ampliar a forma de olhar e de se relacionar com a natureza.

Assim como as palavras produzidas se traduzem em ideias, sua ausência também é carregada de significados. Pesquisadores britânicos, ao analisarem livros de ficção inglesa entre 1901 e 2000, músicas listadas entre 1950 e 2011 e histórias de filmes produzidos entre 1930 e 2014, buscando quatro categorias de palavras – nomes de flores, árvores, pássaros e palavras gerais relacionadas à natureza (como outono, luar, nuvem e lago) –, demonstraram elevado índice de desconexão com a natureza em seu país, uma vez que há declínio significativo das palavras ligadas ao mundo natural na produção cultural[8]. Por outro lado, a sétima arte vem disponibilizando de forma crescente, desde o início dos anos 2000, filmes que retratam de maneira fictícia conjugada a aspectos de realidade, como "Uma verdade inconveniente" (2006), "Não olhe para cima" (2021), entre outros.

Quatorze nações europeias foram avaliadas quanto ao seu grau de conexão com a natureza, com dados de 14.745 adultos, revelando baixo grau de afinidade dos europeus com o mundo natural. E mesmo a Grã-Bretanha, que exibe uma produção científica bastante consistente nessa área, apareceu na décima quarta posição do ranking, tendo perdido vida selvagem mais do que qualquer outro país do G7 e demonstrando ser um dos países mais esgotados de natureza no planeta[9]. No Brasil, infelizmente, temos dados bastante escassos sobre conexão com a natureza e inexistência de informações sobre esse tema na produção cultural.

Nesse ponto, é importante abordarmos as definições de contato e conexão com a natureza.

O contato humano com a natureza ocorre quando há algum tipo de interação e pode ser classificado como:

- **Indireto:** contemplação de uma fotografia, uma pintura ou até mesmo uma cena real através de uma janela, por exemplo, no qual a presença física não é necessária;
- **Acidental:** há presença física, porém o contato acontece de maneira não intencional, como quando se tem uma planta dentro de um escritório por onde várias pessoas transitam;
- **Intencional:** há presença física e há a intenção do contato com a natureza, como quando se escolhe caminhar em um parque[10].

Contudo, a conexão com a natureza é a compreensão que os indivíduos têm de que ela faz parte de sua identidade e, por isso, vai além do contato. Três componentes constituem a construção da conexão da natureza:

- **Cognitivo:** é o núcleo da conexão da natureza e se refere a como alguém se sente integrado com ela;
- **Afetivo:** é o senso de cuidado do indivíduo com a natureza;
- **Comportamental:** é o compromisso do indivíduo em proteger o ambiente natural[11].

A conexão com a natureza, todavia, é mais importante para a saúde e o bem-estar do que o contato com ela[12]. Mais importante do que estar na natureza é **regular com** a natureza.

Desde a Revolução Industrial tem-se observado a crescente desconexão da humanidade com a natureza, com alguns fatores relacionados. O primeiro foi decorrente da urbanização. Cada vez mais os espaços naturais foram cedendo lugar às construções, ao concreto, às rodovias, e, assim, a exposição à natureza, principalmente nos grandes centros, foi diminuindo. Desde 2008 a população mundial vive em ambientes urbanos. Atualmente, no Brasil, cerca de 85% da população vive em cidades e com acesso mais restrito a áreas naturais. Embora existam parques espalhados pelas cidades, muitas vezes as condições de acesso, segurança e infraestrutura são empecilhos para sua efetiva frequentação. Vale ressaltar que a equidade em relação à natureza também é um aspecto crítico. Como garantir parques mais acessíveis a todos? No entanto, o que muitas vezes observamos é que esses espaços são utilizados por uma parcela da sociedade para atividades físicas ou lazer (o que já é um grande benefício para a saúde), mas que as pessoas pouco estão voltadas a desenvolver um grau maior de conexão com a natureza. Correm com seus fones de ouvido (o que as impede de ouvir o canto dos pássaros, por exemplo), passam horas sentadas na natureza trocando a contemplação de sua beleza pelas telas dos *smartphones* e, mesmo quando produzem fotos em ambientes naturais, as *selfies* imperam, deixando implícito que mais importa mostrar que a pessoa estava em algum lugar, o que torna a natureza um mero detalhe. Pesquisadores têm demonstrado, inclusive, que pessoas que tiram muitas *selfies* têm menos conexão com o mundo natural.

A atração pelas telas chegou às nossas vidas na década de 1950, com o advento da televisão. As pessoas passaram a ficar horas em frente à televisão, sentadas em seus sofás, o que aumentou os níveis de sedentarismo e suas consequências sobre a saúde. Depois, nos anos 1970, chegaram os videogames, que criaram e mantêm uma legião de aficionados que despendem nessa atividade. E, nos anos 2000, com a criação da *internet*, de computadores portáteis, *tablets*, redes sociais e *smartphones*, o uso excessivo das telas permeia o cotidiano de parcela expressiva da população. Vale ressaltar que, embora a Sociedade Brasileira de Pediatria recomende que crianças abaixo de 3 anos não deveriam ser expostas às telas[13], a realidade mostra um quadro muito diferente, com crianças muito pequenas sendo cada vez mais introduzidas ao uso de tecnologias. E o mesmo estudo que demonstrou o declínio na produção cultural indicou que o uso das tecnologias é mais importante para a desconexão com a natureza do que a urbanização.

Adicionalmente a todos esses aspectos, desafios de governança se fazem presentes. Os governos, em todas as esferas, são fundamentais para implementar acordos ambientais internacionais. Em nível municipal, a forma como as cidades são concebidas, planejadas e governadas influencia a magnitude dos seus impactos diretos e indiretos na biodiversidade. Se a biodiversidade é importante para o funcionamento dos ecossistemas, e estes, quando em desequilíbrio, afetam e são afetados pelas mudanças climáticas, que, por sua vez, retornam com consequências desastrosas ao bem-estar humano, à saúde pública e à economia, não podemos nos furtar a uma visão sistêmica sobre o problema e também sobre sua solução. Essa inter-relação é fundamental em toda e qualquer discussão sobre essa temática. Como articular tantas áreas de conhecimento, englobando profissionais com formações tão diversas, incluindo área da saúde, do meio ambiente ou outras, como economia, educação, comunicação? Reconhecer a transversalidade dessa temática é fundamental, e criar um diálogo profícuo é necessário se desejamos avançar para encontrar uma saída nesse período denominado Antropoceno, nome dado à era geológica marcada pela ação humana[2].

Além dos diversos aspectos já elencados, que caracterizam o planeta e estão fortemente ligados à forma como vivemos nele, não podemos deixar de citar que, juntamente com a Revolução Industrial, padrões de consumo/desperdício foram sendo alterados e incrementados de tal maneira que também comprometem qualquer ideia de sustentabilidade. Há um desperdício de alimentos enquanto muitos passam fome pelo mundo. A espécie humana tem predileção por acumular bens e pela inovação desenfreada, de modo que tudo se torna obsoleto e descartável em pouco tempo para muitas pessoas. E se lembrarmos que hoje são mais de oito bilhões habitando o planeta, é possível imaginar o impacto disso. Assim, mais do que o acúmulo de bens, temos o acúmulo de lixo, de plásticos que degradam nossos oceanos e rios. Urge encontrar um caminho sustentável. Contudo, toda mudança coletiva passa pela expansão da consciência individual, que precisa ser ampliada no que tange ao comportamento inerente a uma sociedade de consumo. Sem falar no desmatamento e no garimpo ilegal (e até mesmo legal, que também atende a interesses sem considerar a destruição da natureza), que só a nossa espécie é capaz de realizar.

O modelo econômico, que independe (ou deveria independer) de ideologias, precisa ser repensado juntamente com políticas de estado, e não de governos. Este é um desafio gigantesco tanto em níveis locais quanto globais, pois convivemos com um modelo que privilegia o desenvolvimento a qualquer custo e o lucro rápido, ainda que sacrifique a sustentabilidade. Temos visto que os interesses econômicos sobrepujam todos os demais, e encontrar um ponto de equilíbrio irá requerer muitas rodadas de negociações e discussões, como tem acontecido nas Conferências das Partes (COP), particularmente no que tange à utilização dos combustíveis fósseis e à transição para energias limpas e renováveis, visando à diminuição de gases de efeito estufa.

Em 2023, a COP28, realizada em Dubai, avançou, porém pouco, na visão de especialistas[14]. O documento final da Conferência[15], negociado entre 195 nações, menciona que os países devem fazer a transição dos combustíveis fósseis até 2050. Também propõe que seja triplicada a capacidade de energia renovável a nível mundial até 2030. Mas não especifica como a mudança deve ser feita, nem quais recursos financeiros serão utilizados – lembrando que ações efetivas para limitar o aquecimento até 1,5°C ainda não foram cumpridas. Dois terços das emissões mundiais de carbono têm origem no uso de petróleo, carvão e gás. Foram necessários 30 anos para que se incluísse a transição dos combustíveis fósseis em um acordo da COP, o que ainda permanece sem um plano vinculativo. A crise climática foi apontada como crise de saúde pelo diretor-geral da Organização Mundial da Saúde (OMS), tornando clara a necessidade de construir sistemas de saúde resilientes ao clima e de baixo carbono.

Na COP também foi feito o anúncio oficial de que o Brasil sediará a COP30, em 2025, provavelmente em um estado amazônico.

Paradoxalmente, logo após o término da conferência, o Brasil realizou o que foi chamado de "leilão do fim do mundo", em que foram leiloados 602 blocos exploratórios, divididos em 33 setores e nove bacias sedimentares, em claro desrespeito às diretrizes ambientais da própria Agência Nacional de Petróleo (ANP) e das principais políticas ambientais nacionais, colocando em risco áreas protegidas, a foz do Amazonas, territórios tradicionais, manguezais e recifes de corais icônicos, como os existentes na cadeia de montes submarinos próxima a Fernando de Noronha, ao Atol das Rocas e ao arquipélago de Abrolhos. Quinze Unidades de Conservação, 23 terras indígenas e cinco territórios quilombolas encontram-se nos blocos ofertados nesse ciclo da ANP[16]. Se o Brasil já tem reservas suficientes para atender a demanda na fase de transição para fontes renováveis, e assim, reduzir o uso do combustível fóssil, isso é, no mínimo, um contrassenso ecológico. Mas para problemas complexos não existem soluções simples.

Durante a COP28 buscou-se fortalecer os sistemas alimentares e aumentar os esforços para incorporar medidas que tornem a agricultura mais resiliente e sustentável. Talvez a decisão histórica mais evidente tenha sido a criação do fundo financeiro para compensar as nações mais vulneráveis às mudanças climáticas, uma vez que elas, inclusive, são as que menos contribuem para esse cenário.

O Fundo de Perdas e Danos fornecerá financiamento para enfrentar uma variedade de desafios associados aos efeitos adversos das alterações climáticas, como catástrofes, elevação do nível do mar, deslocamento, realocação e migração populacional, informações e dados climáticos insuficientes e necessidade de reconstrução e recuperação resilientes a essas alterações. Isso inclui o desenvolvimento sustentável e a erradicação da pobreza, o que traduz uma preocupação com a equidade e justiça climática.

Outros conceitos importantes são o de mitigação e adaptação climática. Enquanto as ações de mitigação têm a função de combater as causas (como diminuir a emissão de gases de efeito estufa) e minimizar os possíveis impactos das mudanças climáticas, as ações de adaptação buscam reduzir suas consequências negativas e explorar possíveis oportunidades. Se as estratégias de mitigação não atingirem os objetivos de contenção das emissões, a resiliência climática será essencial para atenuar o impacto das mudanças climáticas e tornar compatível nossa sobrevivência e a de todos os seres vivos do planeta[15].

O Plano Setorial da Saúde de Mitigação e Adaptação à Mudança do Clima (PSMC – Saúde) foi desenvolvido pelo Ministério da Saúde em 2013, visando estabelecer medidas em duas linhas de ação – mitigação e adaptação –, com maior enfoque nas ações voltadas ao fortalecimento da capacidade de resposta dos serviços de saúde frente aos impactos das mudanças do clima. O Plano tem como base quatro eixos de intervenção: vigilância; atenção, promoção e educação; e pesquisa em Saúde[17].

A Organização Panamericana de Saúde (OPAS) considera que a mudança climática pode influenciar, direta ou indiretamente, na saúde da população (por exemplo, no comportamento dos vetores), bem como provocar fenômenos climáticos extremos; e, portanto, reforça a importância do desenvolvimento de estudos e pesquisas para gerar evidências científicas como subsídio à atuação do Setor Saúde, contribuindo para a melhoria das ações de promoção, proteção e recuperação da saúde da população. Dessa forma, objetiva disponibilizar ações tanto de adaptação (quando se refere à questão de proporcionar medicamentos, vacinas e outras inovações que ofereçam melhor atendimento de saúde à população) quanto de mitigação, refletidas em melhores processos e tecnologias para a redução de emissão de gases de efeito estufa[18].

Já no Plano Setorial de Mitigação e Adaptação do Ministério do Meio Ambiente[19], elaborado na mesma época, o enfoque recai sobre a prevenção e o controle do desmatamento na Amazônia Legal e no Cerrado, além de incluir setores como Energia, Agricultura, Indústria de transformação, Siderurgia, Mineração de baixo carbono e Transporte. Todos os planos setoriais se relacionam com a Política Nacional sobre Mudança do Clima, instituída em 2009 e agora em atualização. Isso se faz necessário pelas mudanças contextuais ocorridas em mais de uma década e por se tratar de uma política programática, que peca por não prever sanções pelo descumprimento de seus preceitos. O Mercado Brasileiro de Redução de Emissões (MBRE), embora conste na Política, foi regulamentado apenas em dezembro de 2023. Outro aspecto relevante é que a Política também não prevê instrumentos de comando e controle efetivos, além de depender de outras normas ambientais para que suas metas sejam alcançadas.

Os povos indígenas, com sua visão de mundo, têm feito planos para enfrentar as mudanças climáticas, as quais eles chamam de "transformação do tempo", que incidem diretamente em sua vida social e cultural e em sua subsistência. Para Sineia Wapichana, liderança indígena de Roraima, as mudanças climáticas têm sido percebidas pelos indígenas na agricultura (o tempo de plantar mudou) e vêm ocasionando migrações não previstas. Frente a isso, esses povos têm trabalhado, por exemplo, com mapeamento climático e desenvolvido bancos de sementes vivas, entre outras ações de adaptação[20]. Este é um exemplo da força feminina no trabalho em conjunto com pesquisadores e com o poder público, em um intercâmbio de saberes que tem gerado documentos e ações importantes de maneira inclusiva e em busca de soluções que precisam ser construídas a muitas mãos.

SOLUÇÕES INTERVENÇÕES DE SAÚDE BASEADAS NA NATUREZA

Apesar de seu conceito jovem, Soluções Baseadas na Natureza (SBN) estão relacionadas a ações embasadas em processos naturais capazes de promover benefícios de diversas ordens (econômicas, sociais, ambientais, sanitárias) para a sociedade como um todo. Telhados verdes, áreas verdes urbanas e jardins de chuva, são exemplos de SBN, assim como ações que promovam a conservação da biodiversidade em si, pois geram maior saúde e bem-estar. A União Europeia vem fomentando a execução de pesquisas que planejem, executem e avaliem as SBN como estratégia para convivência harmoniosa em nosso planeta[21].

Ressaltamos que o envolvimento ativo da sociedade e dos indivíduos no desenvolvimento de SBN também é recomendado. Um objetivo central envolve o restabelecimento de uma conexão profunda entre as pessoas e o mundo natural, visando aumentar a consciência dos benefícios sociais derivados dessa sinergia e fornecer demanda pública pela preservação de ambientes naturais saudáveis[22].

Nesse sentido, as SBN sempre consideram abordagens sistêmicas, voltadas para soluções inovadoras, a fim de atender agendas diversas e contribuir para o desenvolvimento de estratégias elaboradas para problemas complexos. Por isso, entendemos que Intervenções de Saúde Baseadas na Natureza, de forma ampla, podem integrar o rol de SBN, uma vez que muitas delas buscam respostas integradoras para atender a demandas de saúde humana e sua relação com a conservação, respaldadas em evidências científicas[21-22].

Teorias têm buscado explicar a influência da natureza nos benefícios para a saúde humana. Segundo a hipótese da biofilia[23], o ser humano é atraído pela natureza como um princípio evolutivo, mas em algum momento sofremos desvios nesse caminho, e hoje essa ideia tem ganhado fôlego novamente junto à sociedade global, despertando o interesse de profissionais de diversas áreas, como a biologia, a saúde e a arquitetura.

A Teoria de Restauração da Atenção[24] considera que os indivíduos necessitam de um esforço constante para não perderem o foco de sua atenção direta para algo mais interessante. Con-tudo, esse esforço diário para manter a concentração acaba desencadeando um processo de fadiga que gera uma série de sintomas relacionados ao estresse, como irritabilidade, falta de habilidade para planejar, sensibilidade reduzida para perceber sinais ligados às relações interpessoais, controle pessoal reduzido e aumento de erros em atividades que exigem atenção direta.

Essa teoria é composta por quatro elementos: a fascinação, o senso de estar longe, a extensão e a compatibilidade. A fascinação se relaciona diretamente com a experiência estética, pois pressupõe a entrada em estímulos esteticamente agradáveis, que permitem a oportunidade de reflexão, promovendo a restauração da atenção de maneira mais eficiente. Trata-se de uma atenção involuntária e sem esforço, mas que sozinha não oferece restauração, e deve estar associada ao segundo componente: o senso de estar longe. Esse afastamento diz respeito a uma questão mais conceitual do que propriamente geográfica, ou seja, ela requer que o indivíduo esteja longe o suficiente das suas preocupações diárias e das fontes de estresse cotidianas. É, portanto, um componente mais ligado ao sentido de "fuga" do que ao de "novidade".

O terceiro componente trata da extensão. Esse é um componente importante quando pensamos na conexão com a natureza. Trata-se de um ambiente que, para além de um senso de pertencimento, oferece um ambiente rico, equilibrado e que possibilita sua exploração.

E a compatibilidade diz respeito à consonância entre as inclinações pessoais e os propósitos e ao suporte que o ambiente oferece para a realização de determinadas atividades relevantes para o indivíduo, de modo que o esforço mental também seja reduzido.

Como podemos ver, os quatro componentes dessa teoria estão fortemente inter-relacionados. Esses pressupostos estão na base das intervenções baseadas na natureza para ajudar as pessoas a deixarem suas preocupações diárias para trás. A exposição à beleza da natureza pode aumentar a frequência e a intensidade das experiências estéticas, o que contribui para a melhoria das capacidades emocionais e para maior satisfação com a vida, por ativarem o sistema de recompensa cerebral (atividade dopaminérgica – dopamina é um neurotransmissor responsável por levar informações para várias partes do corpo e, quando é liberado, provoca sensação de prazer e aumenta a motivação). As experiências estéticas são imediatas, isto é, experiências de ambientes físicos, visualmente (ou multisensorialmente) prazerosos podem auxiliar na redução do estresse, uma vez que desencadeiam emoções positivas, mantêm o estado de atenção não vigilante, diminuem os pensamentos negativos e possibilitam o retorno à excitação fisiológica para níveis mais moderados, como preconiza, a Teoria de Recuperação Psicofisiológica ao Estresse, proposta por Ulrich em 1983, e seu posterior clássico estudo, publicado em 1984[25]. O autor demonstrou que pacientes cirúrgicos internados em quartos com vista para áreas verdes se recuperaram mais rapidamente, com redução do período de internação e requisição de analgésicos, quando comparados com aqueles cuja vista era para uma parede de tijolos.

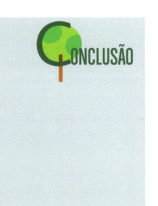

Conclusão

Como introdução ao livro, buscamos oferecer conteúdo crítico-reflexivo para munir o leitor de informações-chave, aspectos conceituais e aplicabilidade das inter-relações entre temas natureza, mudanças climáticas e saúde. Reforçamos que, embora alguns elementos possam parecer distantes da realidade cotidiana de nossas vidas, diversas são as possibilidades de nos incluirmos em ações de mitigação e adaptação.

Como apontamos, as crises climáticas, ecológicas, humanitárias (e sanitárias) configuram nosso planeta e nossa vida no tempo presente. Por isso, é neste agora que temos o dever de cooperar para que a engrenagem desse mecanismo complexo das diversas possibilidades de ação (e resolução) torne-as factíveis e concretizadas, a fim de podermos vislumbrar um melhor futuro, coletivo, unido e saudável.

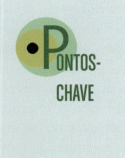

Pontos-chave

- Um planeta doente não pode oferecer saúde para quem o habita;
- Precisamos de soluções criativas, transdisciplinares e embasadas cientificamente para responder à complexidade das crises (climática, ecológica, humanitária) que vivemos;
- Nossa conexão com a natureza precisa ser retomada, de forma a reforçar nosso entendimento e nossa aliança com ambientes naturais, sedimentando que a natureza somos nós.

REFERÊNCIAS BIBLIOGRÁFICAS

1. Artaxo P. As três emergências que nossa sociedade enfrenta: saúde, biodiversidade e mudanças climáticas. Estudos Avançados. 2020;34:53-66.
2. Artaxo P. Uma nova era geológica em nosso planeta: o Antropoceno? Revista USP. 2014;103:13-24.
3. Golley FB. A history of the ecosystem concept in ecology. New Haven: Yale University Press; 1993.
4. Ehrlich PR, Ehrlich AH. Extinction: the causes and consequences of the disappearance of species. New York: Random House; 1981.
5. Westman WE. How much are nature's services worth? Science. 1977;197:960-3.
6. Steg L, Perlaviciute G, van der Werff E, Lurvink J. The significance of hedonic values for environmentally relevant attitudes, preferences, and actions. environment and behavior. 2014;46(2):163-92.
7. Krenak A. Ideias para adiar o fim do mundo 2.ed. São Paulo: Companhia das Letras; 2019.
8. Kesebir S, Kesebir P. A Growing disconnection from nature is evident in cultural products. Perspect Psychol Sci. 2017;12(2):258-69.
9. Richardson M, Hamlin I, Elliott LR, White MP. Country-level factors in a failing relationship with nature: Nature connectedness as a key metric for a sustainable future. Ambio. 2022;51(11):2201-13.

10. Keniger L, Gaston K, Irvine K, Fuller RA. What are the benefits of interacting with nature? Intern J Environ Res Public Health. 2013;10(3):913-35.

11. Schultz PW. Inclusion with nature: the psychology of human-nature relations. In: Schmuck PW, Schultz WP. Psychology of sustainable development. Springer Science. 2002;61-78.

12. Martin L, White MP, Hunt A, Richardson M, Pahl S, Burt J. Nature contact, nature connectedness and associations with health, wellbeing and pro-environmental behaviors. J Environ Psyc. 2020;68(101389).

13. Sociedade Brasileira de Pediatria. Benefícios da natureza no desenvolvimento de crianças e adolescentes. Disponível em: https://www.sbp.com.br/fileadmin/user_upload/manual_orientacao_sbp_cen1.pdf. Acesso em: 10 jul 2024.

14. Munhoz L. Resultados da COP28 e repercussões no Brasil. AgroANALYSIS. 2024; 44(1):33.-5.

15. United Nations Climate Change. COP 28 – The UAE Consensus. Disponível em: https://cop28.com/UAEconsensus. Acesso em: 10 jul 2024.

16. Pacheco P. Brasil promove "leilão do fim do mundo" e ignora clamor por fim dos fósseis. Observatório do Clima. Disponível em: https://www.wwf.org.br/?87481/Brasil-promove-leilao-do-fim-do-mundo-e-ignora-clamor-por-fim-dos-fosseis. Acesso em: 10 jul 2024.

17. Brasil. Ministério da Saúde. Plano setorial da saúde para mitigação e adaptação à mudança do clima. Brasília: Ministério da Saúde; 2013.

18. Organização Pan-Americana da Saúde. Mudança do clima para profissionais da saúde: guia de bolso. Disponível em: https://iris.paho.org/handle/10665.2/54510. Acesso em: 10 jul 2024.

19. Brasil. Ministério da Agricultura, Pecuária e Abastecimento. Plano setorial de mitigação e de adaptação às mudanças climáticas para a consolidação de uma economia de baixa emissão de carbono na agricultura: plano ABC (Agricultura de Baixa Emissão de Carbono). Brasília: MAPA/ACS; 2012.

20. Guajajara S, Mesquita I, Crhistovam M, Nery D, Moutinho P, Stella O. Fundamentos para um plano indígena de enfrentamento às mudanças climáticas. Disponível em: https://ipam.org.br/bibliotecas/fundamentos-para-um-plano-indigena-de-enfrentamento-as-mudancas-climaticas/. Acesso em: 10 jul 2024.

21. Eggermont H, Balian E, Azevedo JMN, Beumer V, Brodin T, Joachim C, et al. Nature-based solutions: new influence for environmental management and research in Europe. GAIA. 2015;24(4):243-8.

22. Fraga RG, Sayago DAV. Soluções baseadas na natureza: uma revisão sobre o conceito. Parcerias Estratégicas. 2020;25(50):67-82.

23. Wilson, EO. Biophilia. Cambridge: Harvard University Press; 1984.

24. Kaplan S. The restorative benefits of nature: toward an integrative framework. J Environ Psychol. 1995;15(3):169-82.

25. Ulrich RS. View through a window may influence recovery from surgery. Science. 1984; 224(4647):420-1.

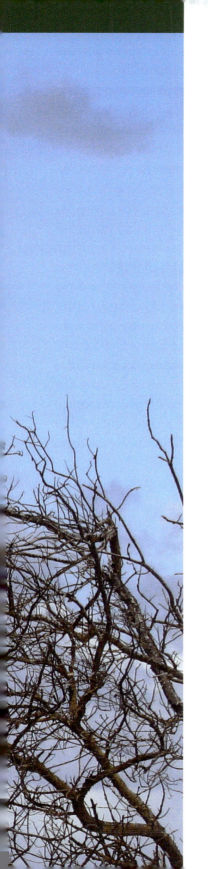
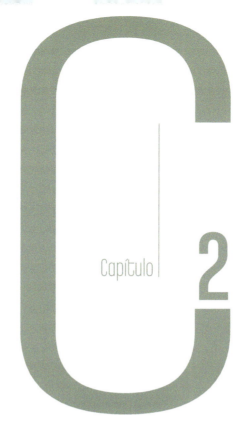

Capítulo 2

Mudanças Climáticas, Conservação da Biodiversidade e Saúde Humana

Erika Hingst-Zaher

Luciano Lima

Lis Leão

La civilización que confunde a los relojes con el tiempo, al crecimiento con el desarrollo y a lo grandote con la grandeza, también confunde a la naturaleza con el paisaje, mientras el mundo, laberinto sin centro, se dedica a romper su propio cielo.

Eduardo Galeano

Mudanças climáticas são alterações nas condições meteorológicas médias de uma determinada região do globo ou do planeta como um todo. Essas mudanças podem ocorrer ao longo de décadas, séculos ou mesmo milênios e afetam diversos aspectos do clima, incluindo a temperatura e as chuvas, causando eventos climáticos extremos. Ao longo da história da Terra houve diversos episódios de mudanças climáticas desencadeados por diferentes fatores, como variações na atividade solar, erupções vulcânicas e processos oceânicos, como o El Niño e La Niña. É consenso entre climatologistas que, atualmente, o planeta está passando por um novo episódio de mudanças climáticas. No entanto, diferente de outros episódios do passado, este é causado por um agente biológico: os seres humanos. Embora recentes, as alterações resultantes das atividades dos seres humanos têm transformado de forma tão drástica a superfície e a atmosfera do planeta, que a era geológica em que vivemos é reconhecida como Antropoceno, na qual o agente modificador da Terra é a espécie humana[1].

A emissão de gases de efeito estufa causada por diferentes atividades associadas aos seres humanos, seja pela queima de combustíveis fósseis e desmatamento, seja pela eliminação de metano por rebanhos de gado, é a principal causa das mudanças climáticas observadas atualmente e que se acentuaram ainda mais com o início da Revolução Industrial. Os gases de efeito estufa retêm o calor na atmosfera, levando ao aumento das temperaturas médias da Terra, o que origina o fenômeno conhecido como aquecimento global, responsável por uma série de consequências que vão muito além do simples aumento de temperatura[2].

A principal diferença entre as mudanças climáticas que ocorreram na Terra no passado e as que estão ocorrendo agora é que as atuais são impulsionadas pelas atividades humanas, ocorrem em uma escala de tempo muito mais curta e em uma taxa mais acelerada em comparação com do passado[3]. Isso torna as mudanças climáticas contemporâneas uma preocupação crítica para a humanidade. O Quadro 2.1 sumariza as principais características das mudanças climáticas do passado e do processo pelo qual estamos passando atualmente.

Quadro 2.1 Principais aspectos das mudanças climáticas que ocorreram no passado e o processo atual pelo qual o planeta está passando.

	Mudanças climáticas passadas	Mudanças climáticas atuais
Causas	Fatores naturais (como variações na órbita da Terra, atividade solar, erupções vulcânicas e eventos oceânicos, como o El Niño) ou processos geológicos de longo prazo (como a deriva continental e a formação de cadeias montanhosas)	Amplamente impulsionadas pela atividade humana, especialmente a emissão de gases de efeito estufa, como dióxido de carbono, metano e óxido nitroso, provenientes da queima de combustíveis fósseis do desmatamento e de outras atividades industriais
Escala de tempo	Ocorreram ao longo de milhares a milhões de anos	Ocorrem em uma taxa acelerada de dezenas a centenas de anos
Velocidade	Ocorreram de forma gradual, permitindo que a vida na Terra se adaptasse durante períodos mais longos	Estão ocorrendo em uma taxa muito acelerada, com consequências sérias para os seres vivos
Consequências	Impactos significativos sobre a vida na Terra, levando a extinções em massa e adaptações evolutivas em resposta às novas condições climáticas	Derretimento das geleiras, aumento do nível do mar, eventos climáticos extremos, ameaças à biodiversidade e à segurança alimentar, levando a uma crise ecológica e humanitária

Ao longo da história geológica da Terra, as mudanças climáticas, ainda que em escalas de tempo mais longas, foram diretamente responsáveis ou contribuíram para episódios de extinção em massa de espécies. Atualmente, a Terra está passando por mais um grande episódio de extinção, a chamada "sexta extinção em massa"[4]. As mudanças climáticas desencadeadas pelas atividades humanas são consideradas uma das principais ameaças para a biodiversidade em escala planetária[5].

A biodiversidade desempenha um papel fundamental na sobrevivência e no bem-estar dos seres humanos, e a sua relação com a saúde humana é intrincada e vital. Os principais pontos que mostram como a manutenção da biodiversidade é fundamental para a vida das populações humanas no planeta são apresentados a seguir [2]:

1.	Segurança alimentar: a biodiversidade é essencial para a segurança alimentar. Uma variedade de espécies vegetais e animais fornece alimentos diversos, nutritivos e sustentáveis para as populações humanas. A perda de biodiversidade pode levar à dependência de um número limitado de cultivos ou espécies, aumentando a vulnerabilidade à escassez alimentar.
2.	Fármacos: muitos medicamentos e tratamentos médicos têm origem na biodiversidade. Plantas, fungos e organismos marinhos fornecem compostos químicos valiosos que são usados na produção de medicamentos para tratar uma variedade de doenças, desde antibióticos até medicamentos contra o câncer.
3.	Fornecimento de recursos naturais: a biodiversidade é fonte de uma ampla gama de recursos naturais, incluindo madeira, fibras, produtos químicos, combustíveis e materiais de construção. Esses recursos são fundamentais para as atividades econômicas e a infraestrutura humana.
4.	Purificação da água e do ar: ecossistemas saudáveis, como florestas e zonas úmidas, desempenham um papel importante na purificação de água e ar. As plantas ajudam a remover poluentes e a absorver dióxido de carbono da atmosfera, contribuindo para a qualidade do ar e da água.
5.	Polinização: a biodiversidade, e especialmente insetos como as abelhas, desempenha um papel crucial na polinização de plantas, incluindo muitos dos alimentos que consumimos. A polinização é essencial para a produção de frutas, vegetais e oleaginosas.
6.	Controle de pragas: a diversidade de predadores naturais e competidores ajuda a controlar populações de pragas agrícolas e doenças transmitidas por vetores, reduzindo a necessidade do uso de pesticidas e diminuindo os riscos para a saúde humana.

7. Bem-estar mental e recreação: a biodiversidade também contribui para o bem-estar humano. A natureza proporciona espaços de recreação, atividades ao ar livre e locais para relaxamento, o que pode melhorar a saúde mental e a qualidade de vida.

As atuais mudanças climáticas afetam a biodiversidade por meio de uma cascata de causas e efeitos que atuam em diferentes níveis, de biomas inteiros até o nível de organismo ou genético. Fenômenos associados às atuais mudanças climáticas, como aumento do nível do mar, eventos climáticos extremos mais frequentes e intensos, mudanças nos padrões de chuva e seca, atuam de forma independente ou conjunta, levando à alteração de *habitats* e mudanças na disponibilidade de alimentos e na interação com novas espécies. Essas mudanças têm consequências catastróficas para os seres vivos, com a redução do tamanho das populações, alterações na distribuição geográfica, nos padrões de migração e na fenologia (os ritmos naturais) e maior vulnerabilidade a doenças e parasitas[6].

A relação entre mudanças climáticas e biodiversidade é complexa e multifacetada, com impactos negativos significativos sobre os ecossistemas e as espécies em todo o mundo[7]. Os principais aspectos pelos quais as mudanças climáticas afetam a biodiversidade são destacados a seguir:

1. Mudanças nos ritmos naturais: as mudanças climáticas alteram os padrões das estações do ano e as temperaturas médias. Isso afeta os ritmos naturais de muitas espécies, como a migração de aves, a reprodução de anfíbios e a floração de plantas, levando a desajustes temporais que podem prejudicar a sobrevivência e a reprodução.

2. Mudanças nos fatores abióticos e distribuição: as mudanças climáticas afetam os fatores abióticos, como temperatura e umidade, fundamentais para a distribuição geográfica das espécies. Muitas delas podem ser forçadas a migrar para altitudes mais elevadas ou latitudes diferentes para encontrarem condições adequadas, resultando em deslocamentos e conflitos com outras espécies.

3. Alterações na vegetação: aumento da temperatura e as mudanças nos padrões de chuva podem levar a alterações na vegetação, incluindo a migração de ecossistemas inteiros, como florestas, para áreas mais frias ou úmidas. Isso afeta a disponibilidade de *hábitat* e recursos alimentares para os animais, levando à perda de biodiversidade.

4. Simplificação das cadeias tróficas (cadeias alimentares): as mudanças climáticas também podem afetar a disponibilidade de alimentos e a interação entre espécies. Por exemplo, o aumento das temperaturas pode afetar a disponibilidade de presas para predadores, levando a uma simplificação das cadeias tróficas e, possivelmente, à extinção de algumas espécies.

5. Impacto sobre espécies de polinizadores e dispersores: as mudanças climáticas têm um impacto direto sobre os polinizadores, como abelhas, borboletas e morcegos, e os dispersores de sementes, como aves e mamíferos. Alterações nas condições climáticas afetam a disponibilidade de recursos, como néctar e pólen, com consequências sobre a reprodução de plantas. Além disso, as mudanças na distribuição e reprodução de plantas afetam a disponibilidade de alimentos para os animais que dependem delas.

Exemplos de impactos incluem o declínio das populações de abelhas devido ao estresse térmico e à escassez de recursos, o que pode afetar a polinização de culturas alimentares; a migração de aves para latitudes mais ao norte ou altitudes mais elevadas, em busca de condições climáticas adequadas para alimentação, reprodução e descanso; e a redução da capacidade de plantas e animais de adaptarem-se às mudanças rápidas no clima, o que aumenta o risco de extinção.

Embora afete a biodiversidade em diversas escalas e de diversas maneiras, as espécies não respondem igualmente às mudanças climáticas. Alguns grupos de animais e plantas são mais vulneráveis a essas mudanças por conta de características específicas relacionadas com sua biologia, como comportamento, *habitat* e distribuição geográfica. Recifes de coral por exemplo, são ecossistemas marinhos altamente sensíveis às mudanças climáticas, especialmente ao aumento da temperatura da água do mar e à acidificação oceânica. Essas mudanças podem causar seu branqueamento de afetar a saúde dos ecossistemas coralinos. Os anfíbios, como sapos, rãs e salamandras, também são um exemplo de grupo taxonômico particularmente sensível às mudanças climáticas. Isso ocorre porque muitas espécies dependem de ambientes úmidos e são suscetíveis a alterações na temperatura e nos padrões de chuva que afetam seus *habitats*.

Um terceiro exemplo são as alterações na sincronia entre a migração de algumas espécies de aves e a floração ou frutificação das plantas das quais essas espécies dependem para sobreviver e reproduzir. A fenologia (ritmo dos eventos do ciclo de vida dos seres vivos, relacionado às variações no ambiente) das plantas é especialmente sensível às mudanças contínuas nas temperaturas médias e no regime de chuvas, mas esses aspectos não alteram o calendário de migração das aves, e a dessincronização entre esses dois processos biológicos pode determinar a redução nas populações de aves e até mesmo sua extinção.

Por outro lado, as consequências das mudanças climáticas podem favorecer algumas espécies ou atuar de forma diferente dependendo de sua biologia. Enquanto espécies mais exigentes em termos de ambiente, ou aquelas mais especializadas, podem sofrer reduções significativas em suas distribuições, as espécies generalistas e com potencial invasor podem expandir-se, ocupando novos *habitats*.

Isso também é observado em relação à maior ou menor vulnerabilidade de regiões ou ecossistemas no planeta. Alguns ambientes são mais vulneráveis que outros, destacando-se as regiões polares, que vêm sendo rapidamente afetadas pelas alterações no clima[8].

A temperatura nas áreas de altas latitudes, próximas aos polos, ou de latitudes médias é mais variável do que aquelas das regiões tropicais, próximas à linha do Equador, e passou por alterações mais extremas durante os últimos milhões de anos. No entanto, os efeitos do aumento dos gases de efeito estufa e o decréscimo do ozônio na estratosfera já são evidentes, e as mudanças na temperatura (precipitação, acidificação do oceano e diminuição da camada de gelo oceânica) vêm causando impactos nos seres vivos, tanto nos oceanos quanto no ambiente terrestre. Espécies de aves antárticas, como o pinguim-imperador e o petrel-branco, dependem do gelo marinho para completar seus ciclos de vida, e suas populações vêm declinando continuamente. Mamíferos como o lobo-marinho-antártico e algumas espécies de baleias também são impactados pelas mudanças na dinâmica do gelo marinho, em virtude da alteração na distribuição e abundância de presas.

Assim como a Antártica, o Ártico é também uma das regiões mais vulneráveis às mudanças climáticas, já que o aumento da temperatura é amplificado pela resposta do albedo da superfície, isto é, o aumento da absorção da radiação solar pela superfície à medida em que a neve e o gelo retrocedem. O aquecimento também reduz a camada de gelo marinha, o que altera os ciclos hidrológicos e derrete o *permafrost*, gelo permanente do subsolo, modificando a vegetação e alterando os ritmos das estações. Essas mudanças, que resultam em invernos mais quentes e mais úmidos, impactam enormemente a fauna e sua fenologia.

Além do impacto sobre a biodiversidade, os povos que habitam a região do Ártico e sua análoga no hemisfério Sul também sofrem as consequências das mudanças climáticas. Um estudo de revisão sobre o impacto dessas mudanças nos polos em relação à saúde mental dos seus habitantes revelou que estar na terra foi identificado como um determinante central do bem-estar. Os principais impactos foram sentidos por meio da restrição da mobilidade e da perturbação dos meios de subsistência. Os efeitos na saúde mental foram associados a mudanças na cultura e identidade, insegurança alimentar, estresse e conflitos interpessoais e problemas de habitação. Esses efeitos podem ser caracterizados como expressões de tristeza e ansiedade ecológicas[9].

Compreender os fatores de vulnerabilidade e resiliência é crucial para os profissionais de saúde que esperam satisfazer as necessidades emergentes em um clima em mudança. Essa situação não se restringe à região circumpolar; contudo, há escassez de literatura sobre o impacto na saúde das populações dessas regiões, o que as torna bastante vulneráveis pelo desconhecimento e por habitarem regiões remotas.

Há que se ressaltar, ainda, que as mudanças climáticas nessas regiões implicarão em questões geopolíticas entre nações no que tange às transições no uso dos combustíveis fósseis, à mudança do valor dos minerais estratégicos necessários para indústrias

renováveis, transportes e recursos alimentares e à segurança dos próprios ativos das Forças Armadas, incluindo campos aéreos e bases navais, com potencial de colocar sob tensão e conflitos os habitantes locais[10].

Outros exemplos de ambientes mais vulneráveis às mudanças climáticas são as regiões montanhosas, como Himalaias, Andes e Alpes, que abrigam uma grande diversidade de espécies adaptadas a diferentes faixas de altitude. O aumento das temperaturas pode forçar essas espécies a subirem para altitudes mais elevadas, onde os *habitats* são limitados e existe possibilidade de interações com novas espécies e de limitação de recursos alimentares.

Regiões litorâneas e ilhas são mais vulneráveis ao aumento do nível do mar, à erosão costeira e a eventos climáticos extremos, como furacões e ciclones tropicais, o que pode afetar a biodiversidade local. Eventos extremos também têm um impacto de magnitude incontestável sobre a saúde das populações, gerando sofrimento humano e custos inestimáveis para os serviços de saúde pública.

Embora os relatórios especializados apontem a relação direta entre as mudanças climáticas e os eventos extremos, cada vez mais comuns, uma parte da sociedade ainda alimenta crenças que dificultam o engajamento necessário para combatê-las e reverter seus impactos.

Estudo conduzido com sobreviventes do furacão Katrina[11], que devastou regiões do litoral sul dos Estados Unidos em 2005, avaliou os fatores que influenciam a crença a respeito das mudanças climáticas. Quase 70% da população estudada acredita que estamos passando por mudanças climáticas porém influenciada pela experiência coletiva do furacão e pelo fato de ter residido nas regiões mais atingidas por esse desastre. A cor da pele foi reportada como a variável mais significativa nos vários modelos: as pessoas brancas se mostraram substancialmente menos propensas a acreditar nas alterações climáticas do que aquelas de pele preta. As pessoas brancas podem sofrer menos impactos das alterações climáticas, resultando em uma menor percepção de risco de seus efeitos. Esse é um aspecto a ser considerado em políticas de acesso à saúde e no papel educativo que os profissionais de saúde desempenham orientando a população sobre os riscos e o manejo dessas crenças, podendo exercer influência positiva nessa questão.

As florestas tropicais, como a Amazônia e as florestas do Sudeste Asiático, são ricas em biodiversidade, mas grandemente ameaçadas pelas mudanças climáticas, que levam a secas mais frequentes e dão origem a um maior número de incêndios florestais. Muitas espécies de árvores em florestas tropicais são especialmente sensíveis às mudanças climáticas. A alteração dos padrões de chuva e o aumento das temperaturas podem afetar a distribuição e a saúde das árvores, com impactos subsequentes em toda a biodiversidade florestal. Processos de "savanização", em que grandes áreas de florestas tropicais são substituídas por vegetação aberta com gramíneas, são uma das decorrências, com potencial de alterar toda a fauna local e o regime de chuvas em escala regional ou mesmo continental, com impacto catastrófico para a saúde pública[12].

Esse processo também afeta a saúde humana, pois a exposição à fumaça dos incêndios florestais está associada a uma série de impactos na saúde de crianças e adultos, incluindo a exacerbação de doenças respiratórias como a asma e a doença pulmonar obstrutiva crônica, aumento de mortalidade neonatal e infantil e eventos cardiovasculares[13]. Os profissionais de saúde, ao considerarem questões relacionadas à equidade, estão cada vez mais interessados em saber como a gestão das florestas e dos incêndios pode ser usada como uma ferramenta para reduzir os riscos para a saúde humana e as desigualdades decorrentes dos incêndios florestais.

Do ponto de vista da saúde pública, os efeitos a longo prazo das exposições prolongadas e repetidas à fumaça são atualmente pouco estudados. Existem recursos para ajudar as comunidades a se tornarem mais resilientes aos impactos do fogo e da fumaça, mas pouco se sabe sobre a eficácia das diferentes estratégias. Isso requer um trabalho transdisciplinar de cientistas, profissionais e gestores especializados nas áreas de ecologia florestal e de incêndios, segurança contra incêndios, qualidade do ar, cuidados de saúde e saúde pública para melhor integrar floresta e saúde humana, considerando o cenário para os próximos anos decorrentes das mudanças climáticas.

Países africanos, como Somália, Quênia e Etiópia, são altamente vulneráveis às alterações climáticas, que se manifestam por meio de aumento das temperaturas, chuvas irregulares e secas prolongadas. Milhões de pessoas têm de fugir de secas ou inundações, seja como refugiados transfronteiriços, seja como pessoas deslocadas internamente. A desnutrição e a falta de vacinação das pessoas deslocadas são desafios bem conhecidos, enquanto os problemas de saúde mental e a violência baseada no gênero são menos visíveis. Os refugiados e as pessoas deslocadas internamente são grupos particularmente vulneráveis,

e as alterações climáticas exacerbam ainda mais a luta das populações deslocadas, que enfrentam más condições de vida em povoações sobrelotadas, com proteção inadequada contra condições climáticas extremas e falta de acesso a cuidados de saúde .Tais dificuldades sanitárias estão associadas à presença e/ou deslocamento de profissionais de saúde em regiões remotas[14]. Vale ressaltar o quanto os povos indígenas, na Sibéria[15] ou no Brasil, também têm sua saúde e seus meios de subsistência colocados em risco, uma vez que a criação de renas e a manutenção das agroflorestas, respectivamente, vem sendo fortemente impactadas pelas mudanças climáticas, o que aumenta sua vulnerabilidade, assim como ocorre com comunidades quilombolas e caiçaras.

No contexto da saúde humana, um aspecto importante é a complexa relação entre vetores, zoonoses e mudanças climáticas, com implicações para a saúde pública pela disseminação de doenças[2,16]. Vetores são organismos, como carrapatos, mosquitos e outros insetos, que podem transmitir agentes patogênicos de animais para seres humanos, causando zoonoses. As mudanças climáticas podem influenciar essa relação de várias maneiras:

1. Expansão geográfica de vetores: o aumento da temperatura média e a alteração nos padrões de precipitação devido às mudanças climáticas podem criar condições favoráveis para que vetores se estabeleçam em novas áreas geográficas. Isso pode levar à expansão das áreas de risco para doenças transmitidas por vetores, como malária, dengue e febre do Nilo Ocidental.

2. Temporadas de vetores prolongadas: as mudanças climáticas podem prolongar o período anual de atividade dos vetores, fazendo com que eles transmitam doenças por um tempo mais longo do ano. Isso aumenta a probabilidade de exposição das populações humanas às doenças transmitidas por vetores.

3. Aumento da reprodução de vetores: o clima mais quente pode acelerar a reprodução de vetores, aumentando suas populações. Isso pode levar a uma maior densidade de vetores em áreas afetadas, aumentando o risco de transmissão de doenças.

4. Alterações nos hospedeiros animais: as mudanças climáticas também podem afetar a distribuição, a abundância e o comportamento dos animais silvestres que atuam como hospedeiros de agentes patogênicos. Isso pode influenciar a disseminação de doenças zoonóticas.

5. Eventos extremos e deslocamento de populações humanas: eventos climáticos extremos, como inundações e secas, podem levar ao deslocamento de populações humanas e animais. Isso cria condições propícias para a propagação de doenças zoonóticas devido à aglomeração de pessoas, à falta de saneamento básico e à escassez de recursos.

6. Mudanças na ecologia das zoonoses: as mudanças climáticas podem afetar a ecologia das zoonoses, alterando as interações entre vetores, hospedeiros e patógenos. Isso pode levar a mudanças imprevisíveis na epidemiologia das doenças.

O fato de ser o país com maior biodiversidade do planeta faz com que o Brasil concentre o maior número de espécies afetadas pelas mudanças climáticas. No Brasil, essas mudanças têm o potencial de levar à extinção de espécies de animais e plantas, principalmente devido ao aumento das temperaturas, às alterações nos padrões de chuva e aos eventos climáticos extremos. As espécies mais vulneráveis incluem aquelas que têm necessidades específicas de *habitat*, baixa capacidade de adaptação e que já enfrentam pressões devido a outras atividades humanas, como desmatamento e fragmentação do *habitat*.

O aumento das temperaturas pode afetar diretamente muitas espécies, especialmente aquelas adaptadas a climas específicos. Espécies que vivem em ambientes de montanha, como sapos e rãs de altitude, podem ser forçadas a subir a altitudes mais elevadas em busca de temperaturas mais frias, mas acabarão enfrentando escassez de *habitat* adequado.

As mudanças nos padrões de chuva podem afetar, ainda, a disponibilidade de água para plantas e animais, levando a perda de *habitat* e redução de recursos alimentares. Isso pode atingir espécies aquáticas, como peixes de água doce, e terrestres.

As mudanças climáticas podem interagir com o desmatamento e a fragmen-tação do *habitat*, tornando os *habitats* remanescentes mais vulneráveis ao estresse climático. Espécies que já enfrentam pressão devido à perda de *habitat* podem ser ainda mais prejudicadas.

O aumento na frequência e na intensidade de eventos climáticos extremos, como secas prolongadas e incêndios florestais, pode causar mortalidade direta de espécies e impactar na disponibilidade de alimentos e abrigo. Mudanças nos ecossistemas podem afetar a disponibilidade de alimentos para espécies que dependem de recursos específicos, levando a declínios nas populações de predadores e presas.

Ainda em um contexto nacional, cabe ressaltar o impacto catastrófico das mudanças climáticas para os chamados rios voadores, corredores atmosféricos de umidade que transportam grandes quantidades de vapor d'água da região amazônica para outras partes do Brasil, principalmente as regiões Centro-Oeste, Sudeste e Sul. À medida que as mudanças climáticas alteram os padrões de temperatura e precipitação, podem haver variações na intensidade, duração e distribuição das chuvas na Amazônia, afetando a quantidade de vapor d'água disponível a ser transportado pelos rios voadores. Isso altera também os padrões de evapotranspiração, o que reduz ainda mais a quantidade de vapor d'água liberada na atmosfera. As consequências dessas mudanças podem ser significativas: regiões que dependem dos rios voadores para abastecimento de água, como o Centro-Oeste e o Sudeste do Brasil, podem enfrentar maior escassez de água durante os períodos de estiagem, com consequente redução do fornecimento de água para consumo humano, agricultura e geração de energia.

Também em uma escala nacional, características específicas relacionadas principalmente com distribuição geográfica, *habitat* e comportamentos, fazem com que diferentes espécies respondam de maneiras distintas às mudanças climáticas. Mamíferos de água doce, como ariranhas, lontras, botos e peixe-boi, são vulneráveis a mudanças na qualidade e disponibilidade de rios e lagos, essenciais para sua alimentação e locomoção. Grandes mamíferos, como onça-pintada, antas e porcos-do-mato, dependem de áreas de grande extensão para se alimentar, mas a fragmentação do *habitat* e as mudanças climáticas tornam mais difícil encontrar alimentos e parceiros para se reproduzir. Muitas espécies endêmicas do Brasil, como as araucárias, pinheiro nativo restrito a locais frios em topos de montanhas, podem ser particularmente vulneráveis a mudanças nas condições climáticas e na disponibilidade de água. A espécie humana, à semelhança das demais espécies, segue igualmente ameaçada, com risco de insegurança alimentar, habitação, doenças conhecidas e emergentes, mas é a única que pode agir para uma mudança de cenário.

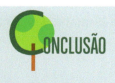

Para proteger a biodiversidade no Brasil e em todo o planeta, é fundamental adotar estratégias de mitigação das mudanças climáticas, bem como medidas de conservação, como criação de áreas protegidas, restauração de *habitats* e estabelecimento de corredores ecológicos para permitir a movimentação das espécies em busca de ambientes mais adequados às novas condições de clima. Além disso, pesquisas contínuas são necessárias para entender melhor os impactos dessas mudanças nas espécies e desenvolver estratégias eficazes de adaptação, que incluam o preparo e avaliação dos serviços e dos profissionais de saúde para atendimento das demandas futuras decorrentes das alterações climáticas.

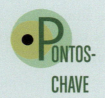

PONTOS-CHAVE

- O planeta Terra passa atualmente por um novo episódio de mudanças climáticas. Ao contrário dos episódios do passado, causados por fatores naturais ao longo de milhares de anos, o cenário atual é causado pelas atividades humanas e acontece de forma acelerada principalmente pela emissão de gases de efeito estufa;
- As mudanças climáticas desencadeadas pelas atividades humanas são consideradas uma das principais ameaças para a biodiversidade em escala planetária, afetando a biodiversidade principalmente em virtude de alterações dos ritmos naturais, fatores abióticos e distribuição de espécies e de alterações na vegetação e simplificação das cadeias tróficas, com impacto sobre espécies de polinizadores e dispersores de sementes, além da saúde humana;
- A biodiversidade desempenha um papel importante na sobrevivência e no bem-estar dos seres humanos, sendo fundamental para segurança alimentar, produção e descoberta de novos fármacos, fornecimento de recursos naturais, purificação da água e do ar, polinização, controle de pragas, bem-estar mental e recreação. Algumas espécies, ambientes e *habitats* são mais suscetíveis às mudanças climáticas, e as alterações nos ambientes e nas espécies presentes têm consequências diretas ou indiretas sobre a saúde humana.

REFERÊNCIAS BIBLIOGRÁFICAS

1. Paul Geology of mankind. Nature. 2002; 415(3).
2. Whitmee S, Haines A, Beyrer C, Boltz F, Capon AG, de Souza Dias BF, et al. Safeguarding human health in the Anthropocene epoch: report of The Rockefeller Foundation–Lancet Commission on planetary health. Lancet. 2015;1-56.
3. Urban MC. Accelerating extinction risk from climate change. Science. 2015;348:571-3.
4. Ceballos G, Erlich PR, Barnosky AD, García A, Pringle RM, Palmer TM. Accelerated modern human-induced species losses: entering the sixth mass extinction. Sci Adv. 2015;1:e1400253.
5. Thomas CD, Cameron A, Green RE, Bakkenes M, Beaumont LJ, Collingham YC, et al. Extinction risk from climate change. Nature. 2004;427:145-8.

6. Chapin FS, Zavaleta ES, Eviner VT, Naylor RL, Vitousek PM, Reynolds HL, et al. Consequences of changing biodiversity. Nature. 2000;405:234-42.

7. World Health Organization. Nature, biodiversity and health: An overview of interconnections. Disponível em: https://iris.who.int/bitstream/handle/10665/341376/9789289055581-eng.pdf. Acesso em: 12 jul 2024.

8. Garcia RA, Cabeza M, Rahbek C, Araújo MB. Multiple dimensions of climate change and their implications for biodiversity. Science. 2014;344:1247579.

9. Lebel L, Paquin V, Kenny TA, Fletcher C, Nadeau L, Chachamovich E, et al. Climate change and Indigenous mental health in the Circumpolar North: A systematic review to inform clinical practice. Transcultural Psychiatry. 2022;59(3):312-36.

10. International Institute for Strategic Studies. How does climate change impact global security?. Sounds Strategic. Disponível em: https://www.iiss.org/podcasts/sounds-strategic/2021/07/climate-change-security-defence/. Acesso em: 30 dez 2023.

11. Teyton A, Abramson DM. The formation of belief: An examination of factors that influence climate change belief among Hurricane Katrina survivors. Environ Justice. 2021;14(3):169-77.

12. Ellwanger JH, Kulmann-Leal B, Kaminski VL, Valverde-Villegas JM, Veiga ABG, Spilki FR, et al. Beyond diversity loss and climate change: Impacts of Amazon deforestation on infectious diseases and public health. An Acad Bras Cienc. 2020;92:e20191375.

13. D'Evelyn SM, Jung J, Alvarado E, Baumgartner J, Caligiuri P, Hagmann RK, et al. Wildfire, smoke exposure, human health, and environmental justice need to be integrated into forest restoration and management. Curr Environ Health Rep. 2022;9(3):366-85.

14. Bogdanova E, Andronov A, Soromotin A, Detter G, Sizov O, Hossain K, et al. The impact of climate change on the food (in)security of the Siberian indigenous peoples in the Arctic: environmental and health risks. Sustainability. 2021;13(5):2561.

15. Lindvall K, Kinsman J, Abraha A, Dalmar A, Abdullahi MF, Godefay H, Lerenten Thomas L, et al. Health status and health care needs of drought-related migrants in the Horn of Africa—a qualitative investigation. Int J Environ Res Public Health. 2020;17(16):5917.

16. World Health Organization. Secretariat of the Convention on Biological Diversity. Connecting global priorities: biodiversity and human health, a state of knowledge review. Disponível em: https://iris.who.int/bitstream/handle/10665/174012/9789241508537_eng.pdf?sequence=1. Acesso em: 12 jul 2024.

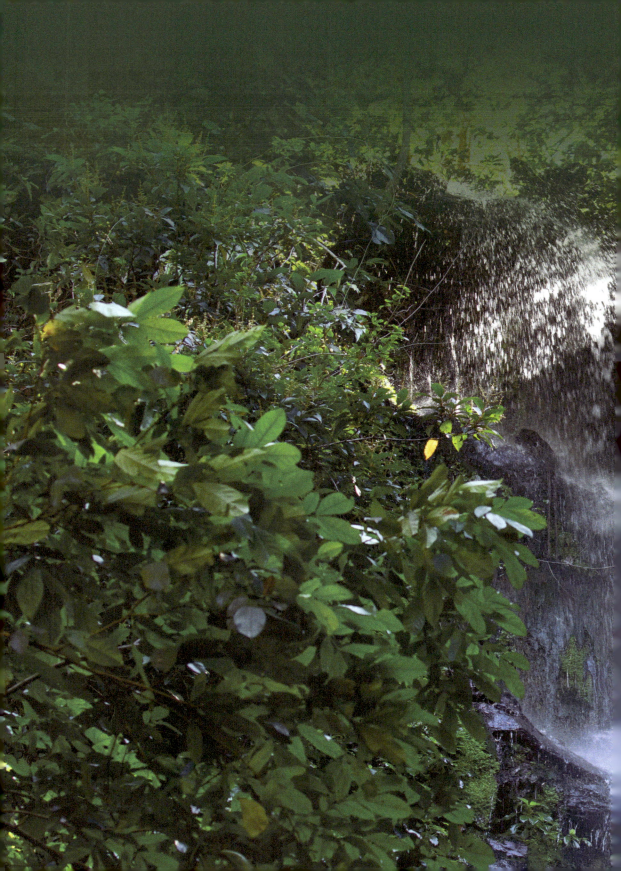

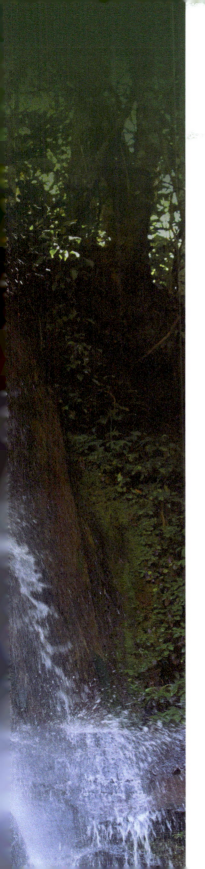
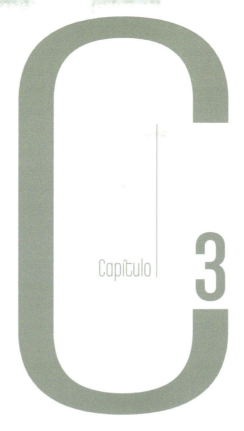

Capítulo 3

Saúde Planetária:
Caminho para a Reconexão

Karina Pavão Patrício

Guilherme de Paula Pinto Schettino

António Mauro Saraiva

INTRODUÇÃO

O mundo experimentou, no século 20 um grande avanço nos indicadores de saúde humana, como a expectativa de vida ao nascer que, no Brasil, passou de 32 anos, em 1990, para 66 anos na virada do século e para 75,5 anos no período pós-pandemia por COVID-19. No entanto, a forma como esse desenvolvimento se deu tem gerado grande impacto nos sistemas naturais da Terra, trazendo consequências graves para a vida humana, sua saúde e seu bem-estar, assim como para todos os seres vivos no planeta. Um exemplo claro do desequilíbrio ambiental causado pela humanidade e de seus efeitos sobre a vida são as mudanças climáticas, que se configuram como o principal problema de saúde pública na atualidade[1]. Além delas tivemos outros impactos, como a acidificação dos oceanos; a mudança do uso e da cobertura do solo (desmatamento, agropecuária, mineração, urbanização); a poluição da água, do ar e do solo; a superexploração de recursos naturais, como a pesca e a água; e, ainda, uma grande perda de biodiversidade. Todos esses aspectos estão interligados e têm em comum sua origem na ação antrópica, que ocorreu em tal escala que o período geológico atual passou a ser denominado Antropoceno, no qual a humanidade é a principal causadora das mudanças no planeta[2].

A Saúde Planetária surge como um caminho para a melhor compreensão desses processos e para propor e executar estratégias para o enfrentamento dessa crise, que é ambiental, social, econômica e política, uma vez que envolve tudo e a todos[3].

Neste capítulo, buscaremos trazer alguns pontos principais dos conceitos de saúde planetária e de como pessoas e instituições estão se organizando globalmente e no Brasil para o enfrentamento das ameaças atuais. Apresentamos também um chamado à ação e participação de todos. O planeta e a vida que o habita pedem socorro e não podemos esperar.

SAÚDE PLANETÁRIA:
DE QUE SE TRATA

A saúde planetária, segundo o próprio documento que a lançou[3], é a saúde da civilização humana e dos sistemas naturais dos quais ela depende. A humanidade e a Terra são indissociáveis, como ensinam as tradições de muitos povos, esquecidas ou ignoradas pela cultura e ciência ocidental há muito tempo. A saúde planetária resgata essa visão no seio da ciência mais moderna, ao mesmo tempo em que busca construir uma ponte com outras formas de conhecimento, como os tradicionais, e trazer aspectos econômicos e sociais dessas inter-relações.

Foi iniciada pelo relatório *Safeguarding human health in the Anthropocene epoch: report of The Rockefeller Foundation–Lancet Commission on planetary health* (Salvaguardando a saúde humana na era do Antropoceno: relatório da Comissão Rockefeller Foundation–Lancet sobre saúde planetária)[3]. Em 2015, em dezembro, a Harvard University, em parceria com outras organizações, fundou a Planetary Health Alliance (PHA) com financiamento da Rockefeller Foundation, a fim de promover esse novo campo. Desde então, a PHA tem crescido consistentemente, contando com mais de 350 organizações em mais de 60 países.

A saúde planetária é um campo transdisciplinar e um movimento social, orientado para soluções, focado em analisar e abordar os impactos das perturbações humanas nos sistemas naturais da Terra, na saúde humana e em toda a vida no planeta[4].

Saúde planetária é também "um arcabouço transdisciplinar que busca soluções para compreender e enfrentar os maiores desafios do nosso tempo: a transformação e a degradação dos sistemas naturais da Terra e seus impactos interconectados na saúde humana e em toda a vida em nosso planeta compartilhado". Aliando teoria e prática, ela procura entender essas relações complexas e abrangentes entre o ser humano e o planeta Terra.

◀ É muito importante destacar que a saúde planetária é tanto um campo de pesquisa quanto um movimento

O CENÁRIO ATUAL: INFLUÊNCIA DAS ALTERAÇÕES CLIMÁTICAS NA SAÚDE HUMANA

social. Este é um aspecto fundamental, pois lhe confere uma dinâmica própria, de ciência posta em ação, de ação baseada em evidências, reforçada pelo sentimento de urgência para encontrar uma saída para os rumos atuais, antes que se atinjam os chamados pontos de não-retorno. A saúde planetária pode ser compreendida como um caminho para a obtenção de bem-estar, saúde e equidade, considerando as questões sociais, econômicas e o meio ambiente[3].

As atividades humanas sempre impactaram nos sistemas naturais nos quais se desenrolaram, porém assumiram uma escala sem precedentes observada a partir do fim da Segunda Guerra Mundial, quando uma aceleração generalizada ocorreu na atividade econômica e no crescimento populacional. O uso de recursos naturais, como água e pesca, a geração e o uso de energia e fertilizantes, bem como a mudança do uso do solo pela agricultura e urbanização, tiveram um aumento explosivo. Isso trouxe impactos positivos inegáveis, como maior expectativa de vida, diminuição de mortalidade infantil, otimização da produção de alimentos, diminuição da população abaixo da linha de pobreza e maiores níveis de alfabetização, os quais, ainda que tenham beneficiado de modo desigual os países, impactaram a todos em alguma medida e sinalizaram uma possibilidade de melhoria global. Ao mesmo tempo, porém, houve aumento sem precedentes da escassez e da poluição da água e da poluição do solo e do ar, incluindo a intensa emissão de gases de efeito estufa, a acidificação dos oceanos, a perda de biodiversidade de forma massiva, a perda de florestas tropicais e o aumento da temperatura média global[3].

Essas alterações, causadas pelas ações antrópicas, trouxeram impactos diretos e indiretos na sua própria saúde e no bem-estar de todos, além de comprometerem a vida dos demais seres vivos. A falta de água e sua baixa qualidade, por exemplo, afetam a segurança alimentar e o saneamento, trazendo doenças associadas, como diarreia. As mudanças ecológicas e climáticas têm sido associadas, direta ou indiretamente, ao aumento das taxas de ocorrência e à disseminação de doenças zoonóticas incluindo malária, dengue, Zika e Chikungunya, por meio de seus vetores.

A própria pandemia de CO-VID-19 evidenciou os impactos desse desequilíbrio ambiental, sendo uma doença de origem zoonótica silvestre que, por meio do fenômeno de *spillover* (transbordamento), atingiu os seres humanos. Estima-se que 60% de todas as doenças conhecidas têm associação com zoonoses, e o modelo de urbanização favorece ainda mais suas dispersões, pela proximidade com matas e pelo desmatamento constante. A pandemia exemplificou de forma dura os impactos negativos da vida moderna prática, imediatista e descartável, evidenciando mais ainda as desigualdades sociais, as diferenças entre os sistemas público e privado de saúde, as fragilidades da gestão, além de todos os impactos emocionais e psicológicos amplamente observados.

Por outro lado, assistimos à demonstração da capacidade de resposta da ciência, que desenvolveu em tempo recorde numerosas vacinas para conter o vírus e tratamentos para minimizar seus impactos, bem como a adaptação da população e das organizações, ainda que forçadamente, a novos padrões de vida e de consumo, como a ampliação do teletrabalho. No entanto, permanece evidente a necessidade de proteção à biodiversidade e aos ecossistemas, o que envolve trabalho transdisciplinar e intersetorial, sendo a proposta da saúde planetária uma excelente abordagem[5].

Anualmente, a revista científica *The Lancet* tem se dedicado a investigar e divulgar os dados sobre os impactos das mudanças climáticas por meio da publicação do *The Lancet Countdown*, com colaboração internacional que monitora de forma independente as consequências para a saúde de um clima em mudança. Publicando indicadores atualizados, novos e aprimorados a cada ano, o *The Lancet Countdown* acompanha 44 indicadores que são trabalhados por mais de 120 especialistas líderes de instituições acadêmicas e agências da Organização das Nações Unidas (ONU) em todo o mundo, reunindo cientistas do clima, engenheiros, especialistas em energia, economistas, cientistas políticos e profissionais de saúde, entre outros. Infelizmente, porém, a cada ano essas publicações mostram como o cenário vem se agravando. Esses indicadores expõem um aumento ininterrupto dos impactos das mudanças climáticas na saúde e suas atuais consequências decorrentes de uma resposta atrasada e inconsistente de países ao redor do globo, o que nos traz um imperativo claro para uma ação acelerada que coloque a saúde das pessoas e do planeta acima de outras agendas[6].

Segundo o relatório do *The Lancet Countdown* de 2022, houve crescimento de cerca de 29% das áreas afetadas por secas extremas no mundo, sendo que crianças e idosos são o maior grupo de risco. O número de casos de malária subiu 31,3% nas regiões mais altas das Américas, e a dengue teve um aumento de 12%. A insegurança alimentar foi outro ponto grave apontado pelo relatório, com cerca de 98 milhões de pessoas atingidas de forma moderada ou intensa pelo calor extremo.

Além dos impactos sanitários, temos os financeiros. Em 2021, foram perdidas, aproximadamente, 470 bilhões de potenciais horas de trabalho em razão da exposição ao calor. E os danos diretos associados aos eventos extremos daquele ano atingiram US$ 253 bilhões, especialmente nos países com baixo índice de desenvolvimento humano (IDH)[6].

As mudanças climáticas vêm sendo apontadas como o principal problema de saúde pública da atualidade e uma ameaça à vida da humanidade no planeta Terra[7]. A previsão é que, de 2030 a 2050, aproximadamente 250.000 mortes a mais por ano sejam causadas por doenças associadas às mudanças climáticas, como malária, diarreia, malnutrição e problemas decorrentes das ondas de calor[8]. Além disso, o aquecimento global é inegável. A superfície da terra é, hoje, 1,1ºC mais quente do que na era pré-Revolução Industrial, sendo que 2023 foi considerado, até o momento, o ano mais quente da história.

Estima-se que ondas de calor precipitaram a morte de 70 mil pessoas na Europa em 2022[9]. O aumento da temperatura ambiental e da umidade relativa do ar dificultam a troca de calor, o que pode gerar hipertermia (quando a temperatura corpórea excede 38,5ºC), com risco aumentado de desidratação, eventos cardiocerebrovasculares (por exemplo, infarto do miocárdio, acidente vascular cerebral) e doenças mentais (insônia, irritação, agressividade, ansiedade, suicídio, síndrome do pânico). Cada 1ºC de elevação da temperatura ambiente eleva o risco de morte por doença cardiovascular em 2,1%[10]. Casos mais graves, geralmente associados a atividade física intensa no trabalho ou esporte ao ar livre, podem evoluir para quadros de hipertermia grave (temperatura corpórea acima de 40ºC), gerando lesões musculares (rabdomiólise), insuficiência renal, lesão cerebral, distúrbios da coagulação e até mesmo levando à morte[11]. Bebês e idosos, doentes crônicos, pessoas dependentes de cuidados para locomoção, alimentação e hidratação e aquelas que vivem em condições precárias de habitação, sem ventilação ou climatização, são os grupos mais expostos às ondas de calor.

O incremento na temperatura também gera períodos de seca, uma entre as várias consequências do fenômeno que ameaça o acesso aos alimentos e a segurança alimentar, dada a diminuição da produção e da qualidade, além da interferência no sistema de preços e de distribuição. Analogamente, as mudanças climáticas estão aumentando a frequência de incêndios em muitas regiões do mundo, como Europa, Estados Unidos, Austrália e Brasil, fato amplamente divulgado na mídia[11]. E isso favorece até mesmo migrações e conflitos armados ao redor do mundo, associados à busca por terras mais produtivas e menos secas[12].

As mudanças climáticas também têm potencial para afetar diretamente o sistema imunológico, uma vez que modificam drasticamente o perfil de antígenos aos quais nossos corpos estão expostos, podendo, por exemplo, causar exacerbação de doenças alérgicas respiratórias e disbiose (alteração da microbiota intestinal), com sérias implicações em doenças inflamatórias, autoimunes e neurológicas[13].

SAÚDE PLANETÁRIA COMO ESTRATÉGIA DE ENFRENTAMENTO DA CRISE GLOBAL

Para enfrentar essa crise global sem precedentes pela qual passamos, a saúde planetária propõe uma abordagem integrativa e baseada em evidências, na qual a ciência tem papel essencial, mas que não negligencia a contribuição de outros conhecimentos tradicionais, como os de povos indígenas. A equidade é um aspecto importante, pois, embora todos sejam afetados pelas questões globais, indubitavelmente a responsabilidade pela situação atual não é a mesma para todos. O mesmo vale no que se refere ao impacto dessas questões para países, povos e estratos da sociedade que já são afetados de modos distintos; portanto, fundamental que haja mais justiça socioambiental.

Todos têm um papel (ou mais de um) a desempenhar para se conseguir uma mudança de rumo para um mundo mais sustentável e justo. A educação é uma ferramenta imprescindível dentro da saúde planetária. É necessário incluí-la em todos os níveis, nas mais diversas formações, a fim de empoderar e capacitar os aprendizes a desenvolverem ações transdisciplinares e coletivas para proteger e restaurar a saúde do planeta, priorizando os objetivos de desenvolvimento sustentável (ODS).

Nesse contexto, a *Planetary Health Alliance* lançou, em 2021, a publicação *Planetary Health Education Framework*[14], em que são apresentados cinco domínios fundamentais, contemplando a essência do conhecimento, os valores e a prática da saúde planetária:

1.	Interconexão dentro da natureza;
2.	Período Antropoceno e a saúde;
3.	Pensamento sistêmico e complexidade;
4.	Equidade e justiça social;
5.	Construção de movimento e mudança de sistemas.

No modelo proposto, os domínios não estão totalmente separados, mas estão interconectados, são interdependentes e representam os diferentes temas e determinantes que variam conforme as agendas e prioridades de cada local. O primeiro domínio, interconexão dentro da natureza, remete à compaixão pelo planeta Terra como elemento central. Nele, deve-se valorizar aspectos pessoais e sociais, o cognitivo (o sentido de conexão), o afetivo (o componente de cuidado) e o comportamental (o compromisso de agir). O segundo, período Antropoceno e saúde, alerta sobre como os impactos antropogênicos alteram os sistemas naturais e prejudicam nossa saúde. É necessária uma abordagem social e ecológica, que valorize não somente os determinantes individuais, mas também os populacionais da saúde humana, animal e do ecossistema, a fim de promover saúde e prevenir ou controlar doenças. Já pensamento sistêmico e complexidade refletem a necessidade atual de adotarmos esse tipo de pensamento, compreendendo como os vários elementos interagem e se fundem enquanto parte de sistemas complexos. Equidade e justiça social, fundamentais nos direitos dos seres humanos e da natureza, dão a oportunidade para que todos os seres atinjam sua plena vitalidade, reconhecendo as desigualdades estruturais e injustiças, e visam à reconstrução de instituições que promovam melhores e mais equilibradas condições de vida planetária. O quinto e último domínio, construção de movimento e mudança de sistemas, é fundamental para solucionar a crise de saúde planetária urgentemente, por meio de relacionamentos inclusivos, estratégia ponderada, comunicação eficaz e parcerias transformadoras[14].

Inspiradas por esse *framework*, diversas universidades começaram a inserir essas discussões em suas grades curriculares, sendo que, no Brasil, a Faculdade de Medicina de Botucatu da Universidade Estadual de São Paulo (FMB-Unesp) foi pioneira ao incluir essa disciplina no currículo dos alunos do terceiro ano de Medicina, a fim de formar médicos mais preparados para enfrentar desafios como mudanças climáticas e para agir conforme as lentes da saúde planetária. Outra experiência vem da Universidade Federal do Rio Grande do Sul (UFRGS) e parceiros, com um curso *online* gratuito, em portugues e inglês, disponível em: https://www.ufrgs.br/telessauders/saude-planetaria/[15].

SAÚDE PLANETÁRIA:
UM MOVIMENTO GLOBAL

Uma importante ação tem sido a realização da conferência *Planetary Health Annual Meeting* (PHAM)[16], que desde 2017 vem acontecendo em diferentes localizações no mundo, inclusive no Brasil. Trata-se de um evento que extrapola uma conferência científica, pois traz, além de ciência multidisciplinar, relatos de práticas, discussões sobre o futuro da área e arte, em um ambiente fortemente diverso e com grande interação.

A PHA tem sido fundamental para impulsionar o desenvolvimento da área. Uma ação importante foi o estabelecimento dos *Regional Hubs*. Embora essa iniciativa date de 2017, quando o embrião do primeiro *hub* para a América Latina e o Caribe foi criado na plataforma de comunicação Hylo, foi apenas a partir de 2021 que essa rede tomou corpo. Sob a denominação *PHA Regional Hubs Network*, lançada no PHAM 2021, os *hubs funcionam como comunidades de prática enraiza-das localmente, unindo membros da PHA dentro de agrupamentos geográficos para avançar de forma colaborativa na pesquisa, educação, política e divulgação em Saúde Planetária pertinentes a contextos locais específicos[17].*

Atualmente há 10 *hubs* para as regiões: África Meio Leste e Norte, África Subsaariana, América Latina, América do Norte, Caribe, Ásia Leste, Ásia Sudeste e Sul, Ásia Central e Oeste, Europa, e Oceania. O *hub* da América Latina está atualmente sob a coordenação do Brasil.

No início, a PHA foi sediada na Universidade de Harvard, em Boston, mas, a partir de 1 de novembro de 2023, passou a ser abrigada na Johns Hopkins University. Segundo a PHA, essa ligação e o apoio de uma universidade de classe mundial no campo da saúde global, aliados a um novo espaço em Washington, deverão expandir imensamente a capacidade da Aliança de cumprir sua principal missão: ajudar a catalisar o campo global da saúde planetária e integrar seus *insights* e estruturas no domínio da ação e tomada de decisão[17].

SAÚDE PLANETÁRIA NO BRASIL

O Brasil faz parte desse movimento desde os primórdios. Instigada pelo Dr. Braulio Ferreira de Souza Dias, então secretário executivo da Convenção da Diversidade Biológica (CDB-ONU), a Universidade de São Paulo (USP) realizou o lançamento do *Planetary Health Report* [3] no Brasil em setembro de 2015. No mesmo evento foi lançado o relatório *Connecting Global Priorities: Biodiversity and Human Health* [6], promovido pela OMS-ONU e pela CDB-ONU.

Logo no início da criação da PHA, instituições brasileiras passaram a se filiar a ela, começando pela USP, em 2016. Paralelamente, eventos sobre saúde planetária foram organizados pela UFRGS em Porto Alegre, em 2017 e 2018.

Essa atividade intensa no Brasil motivou os pesquisadores a formalizar em um grupo que os agregasse. Assim, o Grupo de Estudos em Saúde Planetária foi criado em junho de 2019[18], abrigado no Instituto de Estudos Avançados (IEA-USP).

A forte participação do Brasil na PHA culminou com o convite para a organização do evento global de 2021, saindo pela primeira vez do eixo Estados Unidos-Europa. A USP sediou – virtualmente, em função da pandemia – o PHAM de 2021, com grandes inovações no formato, na duração e na abrangência global. A maioria das sessões está disponível no canal de YouTube da PHA[19] e há um livro de resumos editado como guia para acessar a ampla programação *online*[20].

Uma inovação adicional introduzida no evento foi a construção coletiva da Declaração de São Paulo sobre Saúde Planetária[21], que é descrita a seguir.

Como o grupo brasileiro cresceu bastante, foi necessária uma reorganização em termos de governança, afiliação, estruturação dos trabalhos e do próprio nome. Adotou-se Saúde Planetária Brasil para dar, de imediato, a visão do caráter nacional da iniciativa, ainda que permanecendo hospedada no IEA-USP.

Além da afiliação pessoal já existente, criou-se a oportunidade de uma afiliação institucional, bem como Grupos de Trabalho Interdisciplinares (GTI) e os Programas explicados a seguir.

Os GTI foram criados para dar foco a temas específicos, sobre os quais é possível traçar planos de ação exequíveis, com obtenção de resultados concretos e monitoramento de indicadores. Ao mesmo tempo, trazem embutida a interdisciplinaridade como prática. Atualmente, há grupos em educação, mudanças climáticas e saúde, comunicação, ciência cidadã, envelhecimento sustentável, sistemas alimentares e engenharia.

Os Programas envolvem atividades de diferentes inclinações. Desde 2021, o Programa de Embaixadores em Saúde Planetária tem selecionado alunos de graduação e pós-graduação de todo Brasil para atuarem como embaixadores da causa. Originalmente inspirado no *Campus Ambassador Program*, da PHA, destina-se a ampliar a capacidade de atuação e disseminação para mais comunidades e locais e para um grupo maior de pessoas. Essa atuação pode se dar na forma de organização de eventos, comunicação com ênfase nas redes sociais, realização de trabalhos de conclusão de cursos e de iniciação científica, entre tantos outros formatos que permitam aos embaixadores aprofundarem-se nos temas, praticar a saúde planetária e levá-la à população em geral. A cada ano, centenas de candidatos se inscrevem para a seleção, oriundos de todas as regiões do país e até de países vizinhos. Os resultados têm sido muito positivos, em consequência do interesse e do envolvimento dos selecionados, que recebem a mentoria de pesquisadores do grupo.

Outro programa é o do *Lancet Countdown Brazil*, responsável pela elaboração do relatório que traz recomendações de políticas de saúde pública a partir de dados coletados pelo *Lancet Countdown Global*. A cada ano, indicadores são selecionados e têm seus impactos na saúde analisados, além de subsidiarem a proposição de políticas de saúde para mitigar, adaptar e criar resiliência às mudanças climáticas.

A participação ativa do Brasil no cenário global repercutiu muito fortemente no país e inúmeros eventos passaram a incluir a temática da saúde planetária. Merece destaque a iniciativa da Sociedade Beneficente Israelita Brasileira Albert Einstein, que, em parceria com o Institute for Healthcare Improvement, organizou o 7º Fórum Latino-Americano de Qualidade e Segurança em Saúde, incluindo um *Workshop* de saúde planetária (*Think Tank*)[23] em que foi discutida a Declaração de São Paulo com especialistas em saúde pública, formuladores de políticas, autoridades governamentais, pesquisadores, representantes de desenvolvimento e organizações internacionais de países da América Latina.

A DECLARAÇÃO DE SÃO PAULO SOBRE SAÚDE PLANETÁRIA

A Declaração de São Paulo sobre Saúde Planetária, referência à sede do evento PHAM 2021, foi elaborada ao longo de cerca de oito meses, incluindo um processo abrangente e aberto de consultas públicas realizado sobre a plataforma *SparkBlue da United Nations Development Program* (UNDP), que apoiou todo o processo. Mais de 300 pessoas, de mais de 70 países, colaboraram com sugestões ao texto final, que foi lançado em outubro de 2021 e está disponível no *website* da PHA em sete idiomas[21].

A Declaração traz um chamado à ação para uma mudança profunda e urgente do modo de vida para salvaguardar o futuro. Tem mensagens claras para 19 setores-chave da sociedade, além de um chamado para todos os cidadãos.

Como exemplo, vale reproduzir aqui a mensagem "Para os Profissionais da Saúde":

> *Incorporar imediatamente os conceitos e valores de saúde planetária aos principais currículos e códigos de conduta profissional para todos os futuros profissionais da saúde. Educar os pacientes sobre os conceitos de saúde planetária e utilizar as vozes de confiança dos profissionais da saúde para aumentar a conscientização sobre os efeitos adversos de nosso relacionamento disfuncional atual com nosso planeta. Aproveitar as diversas práticas de conhecimento além das disciplinas ocidentalizadas, incluindo aquelas dos povos indígenas. Defender políticas centradas no paciente que promovam a saúde planetária, incluindo o acesso público aos serviços de saúde como um direito humano, e incorporar soluções e serviços comunitários além da prática clínica.*[21]

A Declaração já foi subscrita por mais de 350 organizações e mais de 500 indivíduos de mais de 50 países. Ela segue aberta para novas subscrições em apoio e representa um guia para ações dentro desse vasto campo com seus enormes desafios[22].

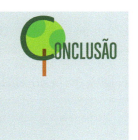

Os impactos das mudanças climáticas, associados a COVID-19, fome e iniquidades, são graves e devem ser enfrentados agora. Podemos fazer essa grande transição, e o ser humano é a chave do problema e da solução. A Saúde Planetária emerge como uma nova abordagem – abrangente, sistêmica – e um movimento para o enfrentamento desses impactos da humanidade no planeta e para reverter os seus efeitos, promovendo a saúde pública e, ao mesmo tempo, salvaguardando a Saúde Planetária.

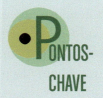

PONTOS-CHAVE

- A situação global é grave em relação às mudanças climáticas, e é urgente reverter a tendência atual de piora do quadro;
- Todos têm responsabilidade e papéis a desempenhar: cidadãos, empresas, governos, e não há escusas para a inação;
- Há conhecimento para implementar alternativas enquanto a ciência avança, mas é fundamental trabalhar a mudança de comportamento de todos os atores, com base no conhecimento já existente;
- Saúde Planetária traz uma abordagem sistêmica, integrativa, para a relação da humanidade com os sistemas naturais dos quais faz parte.

REFERÊNCIAS BIBLIOGRÁFICAS

1. Environment Programme UN. Emissions Gap Report 2022. Disponível em: https://www.unep.org/resources/emissions-gap-report-2022#:~:text=The%20Emissions%20Gap%20Report%202022,collective%2C%20multilateral%20action%20is%20now. Acesso em: 28 Set 2023.
2. Tong S, Bambrick H, Beggs PJ, Chen L, Hu Y, Ma W, et al. Current and future threats to human health in the Anthropocene. Environment International. 2022;158:106892.
3. Whitmee S, Haines A, Beyrer C, Boltz F, Capon AG, de Souza Dias BF, et al. Safeguarding human health in the Anthropocene epoch: report of The Rockefeller Foundation–Lancet Commission on planetary health. Lancet. 2015;386(10007):1973-2028.
4. Planetary health. Planetary Health Alliance. Disponível em: https://www.planetaryhealthalliance.org/planetary-health. Acesso em: 12 jul 2024.
5. Lawler OK, Allan HL, Baxter PWJ, Castagnino R, Tor MC, Dann LE, et al. The COVID-19 pandemic is intricately linked to biodiversity loss and ecosystem health. Lancet Planetary Health. 2021;5(11):e840-50.
6. Romanello M, Napoli CD, Drummond P, Green C, Kennard H, Lampard P, et al. The 2022 report of the Lancet Countdown on health and climate change: health at the mercy of fossil fuels. Lancet. 2022;400(10363):1619-54.
7. Costello A, Abbas M, Allen A, Ball S, Bell S, Bellamy R, et al. Managing the health effects of climate change. Lancet. 2009;373(9676):1693-733.
8. World Health Organization. Climate change. Disponível em: https://www.who.int/health-topics/climate-change#tab=tab_1. Acesso em: 12 jul 2024.
9. National Oceanic and Atmospheric Administration. Global Climate Report - Annual 2021 National Centers for Environmental Information (NCEI). Disponível em: https://www.ncei.noaa.gov/access/monitoring/monthly-report/global/202113. Acesso em: 12 jul 2024.

10. Gorga M. Implicancias bioéticas y neuroéticas del cambio climático y sus efectos sobre la salud. Rev Latinam Bioet.16(30-1):80.

11. Kishore N, Marqués D, Mahmud A, Kiang MV, Rodriguez I, Fuller A, et al. Mortality in Puerto Rico after hurricane Maria. NEJM. 2018;379(2):162-70.

12. Epstein Y, Yanovich R. Heatstroke. NEJM.;380(25):2449-59.

13. Floss M, Barros EF, Fajardo AP, Bressel M, Hacon S, Nobre C, et al. Lancet Countdown. Rev Bras Med Fam. 2019;14(41):2286.

14. Saúde Planetária. TelessaúdeRS-UFRGS. Disponível em: https://www.ufrgs.br/telessauders/saude-planetaria/#materiais. Acesso em: 28 set 2023.

15. Planetary Health Alliance. Annual Meetings. Disponível em: https://www.planetaryhealthalliance.org/annual-meetings. Acesso em: 28 set 2023.

16. Planetary Health Regional Hubs. Planetary Health Alliance. Disponível em: https://www.planetaryhealthalliance.org/pha-regional-hubs. Acesso em 28 set 2023.

17. Saraiva AM. Saúde Planetária: uma abordagem transdisciplinar para a sustentabilidade do planeta integrada à saúde humana. Disponível em: http://www.iea.usp.br/pesquisa/grupos-de-estudo/saude-planetaria-uma-abordagem-transdisciplinar-para-a-sustentabilidade-do-planeta-integrada-a-saude-humana. Acesso em: 12 jul 2024.

18. Planetary Health Alliance - YouTube [Internet]. www.youtube.com. Vídeo: Opening Remarks | Planetary Health 2019 - Planetary Health Group. Disponível em: https://www.youtube.com/watch?v=18tq69vNId8. Acesso em 28 set 2023.

19. Koffler S, Acosta AL, Soares FM, Saraiva AM. 2021 Planetary Health Annual Meeting and Festival Book of Abstracts: planetary health for all: bridging communities to achieve the great transition. Zenodo (CERN European Organization for Nuclear Research). European Organization for Nuclear Research; 2022.

20. Planetary Health. São Paulo Declaration. Disponível em: https://www.planetaryhealthalliance.org/sao-paulo-declaration. Acesso em: 12 jul 2024.

21. 9º Fórum Latino-Americano de Qualidade e Segurança na Saúde: tecnologia para equidade. Disponível em: https://ihi.ensinoeinstein.com/#inicio. Acesso em: 12 jul 2024.

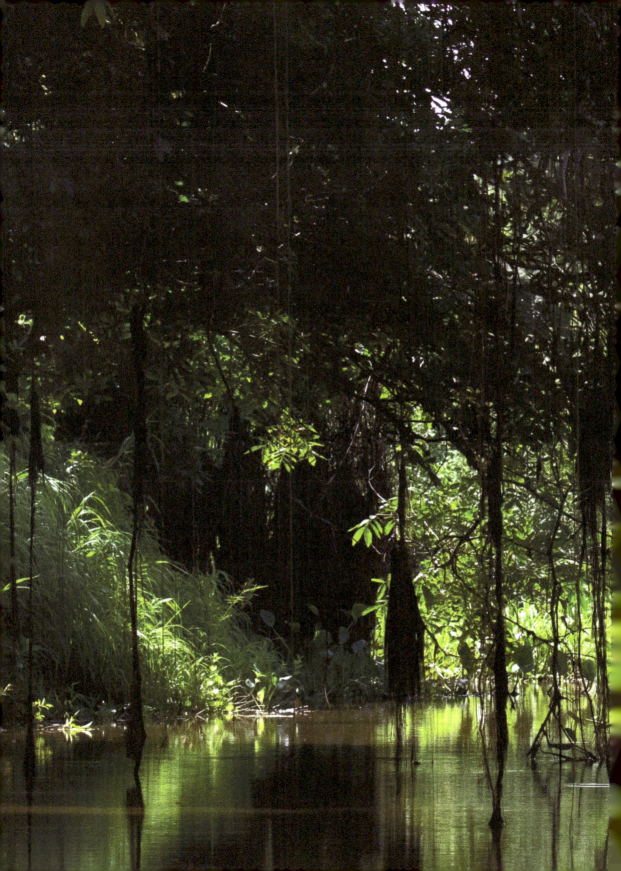

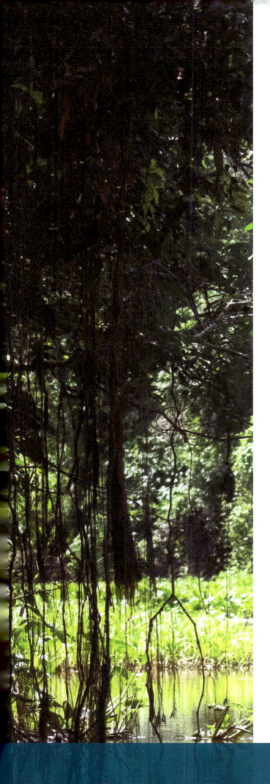

EIXO 2

Grandes Temas em Natureza, Clima e Saúde

89

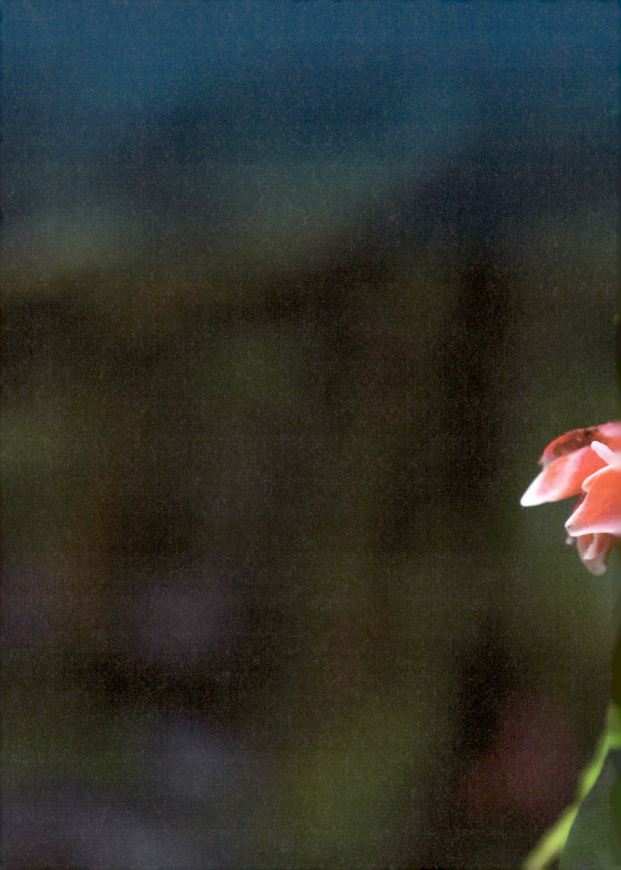

Capítulo 4

Implicações Bioéticas das Mudanças Climáticas e Segurança Climática:
Uma Análise à Luz da Cidadania e da Saúde Pública

Henrique Grunspun

Mario Thadeu Leme de Barros Filho

INTRODUÇÃO

Em um mundo cada vez mais marcado por eventos climáticos extremos e crises ambientais, a discussão a respeito das mudanças climáticas transcende o debate científico para se tornar uma questão ética premente. Frente à magnitude dos desafios impostos pelo panorama atual, torna-se crucial estabelecer os princípios éticos que devem orientar nossas decisões individuais e coletivas.

Este texto tem por objetivo abordar esses princípios, explorando o alicerce fundamental da solidariedade e o expandindo para princípios como responsabilidade intergeracional, direitos de preservação de outras espécies e do meio ambiente, precaução e prevenção do dano e transparência das informações. Por meio desse escopo, busca-se lançar luz sobre as melhores práticas em políticas públicas e decisões econômicas que possam mitigar os impactos devastadores das mudanças climáticas.

SOLIDARIEDADE: O ALICERCE DA ÉTICA EM MUDANÇAS CLIMÁTICAS

No cerne do desafio ético imposto pelas mudanças climáticas, encontra-se o valor universal da solidariedade. Esse valor, mais do que um mero conceito abstrato, deve ser a base na qual estruturamos nossas respostas às crises climáticas emergentes. A solidariedade manifesta-se em diversas dimensões: interpessoal, intracomunitária, inter-regional, interestadual, nacional e internacional. Cada uma dessas escalas de relacionamento humano traz consigo responsabilidades e deveres éticos que são amplificados quando consideramos a realidade climática. Ninguém pode se proteger individualmente de uma epidemia ou de uma catástrofe natural. As ações de proteção ou prevenção são sempre ligadas à vida coletiva.

A solidariedade se revela como um compromisso pelo qual as pessoas se obrigam umas às outras, e cada uma delas a todas, em um esforço pelo cuidado. A proteção da pessoa em situação de vulnerabilidade é primordial para qualquer definição de solidariedade. A regeneração da convivência planetária no mundo pós-COVID-19 há de ser solidária, inclusive entre díspares, não só dos pares[1].

Nesse sentido, é indispensável citar o primeiro objetivo fundamental de nossa República, registrado na Constituição Federal: "construir uma sociedade livre, justa e solidária" (Artigo 3º, I)[2]. Trata-se de uma meta a ser alcançada e que há de ser compreendida para além de um dever jurídico e moral, irradiando efeitos no mundo todo. Vivemos um tempo de coerência e é necessário revisitar os objetivos fundamentais de nossa Constituição. Deve-se olhar para a ordem máxima constitucional de respeito da dignidade da pessoa humana, aqui aportado como princípio bioético, associado a um equilíbrio entre a liberdade e a ordem mundial de solidariedade social.

A responsabilidade de cada um de nós como indivíduo ecoa na sociedade, sendo que temos o dever de implementar a solidariedade humana como exercício de civismo. Solidariedade não é ajudar, não é realizar um louvável ato de caridade. É algo que deve ser feito, como um ato de civismo, como uma prática compartilhada que possibilita a cada um de nós assumir custos e tarefas no enfrentamento dos desafios de interesse de toda sociedade.

A solidariedade não pode ser uma utopia ou uma falácia. É imprescindível que ela se articule com os demais referenciais teóricos da bioética. Se assim acontecer, aproximará a teoria principialista dominante da bioética normativa textualmente registrada em documento internacional, no Artigo 13 da Declaração Universal sobre Bioética e Direitos Humanos da Organização das Nações Unidas para a Educação, a Ciência e a Cultura (DUBDH-UNESCO): "a solidariedade entre os seres humanos e a cooperação internacional para esse fim devem ser estimuladas"[3]. Isso deverá ocorrer em harmonia com a diversidade cultural e o pluralismo, igualmente presentes na DUBDH, a qual, produzida em âmbito global, afirma valores universais e defende a universalização das responsabilidades bioéticas.

A pandemia de COVID-19 mostrou que os riscos globais são compartilhados, ainda que de maneira muito diversa. Não conseguimos deter a epidemia fechando fronteiras. A pandemia nos explicitou que esses riscos exigem ações também globais para serem enfrentados, potencializando a necessidade de troca de informação científica confiável. Ela também ensinou que o individualismo e o egocentrismo não têm a capacidade de proteger e salvar a humanidade (bem como aqueles que são tratados como sub-humanos). Pelo contrário, a saúde individual depende da cooperação em saúde coletiva, pautada pela transparência e pela confiança.

Precisamos dar espaço para o renascimento de uma sociedade norteada pelo "nós", e não pelo "eu". Mais do que isso, o interesse individual se confunde com o interesse coletivo, em uma cultura do encontro, pois o indivíduo estará protegido somente quando a coletividade estiver segura, incluindo as populações tornadas invisíveis.

A ausência de uma abordagem solidária nos condenaria a perdas humanas, materiais e de recursos essenciais irreparáveis. É crucial entender que estamos diante de uma questão de minimizar perdas, e não de acumular ganhos. O foco não é o bem-estar apenas da geração atual, mas também o das futuras gerações, incorporando, portanto, o princípio da responsabilidade intergeracional.

A solidariedade, então, vai além da empatia ou da assistência imediata. Ela representa um compromisso com o bem comum e com a sustentabilidade planetária. Nessa ótica, serve de alicerce para enunciar princípios que norteiam ações políticas e econômicas de prevenção, suporte e enfrentamento das crises climáticas.

Diante disso tudo, de tantas incertezas e imprevisibilidade, o que nós, como pessoas envolvidas e interessadas na defesa dos direitos humanos e sensíveis à desigualdade social, podemos fazer? Essa resposta há de ser construída por cada um em solidariedade, pois, de acordo com o Papa Francisco, ao exercermos a cultura do encontro, reconheceremos que ninguém é inútil, ninguém é supérfluo[4]. Precisamos escutar, nos aproximar efetivamente do outro, dialogar e nos esforçar para tomarmos decisões que construam propostas de mudanças sociais transformadoras em prol do combate à invisibilidade de pessoas.

Em resumo, a solidariedade não é apenas uma resposta moral às mudanças climáticas, mas uma necessidade pragmática. É sobre ela que devemos construir nossas políticas de sustentabilidade, investimentos em economia verde e, sobretudo, nossos laços comuns de humanidade.

PRINCÍPIOS FUNDAMENTAIS

Tendo estabelecido a importância da solidariedade como alicerce ético no enfrentamento das mudanças climáticas, torna-se imperativo delinear os princípios fundamentais que devem nortear as ações práticas nesse contexto. Esses princípios não são meras abstrações filosóficas, eles servem como diretrizes operacionais que influenciarão decisões políticas, econômicas e sociais. Funcionam como um mapa ético, ajudando-nos a navegar por um terreno complexo e interconectado de responsabilidades e direitos. Eles princípios nos convidam a pensar de forma mais profunda sobre o legado que deixaremos para as gerações futuras. Abordam nossa coexistência com outras espécies e o meio ambiente, além da necessidade de transparência e de ação proativa frente aos crescentes riscos climáticos. Representam a concretização da solidariedade em ações e políticas, servindo como bússolas morais para orientar a humanidade na luta contra uma das maiores crises já enfrentadas.

Vamos explorar em detalhes cada um desses princípios, abordando suas implicações práticas e as formas como se conectam com as várias esferas da vida humana, incluindo economia e política.

PRINCIPIALISMO COMO BIOÉTICA NORMATIVA

Antes de adentrar ao tema proposto, é relevante trazer uma sugestão de leitura sobre o princípio da justiça e as implicações das desigualdades e assimetrias de responsabilidades. Este é um dos quatro referenciais básicos da bioética, pilares de uma das vertentes teóricas majoritárias de bioética aplicada: o Principialismo. Os princípios de respeito a autonomia, beneficência, não maleficência e justiça foram propostos como referenciais normativos por Tom L. Beauchamp e James F. Childress, em 1979, na obra *Principles of Biomedical Ethics*. Eles norteiam todas as ações médicas na relação médico-paciente, considerando a peculiaridade e a singularidade em que se concretizam.

Entende-se respeito à autonomia como o atendimento à livre determinação do que acontece com seu próprio corpo no âmbito da saúde. Isso vale desde que o indivíduo seja capaz de agir de acordo com sua vontade, livre de coerção ou influência, e possa ser responsabilizado por sua deliberação. Já a beneficência refere-se ao agir no melhor interesse do paciente ou da pessoa sob cuidado, buscando promover seu bem-estar e minimizar danos ou sofrimento, em consonância com a ideia de compaixão e de benevolência. A não maleficência, por sua vez, é o compromisso de não causar danos intencionalmente. E, por fim, justiça é o compromisso com a devida alocação de recursos na saúde, preocupando-se com a equidade na distribuição pautada por um mínimo digno de assistência, de forma coerente e igualitária[5].

JUSTIÇA E AS IMPLICAÇÕES DAS DESIGUALDADES E DE ASSIMETRIA DE RESPONSABILIDADES[6]

O que observamos é que a concepção teórica da bioética, anteriormente sintetizada, é baseada em uma tradição filosófica de discussão sobre liberdades e valores individuais. Essa tradição se alinha bem com uma sociedade de consumidores, mas precisa ser repensada para efetivamente dar suporte ao interesse coletivo como uma extensão do interesse individual.

Algumas particularidades são determinantes na abordagem do princípio bioético da justiça distributiva em relação às mudanças climáticas. Há uma grande dispersão das causas e dos efeitos dessas mudanças. Emissões de gases de efeito estufa em qualquer região afetam todas as outras do planeta. Há uma fragmentação dos agentes emissores, e múltiplos atores são responsáveis em vários graus pelas emissões desses gases.

A desigualdade econômica e social entre populações, grupos sociais, regiões e nações é flagrante. No contexto das mudanças climáticas, essa desigualdade se manifesta em três aspectos fundamentais: quem contribui para a degradação de regiões planetárias, quem é mais atingido pela degradação ambiental; e as condições e oportunidades para corrigir as injustiças criadas pela degradação ambiental planetária.

Há, portanto, uma considerável assimetria em relação a quais países contribuíram mais ou menos para a degradação ambiental e quais sofrem as maiores consequências. Surge, então, a pergunta e um dilema ético: quem deve arcar com a responsabilidade? A quem cabe reparar danos e em qual proporção?

É certo que as alterações climáticas vão causar grandes movimentos migratórios regionais provocados por secas, inundações e elevações dos níveis do oceano, atingindo áreas urbanas costeiras ou mesmo levando à fome por colapso de colheitas. No Brasil, em um passado recente, houve grandes movimentos migratórios de populações fugindo da fome e da seca no Nordeste – os retirantes, que moldaram parte da urbanização do Sul e da cultura brasileira. Haverá responsabilidade e obrigação de acolhimento dessas populações migratórias? Haverá algum tipo de ressarcimento por parte dos grandes emissores? Poderemos estender o conceito de refugiado político para refugiado climático?

RESPONSABILIDADE INTERGERACIONAL

Uma das marcas mais impressionantes das mudanças climáticas é sua longevidade. Os impactos dos gases de efeito estufa liberados hoje podem persistir por décadas ou séculos, tornando-se um legado pesado para as gerações futuras. Isso nos impõe uma responsabilidade intergeracional não apenas com nossos descendentes distantes, mas também com nossos filhos e netos que já nasceram ou estão por nascer.

Não se trata apenas de legar um mundo mais seguro, mas também de estabelecer um exemplo de como tratar nosso planeta e uns aos outros. Se negligenciarmos nossa responsabilidade agora, também transmitiremos um *ethos* de negligência e exploração para o futuro. Essa é uma herança que nenhum de nós gostaria de deixar.

Políticas públicas, inovações tecnológicas e educação ambiental devem ser projetadas com essa longevidade em mente. Decisões de curto prazo, que colocam o lucro acima da sustentabilidade, minam nosso contrato social não só com as gerações atuais, mas também com aquelas que ainda estão por vir[7].

DIREITOS DE PRESERVAÇÃO DAS OUTRAS ESPÉCIES E DO MEIO AMBIENTE

O ser humano detém uma posição singular no ecossistema terrestre, não como um ocupante isolado, mas como um agente de mudanças com responsabilidades éticas inegáveis. A preservação da biodiversidade e dos recursos naturais não é apenas um imperativo ecológico, mas também um dever moral. Nossa corresponsabilidade na manutenção do equilíbrio ecológico é fundamentada na nossa capacidade única de afetar – para melhor ou pior – o mundo ao nosso redor.

Essa responsabilidade nos coloca como guardiões, e não como dominadores do meio ambiente. Em um mundo cada vez mais marcado pela interferência humana, essa postura de respeito e cuidado é mais crucial do que nunca. O ritmo acelerado de extinção de espécies e degradação ambiental torna nossa ação imediata mais que prudente: obrigatória.

Ademais, a proteção de outras espécies e do meio ambiente tem implicações diretas para nossa própria sobrevivência. Ecossistemas saudáveis fornecem serviços essenciais que vão desde a purificação da água até a regulação do clima. Assumir essa corresponsabilidade é, portanto, um imperativo tanto ético quanto prático.

PRECAUÇÃO E PREVENÇÃO DO DANO

Diante de evidências científicas que apontam para riscos ambientais substanciais, o princípio da precaução deve ser primordial. Não podemos nos dar ao luxo de esperar por danos irreversíveis para só então tomar medidas. A necessidade de ação proativa é enfatizada pela gravidade e irreversibilidade dos impactos das mudanças climáticas. Entender que os desastres climáticos já estão acontecendo e agir nesse sentido é o único caminho responsável a seguir.

A aplicação desse princípio exige uma revisão rigorosa de nossas práticas atuais em todos os setores, desde a indústria até a agricultura e a gestão de recursos. Onde houver dúvida ou incerteza sobre os impactos a longo prazo de uma determinada atividade, a opção mais segura deve ser a padrão.

Não se trata apenas de evitar danos futuros, mas também de reparar os já causados sempre que possível. A restauração de ecossistemas degradados, por exemplo, não é apenas uma expressão de boas intenções, mas um requisito para a sobrevivência de inúmeras espécies, incluindo a nossa.

TRANSPARÊNCIA E DEMOCRATIZAÇÃO DAS INFORMAÇÕES

Num mundo onde as informações são facilmente manipuladas, o acesso a dados corretos e transparentes sobre o clima é vital. Este é um direito fundamental que empodera indivíduos e comunidades para tomar decisões adequadas. Além disso, é essencial combater o negacionismo climático, que serve apenas para atrasar ações urgentes e necessárias. Informação clara e acessível é uma ferramenta crucial para mitigar os riscos e promover a responsabilidade coletiva.

A democratização do acesso à informação científica também é uma necessidade. Relatórios complexos e jargões técnicos não devem ser barreiras para o entendimento público dos riscos envolvidos. A ciência deve ser comunicada de forma acessível para incentivar o engajamento cívico e a ação individual em resposta à crise climática.

E a responsabilidade pela transparência não recai apenas sobre cientistas ou autoridades governamentais. A mídia tem papel importante em dissolver as nuvens do negacionismo e da desinformação. Jornalismo responsável e independente é essencial para garantir que a sociedade tenha as ferramentas necessárias para tomar suas decisões.

ECONOMIA E POLÍTICA

Após explorarmos os princípios éticos fundamentais que devem guiar nossa relação com as mudanças climáticas, é preciso entender como essas diretrizes se traduzem em ações práticas nos campos da economia e da política. É aqui que a ética encontra a realidade tangível, onde as decisões que afetam milhões de vidas e o futuro do planeta são tomadas. A ética nos fornece o "porquê", enquanto a economia e a política nos mostram o "como".

Esses dois campos não são mutuamente exclusivos; pelo contrário, estão intrinsecamente interligados. Uma economia verde bem alicerçada é uma expressão da responsabilidade intergeracional, uma manifestação da solidariedade não apenas com nossos contemporâneos, mas com as gerações futuras. Da mesma forma, políticas de transição para energias limpas refletem nosso compromisso com a preservação das outras espécies e do meio ambiente como um todo.

Assim, neste tópico, nos voltaremos para as implicações econômicas e políticas da luta contra as mudanças climáticas. Examinaremos como um planejamento econômico e político eficaz pode ser um veículo para a realização dos princípios éticos discutidos anteriormente, desde a responsabilidade intergeracional até a transparência das informações.

A IMPORTÂNCIA DE UMA ECONOMIA VERDE

No enfrentamento das mudanças climáticas, a economia desempenha um papel insubstituível. Uma economia verde bem alicerçada não é apenas uma opção estratégica, mas uma necessidade para a sobrevivência a longo prazo. Precisamos de um sistema econômico capaz de reverter o processo de degeneração decorrente da atual estrutura. Diferente da economia tradicional, que frequentemente coloca o lucro extrativista acima de considerações ambientais, a economia verde busca combater o processo de exploração (humana e ambiental) com equilíbrio entre o desenvolvimento socioeconômico e a sustentabilidade. Vale destacar que a sustentabilidade não é apenas uma questão ecológica, estando, também, profundamente ligada ao capital e ao consumo.

Na sociedade contemporânea, a sustentabilidade tem sido usada como uma estratégia para criar novos valores e mercados, uma vez que o consumismo criou sistemas insustentáveis de provisão com graves impactos ambientais e sociais. As empresas não buscam valor apenas por meio de práticas de consumo acelerado, com base em volume produção, consumo rápido e "desperdício fácil". Hoje, a sustentabilidade é vista como uma forma de integrar os ciclos da natureza à lógica de produção e acumulação capitalista.

Essa transformação exige políticas públicas robustas, investimentos em tecnologias limpas e um comprometimento da iniciativa privada. É crucial que o setor financeiro reconheça o valor intrínseco de práticas sustentáveis e esteja disposto a investir em inovações que alinhem rentabilidade e responsabilidade ambiental.

Incentivos fiscais, normas rigorosas de emissão e a criação de mercados de créditos de carbono são ferramentas que podem estimular a transição para uma economia mais verde. Essas medidas, quando bem implementadas, criam um ambiente de negócios onde a sustentabilidade é, além de ética, uma agenda economicamente vantajosa.

TRANSIÇÃO PARA ENERGIA LIMPA E SUAS POLÍTICAS DE MÉDIO E LONGO PRAZO

A substituição de fontes de energia fósseis por alternativas mais limpas é um dos pilares na luta contra as mudanças climáticas. Para isso, é imprescindível estabelecer políticas de médio e longo prazo que incentivem essa transição. Planos nacionais e internacionais devem estabelecer metas ambiciosas, porém realizáveis, para a implementação de energias renováveis, a como solar, a eólica e a hidrelétrica.

Esse tipo de mudança não acontecerá da noite para o dia. A infraestrutura atual, altamente dependente de combustíveis fósseis, exige investimentos substanciais e planejamento cuidadoso para uma transformação eficaz. É vital que os governos forneçam uma diretriz clara e estável para que as empresas possam se adaptar sem receio de inconstâncias políticas.

A sociedade civil também tem papel nesse processo, tanto como consumidora de energia quanto como eleitora. A pressão popular pode ser um catalisador eficaz para políticas de energia mais sustentáveis. Movimentos sociais e organizações da sociedade civil são fundamentais para manter essa questão na agenda política e garantir que as metas sejam cumpridas.

PAPEL DAS GRANDES CORPORAÇÕES ALIMENTARES E DO AGRONEGÓCIO NA SUSTENTABILIDADE

O setor alimentar e o agronegócio são potenciais vilões ou heróis quando se trata de sustentabilidade. Por um lado, práticas insustentáveis nesses setores contribuem significativamente para a degradação ambiental e as mudanças climáticas. Por outro, a capacidade desses setores para instituir mudanças significativas é imensa. Eles têm o potencial não apenas de reduzir seu próprio impacto, como também de influenciar toda a cadeia de produção.

Certificações de sustentabilidade, adoção de práticas agrícolas mais conscientes e o combate ao desmatamento são apenas algumas das estratégias que essas corporações podem empregar. Tudo isso deve ser parte de um sistema que visa à transparência completa, de modo que os consumidores possam fazer escolhas bem informados.

A transição para práticas mais sustentáveis não é apenas um imperativo ético para essas empresas, mas também uma estratégia de negócios prudente. Cada vez mais, consumidores estão dispostos a pagar um prêmio por produtos social e ambientalmente responsáveis. Ignorar essa mudança no comportamento do consumidor pode ser financeiramente arriscado para as empresas a longo prazo.

IMPLICAÇÕES E RESPONSABILIDADES DO SETOR DA SAÚDE NAS ALTERAÇÕES CLIMÁTICAS

Por mais paradoxal que pareça, o setor da saúde é um grande responsável pela emissão de gases de efeito estufa. Essas emissões correspondem a aproximadamente 4,5% do total global. Se esse setor fosse um país, seria o quinto maior emissor do planeta.

As fontes dessas emissões são variadas e incluem: fornecimento de bens e serviços; transporte; uso de energia em sistemas de aquecimento, refrigeração e iluminação; geração e descarte de resíduos hospitalares; e uso de gases anestésicos. Estes são desafios que qualquer grande empresa enfrenta.

Por outro lado, o setor de saúde desempenha um papel significativo no combate às consequências das mudanças climáticas na saúde individual e coletiva. Do ponto de vista ético, ele tem a responsabilidade de liderar esforços para combater as mudanças climáticas, e isso começa pelo reconhecimento dessa realidade e pela implementação de projetos para reduzir suas próprias emissões. Embora não seja o foco deste capítulo, existem inúmeras iniciativas práticas que o setor de saúde pode e deve implementar.

Um exemplo notável vem de Portugal, que criou o Conselho Português para Saúde e Ambiente. Essa aliança já conta com 61 organizações de saúde e tem como objetivo garantir que as gerações atuais e futuras tenham direito a uma vida feliz e saudável em um planeta não ameaçado pelas mudanças climáticas e pela degradação ambiental.

EDUCAÇÃO E CONSCIENTIZAÇÃO POR MEIO DE MÍDIAS RESPONSÁVEIS

A mídia tem um poder tremendo para moldar a percepção pública, e esse poder deve ser utilizado de forma responsável, especialmente quando se trata de mudanças climáticas. Jornalismo de qualidade pode educar o público, desmistificar conceitos complexos e expor práticas insustentáveis, incentivando uma mudança de comportamento tanto em nível individual e coletivo.

Campanhas de informação e programas educativos em plataformas de mídia podem ter um impacto profundo na consciência pública. No entanto, isso deve ser feito com cuidado, para evitar sensacionalismo ou desinformação. A verificação rigorosa dos fatos e a consulta a especialistas são essenciais para manter a integridade das informações.

Além disso, a mídia deve estar atenta ao seu próprio impacto ambiental. Desde o consumo de energia em suas operações até a escolha de materiais sustentáveis para a produção e a distribuição, cada aspecto do processo de comunicação deve ser examinado à luz da sustentabilidade. Afinal, coerência entre a mensagem e a prática é o básico para a credibilidade e a eficácia da educação ambiental[8].

O PAPEL DO BRASIL

Sob a ótica dos princípios fundamentais e das considerações econômicas e políticas já discutidas, a questão se volta agora para a aplicação prática dessas diretrizes em contextos específicos. Nesse sentido, o Brasil surge como uma nação de importância crítica, não apenas devido à sua biodiversidade sem paralelo e à vastidão de suas florestas tropicais, como também por seu potencial de liderança em políticas ambientais sustentáveis.

O país tem uma oportunidade única de unir ética e ação, servindo como exemplo para o mundo e demonstrando como a solidariedade pode ser traduzida em políticas concretas e eficazes. Neste tópico, discutiremos o potencial do Brasil para liderar em questões de políticas ambientais sustentáveis, relacionando essas discussões com os princípios éticos, econômicos e políticos previamente estabelecidos e evidenciando como o país pode ser um palco para sua implementação prática.

A inserção do Brasil na luta global contra as mudanças climáticas é mais que desejável, é vital. Em razão de sua singularidade ambiental, o Brasil tem o poder e a responsabilidade de fazer a diferença, contribuindo significativamente para o equilíbrio ambiental global. Nesse sentido, pode se unir a outros países emergentes e desenvolvidos, demonstrando que é possível conciliar desenvolvimento econômico e sustentabilidade.

POTENCIAL DE LIDERANÇA EM POLÍTICAS AMBIENTAIS SUSTENTÁVEIS

O Brasil tem uma oportunidade única de se tornar líder em sustentabilidade. Com vastos (e até únicos) biomas, nosso país é fundamental para a manutenção do equilíbrio ecológico global. E isso não é apenas uma responsabilidade, mas também uma chance de ganhar proeminência e respeito no cenário internacional. Portanto, é imperativo que o país desenvolva políticas públicas e incentive práticas que estejam alinhadas com os princípios de responsabilidade intergeracional e direitos de preservação das outras espécies e do meio ambiente.

O Brasil tem uma posição única no cenário global, devido à sua rica biodiversidade e aos biomas singulares, como a Amazônia, o Pantanal e o Cerrado. Esses ecossistemas fazem do país um ator central na luta contra as mudanças climáticas, tanto por sua capacidade de absorção de carbono quanto por ser um *habitat* para uma vasta gama de espécies. Nesse contexto, o país tem a oportunidade de estabelecer um padrão global em políticas de sustentabilidade.

No entanto, a liderança em políticas ambientais sustentáveis exige mais do que apenas boas intenções. Requer planejamento estratégico, cooperação internacional e ação governamental coesa. O Brasil pode se beneficiar enormemente da criação de políticas que incentivem práticas sustentáveis em setores como agroindústria, energia e transporte, alinhando-se com os princípios éticos de responsabilidade intergeracional e preservação ambiental.

Para se tornar um líder efetivo, o Brasil precisa ir além da retórica e entrar na fase de implementação. Isso significa definir políticas e garantir que elas sejam executadas de maneira eficaz. Investir em educação e tecnologia pode fornecer as ferramentas necessárias para tornar essas políticas uma realidade, fechando o ciclo entre intenção e ação.

Inclusive, o Brasil é pressionado por outras nações, como no caso do European Green Deal[9]. Trata-se de uma iniciativa da União Europeia que visa atingir a neutralidade de carbono até 2050 e reduzir as emissões de carbono em 50% a 55% até 2030. O acordo tem implicações que vão além das fronteiras europeias, afetando diretamente o nosso país, que é um dos maiores emissores de carbono e um parceiro comercial significativo da União Europeia. O Green Deal tem como objetivos proteger os recursos naturais e impor padrões ambientais rigorosos, afetando setores como agricultura, indústria e comércio.

Programas como o Farm to Fork[10] visam tornar a agroindústria mais sustentável, enquanto mecanismos como o Carbon Border Adjustment Mechanism (CBAM)[11] impõem taxas de carbono sobre produtos importados que não atendem aos padrões da União Europeia. O Brasil enfrentará pressões significativas para adaptar suas políticas ambientais e práticas industriais para se alinhar aos padrões da União Europeia.

Em resumo, o European Green Deal não só reafirma o protagonismo "verde" da União Europeia, como também exerce influência considerável sobre a economia e a política ambiental do Brasil. Ele apresenta desafios, mas também oportunidades, para o Brasil fortalecer sua própria agenda de sustentabilidade.

Da mesma maneira, podemos citar a iniciativa do Reino Unido de lançar uma força-tarefa com 14 ações prioritárias para combater o desmatamento ilegal globalmente. Essa ação faz parte dos esforços do país para alcançar a neutralidade de emissões de carbono até 2050 e vem na esteira do European Green Deal. O Reino Unido pretende implementar um sistema de verificação para evitar a comercialização de *commodities* agrícolas provenientes de áreas de desmatamento ilegal.

Com o Brexit (saída do Reino Unido da União Europeia) efetivado, o Reino Unido busca exercer um novo protagonismo em temas globais, incluindo meio ambiente[12]. Essas iniciativas terão impactos diretos no Brasil, especialmente porque um estudo recente mostrou que cerca de 20% das exportações brasileiras de proteína e soja são provenientes de áreas desmatadas de forma ilegal. O Brasil, portanto, precisará adaptar suas práticas para continuar no comércio internacional com países como o Reino Unido e membros da União Europeia.

Além desses, outros países desenvolvidos, como Canadá, Japão e Coreia do Sul, podem seguir um caminho semelhante. Portanto, é imperativo para o Brasil repensar suas políticas públicas em relação ao meio ambiente e ao comércio internacional.

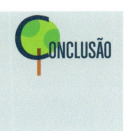

Desde a discussão sobre os princípios éticos que deveriam nos orientar até a economia verde e o papel particular do Brasil no cenário global, cada seção trabalha em harmonia para mostrar que a questão é multifacetada e requer uma abordagem integrada. Na conclusão, pretendemos sintetizar essas várias vertentes em um chamado coeso à ação, reafirmando a importância dos princípios éticos e delineando as perspectivas para um futuro mais sustentável. O objetivo é deixar o leitor bem informado e também inspirado e equipado para contribuir ativamente com esse esforço global.

No decorrer deste capítulo, além de discutirmos a gravidade das mudanças climáticas, acentuamos a importância de estabelecer uma ética robusta como fundamento para qualquer esforço significativo de mitigação e adaptação. A solidariedade, em escala individual coletiva, foi apresentada como o cerne dessa ética. Sem uma ética coesa e baseada na solidariedade, corremos o risco de realizar ações desconexas e ineficazes. Essa ética se expande para outros princípios que agregam complexidade e dimensão à nossa abordagem: responsabilidade intergeracional, respeito pelo meio ambiente e por outras espécies, e transparência.

Este não é o momento para apatia ou inação. As mudanças climáticas constituem uma ameaça que requer uma resposta global. A responsabilidade, nesse contexto, não pode ser segmentada entre diferentes setores da sociedade ou isolada dentro de fronteiras nacionais. Cada um de nós, seja como indivíduo, membro de uma comunidade, líder empresarial ou formulador de políticas, tem um papel a desempenhar. Nesse cenário, nações com poder e influência, como o Brasil, têm a responsabilidade adicional de liderar o caminho em direção a soluções sustentáveis. Essa é uma batalha que exige uma estratégia coletiva, abordada com seriedade e dedicação em todos os níveis da sociedade.

O futuro que estamos construindo hoje é o legado que deixaremos para as próximas gerações. E isso não é alarmismo, é uma realidade corroborada pela ciência e pela observação direta dos efeitos já em andamento. A boa notícia é que ainda temos alguma margem de manobra. As inovações tecnológicas estão nos oferecendo ferramentas para criar uma economia mais verde, que além de sustentável pode ser rentável e criar novas oportunidades de emprego. Entretanto, qualquer tentativa de mudança será ineficaz sem vontade política e social direcionada, que só pode ser alcançada com educação e conscientização contínuas. Temos uma janela de oportunidade, ainda que estreita, e precisamos agir agora para garantir um futuro habitável.

Por fim, é fundamental que a ética permeie todas as nossas decisões e ações voltadas para o enfrentamento das mudanças climáticas. A responsabilidade é coletiva e o tempo é um recurso que está se esgotando rapidamente. Ainda temos a oportunidade de traçar um curso mais sustentável para o nosso planeta, mas isso requer que cada um de nós, desde o cidadão comum até os líderes mundiais, estejamos comprometidos com um futuro mais sustentável e justo. Isso começa com o reconhecimento da urgência do problema e a disposição para agir de acordo.

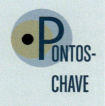

- A solidariedade está no cerne do desafio ético imposto pelas mudanças climáticas;
- Em uma visão bioética principialista, responsabilidade intergeracional, respeito pelo meio ambiente e por outras espécies e transparência agregam novas dimensões para abordagem das mudanças climáticas;
- O Brasil tem a responsabilidade de liderar o caminho em direção a soluções sustentáveis e adaptadas para o cenário atual.

REFERÊNCIAS BIBLIOGRÁFICAS

1. Morin E. É hora de mudarmos de via: as lições do coronavírus. Rio de Janeiro: Bertrand Brasil; 2020.
2. Brasil. Constituição da República Federativa do Brasil de 1988. Disponível em: http://www.planalto.gov.br/ccivil_03/constituicao/constituicao.htm. Acesso em: 7 fev 2024.

3. Organização das Nações Unidas para a Educação, a Ciência e a Cultura. Declaração universal sobre bioética e direitos humanos. Disponível em: https://unesdoc.unesco.org/ark:/48223/pf0000146180_por. Acesso em: 7 fev 2024.

4. Papa Francisco. Por uma cultura do encontro. Meditações matutinas na Santa Missa Celebrada na Capela da Casa Santa Marta. L'Osservatore Romano. 2016;37.

5. Beauchamp TL, Childress JF. Principles of biomedical ethics. 5. ed. Oxford: Oxford University Press; 2001.

6. Foster A, Cole J, Petrikova I, et al. In: Myers S, Frumkin H, (eds.). Planetary health: protecting nature to protect ourselves. Washington: Island Press; 2020.

7. Hawken P. Regeneration: ending the climate crisis in one generation. New York: Penguin Books; 2021.

8. Jungues JR. (Bio)ética ambiental. São Leopoldo: Unisinos; 2004.

9. European Commission. European Green Deal. Brussels: European Commission; 2019.

10. European Commission. Farm to fork strategy. Brussels: European Commission; 2021.

11. European Commission. Carbon border adjustment mechanism. Brussels: European Commission; 2021.

12. Agence France-Presse. Reino Unido quer proibir produtos originados de desmatamento ilegal. Exame. 2020;20:54.

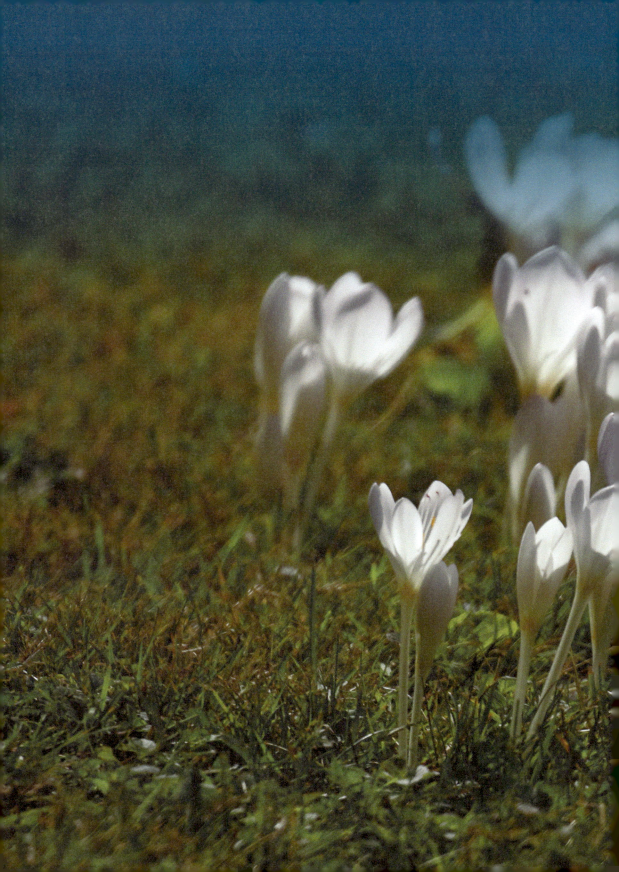

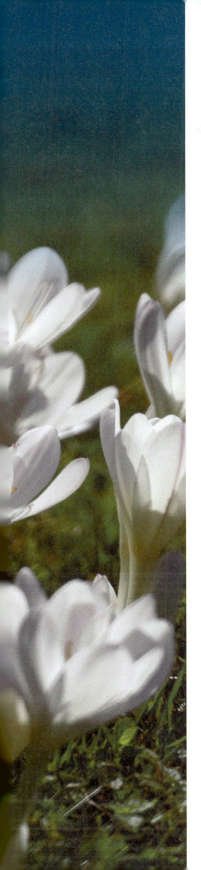
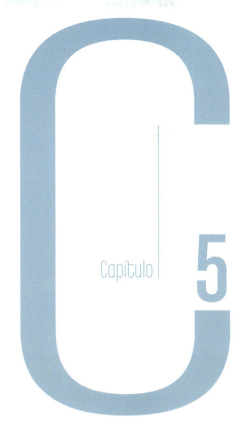

Capítulo 5

Impacto dos Serviços de Saúde nas Mudanças Climáticas

Nelzair Araújo Vianna

Vital Ribeiro

INTRODUÇÃO

As mudanças climáticas representam uma ameaça para a saúde humana no século 21[1]. O padrão demográfico, o desenvolvimento tecnológico e a forma de consumo têm impactado o planeta em escala sem precedentes, excedendo sua capacidade de fornecer recursos naturais para absorver resíduos e manter estáveis suas condições biofísicas. Essa mesma tecnologia que impacta o ambiente, de forma paradoxal, tem feito a civilização humana florescer. Conforme registrado pelas principais métricas, a saúde humana tem melhores indicadores hoje do que em qualquer outro momento da História. A expectativa de vida aumentou de 47 anos, em 1950-1955, para 69 anos, em 2005-2010. As taxas de mortalidade em crianças menores de 5 anos de idade, em todo o mundo, diminuíram substancialmente de 214:1.000 nascidos vivos, em 1950-1955, para 59:1.000, em 2005-2010[2].

Os seres humanos têm sido extremamente bem-sucedidos, realizando uma "grande fuga" da privação extrema nos últimos 250 anos. O número total de pessoas que vivem na pobreza extrema caiu 0,7 bilhões nos últimos 30 anos, apesar de ter havido um aumento na população total dos países pobres de cerca de 2 bilhão.

A desigualdade social e econômica em países pobres tem deixado uma parte da população mais vulnerável aos efeitos das mudanças climáticas, embora seu impacto em termos de degradação seja menor. Essa fuga da pobreza, de acordo com esses índices gerais, foi acompanhada por avanços em saúde pública, assistência médica, educação, legislação de direitos humanos e desenvolvimento tecnológico, os quais trouxeram grandes benefícios para a humanidade, ainda que de forma desigual.

Agora, com a crise climática, tem se observado efeitos substanciais para a saúde devido à destruição dos sistemas naturais, que são o suporte de vida da natureza no futuro.

As mudanças no meio ambiente, incluindo alterações climáticas, acidificação dos oceanos, degradação da terra, fertilização do solo, escassez de água, poluição do ar, alteração na camada de ozônio e a perda de biodiversidade[3], têm representado sérios desafios para os ganhos de saúde global das últimas décadas, e provavelmente se tornarão cada vez mais dominantes durante a segunda metade deste século. Devido à repercussão das atividades humanas interferindo nos diferentes modos de vida do planeta, essa era tem sido caracterizada como Antropoceno[2].

Considerando que os recursos naturais são responsáveis pelo equilíbrio biofísico do planeta, surge um novo modelo de economia chamado *"Donut"*[3], também conhecido como "modelo da rosquinha", focado em uma economia circular que tem sido a nova bússola para o desenvolvimento econômico no século 21. Esse modelo é baseado na prosperidade econômica, e não centrado exclusivamente no crescimento infinito do produto interno bruto (PIB). Utiliza como analogia o crescimento natural como um parâmetro para o crescimento econômico, visto que na natureza o crescimento é esperado até um determinado ponto de equilíbrio. De maneira ilustrativa, pode ser observado o crescimento de árvores na floresta ou de um ser humano: ambos nascem, crescem e se estabilizam em um certo ponto. Jamais crescem indefinidamente. Assim, diante dos impactos do Antropoceno, a economia *"Donut"* surge para pensar um novo modelo econômico que discute a circularidade, o ciclo de vida dos produtos, considerando o equilíbrio entre o teto ecológico e as lacunas das bases sociais, a partir dos limites planetários.

O impacto das mudanças climáticas na saúde humana é uma preocupação crescente em todos os setores, pois não é possível ter saúde em um planeta doente. Os efeitos na saúde são observados de forma direta e indireta[5] e representam um desafio significativo para os sistemas de saúde em todo o mundo. Fatores sociais, econômicos e demográficos interferem para a magnitude desses efeitos, que fazem com que populações mais vulneráveis sejam consequentemente mais afetadas. Portanto, a degradação ambiental tem alterado as condições biofísicas do planeta, o que leva a doenças provocadas por ondas de calor, poluição do ar, contaminação ou escassez de água, insegurança alimentar, vetores e eventos extremos[4]. Ondas de calor são uma consequência da elevação das temperaturas médias que pode levar ao aumento de doenças relacionadas ao calor, como insolação, exaustão e complicações de saúde em pessoas com doenças crônicas. O calor extremo também pode piorar problemas respiratórios, cardiovasculares e renais.

Doenças transmitidas por vetores têm tido sua dinâmica de ocorrência alterada em virtude das mudanças nas temperaturas e nos padrões de precipitação, que podem afetar a distribuição e a atividade de vetores como mosquitos e carrapatos, responsáveis pela transmissão de doenças como malária, dengue, Zika e Chikungunya. O aumento das áreas propícias à proliferação desses vetores pode elevar o risco de surtos dessas doenças em diversas regiões do planeta.

As mudanças climáticas podem agravar a poluição do ar, aumentando os níveis de ozônio e partículas finas. Isso pode agravar doenças respiratórias, como bronquite crônica e asma, além de contribuir para o desenvolvimento de doenças cardiovasculares. Além disso, incêndios florestais mais frequentes e intensos, muitas vezes relacionados ao clima, podem liberar no ar poluentes prejudiciais à saúde.

Eventos climáticos extremos, como tempestades, enchentes, furacões e secas, podem causar mortes diretas, ferimentos e deslocamentos em massa. Também podem prejudicar infraestruturas de saúde, interromper o acesso aos cuidados médicos e aumentar os riscos de doenças infecciosas.

A insegurança alimentar e a desnutrição são afetadas pelas mudanças nos padrões de precipitação e temperatura, que podem alterar a produção agrícola e a disponibilidade de alimentos. Os efeitos do carbono na vegetação podem levar à perda do valor nutricional dos alimentos, reduzindo o teor proteico e de vitaminas do complexo B. Desnutrição e deficiências nutricionais afetam especialmente as populações mais vulneráveis.

Mudanças nos padrões climáticos podem criar condições mais propícias para a propagação de doenças infecciosas, como aquelas transmitidas por água e alimentos, levando a surtos mais frequentes. Um exemplo clássico é a migração de vetores de zonas tropicais para regiões de clima temperado.

Sobre o impacto na saúde mental, estudos têm evidenciado que eventos climáticos extremos e seus efeitos associados, como desastres naturais e deslocamentos, podem ter impacto significativo na saúde mental das pessoas, levando a aumento de estresse, ansiedade e depressão. Além dos impactos diretos, as mudanças climáticas podem desencadear impactos indiretos, como migrações em massa, conflitos sobre recursos naturais escassos e desestabilização social, culminando em efeitos adversos na saúde mental e física das populações afetadas.

Embora sejam necessárias melhores evidências para sustentar políticas mais apropriadas do que as disponíveis atualmente, isso não deve ser usado como desculpa para a inação. É imperativo[5] vincular ações para reduzir os danos ambientais com melhores resultados de saúde para as nações em todos os níveis de desenvolvimento econômico.

PAPEL DOS SERVIÇOS DE SAÚDE

As instalações de saúde são a primeira e última linha de defesa aos impactos das alterações climáticas, uma vez que podem ser responsáveis por grandes emissões de gases de efeito estufa (GEE), além de fornecerem os serviços e cuidados necessários às pessoas prejudicadas por condições extremas de clima e outros perigos de longo prazo. As instalações de saúde também podem produzir grandes quantidades de resíduos e contaminação ambiental (GEE e outros contaminantes), os quais podem ser infecciosos, tóxicos ou radioativos, representando, portanto, uma ameaça à saúde de indivíduos e comunidades[6].

A Organização Mundial da Saúde (OMS) pauta a sua agenda para a construção de sistemas de saúde resilientes às alterações climáticas, centrando-se nas instalações de cuidados de saúde e adotando medidas que preservem sua sustentabilidade ambiental[7].

Diversas organizações têm se engajado no processo de grande transição, que é uma mudança profunda, rápida e estrutural na forma como vivemos a fim de otimizar a saúde e o bem-estar de todas as pessoas e do planeta[8]. De acordo com agendas internacionais estabelecidas pelas Nações Unidas, as ações intersetoriais são fundamentais para o alcance das metas relacionadas aos objetivos de desenvolvimento sustentável[9]. Uma iniciativa internacional denominada "Race to Zero", com a participação da Convenção-Quadro das Nações Unidas sobre a Mudança do Clima (UNFCC), tem estabelecido um compromisso organizacional com meta de redução das emissões em 50% até 2030 e zero até 2050. A articulação dos governos nacionais, regionais e locais, bem como do setor privado e de organizações não governamentais, tem sido estimulada pelas agendas globais no sentido de firmar parcerias para a tomada de decisão[10].

Segundo o National Health Service (NHS) do Reino Unido[11], que há muito tempo é líder no acompanhamento das suas próprias emissões de carbono e segue a sua estratégia pioneira de 2020, "fornecer um serviço de saúde carbono zero", mais de 50 países comprometeram-se a alcançar sistemas de saúde sustentáveis com baixo teor de carbono a partir de uma nova iniciativa da OMS na reunião COP26, em novembro de 2021[7].

A rota para a descarbonização preconiza três caminhos: descarbonizar a assistência à saúde, instalações e operações; descarbonizar a cadeia de suprimentos da assistência à saúde; e acelerar a descarbonização da economia e de toda a sociedade. Considera, ainda, algumas ações de alto impacto para essa rota, como a utilização de energia 100% limpa nos serviços de cuidado à saúde; o investimento em infraestrutura e edifícios com zero emissão; a transição para viagens e transportes sustentáveis; a manutenção de alimentação saudável, apoiando a agricultura sustentável e climaticamente resiliente os incentivos e a produção de medicamentos de baixo carbono; e a implementação de assistência à saúde circular com gestão sustentável dos resíduos de serviços de saúde, estabelecendo sistemas mais efetivos[12].

Os serviços de saúde contribuem com a emissão de GEE de tal forma que, se fossem comparados a um país, seriam o quinto maior produtor mundial. Uma das estratégias para a grande transição tem sido evidenciada pela iniciativa de hospitais verdes e saudáveis, visto que os sistemas de saúde desempenham um papel considerável no combate às alterações climáticas. Uma análise recente calculou a pegada de carbono global dos cuidados de saúde como equivalente a 2 a 2,4 Gt de carbono, cerca de 4% a 5% do total das emissões globais. O foco está frequentemente na redução das emissões nos países de alta renda e na adaptação daqueles de baixa e média renda.

Poucos países de baixa e média renda são incluídos em estudos sobre emissões de carbono provenientes dos cuidados de saúde. Esse desequilíbrio é compreensível, haja vista maior contribuição relativa para as emissões de GEE dos sistemas de saúde nos países de rendimento elevado e o fardo desproporcional dos impactos das alterações climáticas nos países de baixa e média renda[13]. No entanto, os cuidados de saúde nos países de baixa e média renda são atividades que emitem intensa carga de carbono e que provavelmente crescerão com o cumprimento dos compromissos para a agenda 2030 de desenvolvimento sustentável.

Para enfrentar os desafios de combate às mudanças climáticas, é essencial adotar estratégias de adaptação e mitigação dos GEE, bem como fortalecer os sistemas de saúde para lidar com os impactos crescentes. Isso inclui a promoção de práticas sustentáveis, investimentos em infraestrutura de saúde resiliente ao clima, educação pública sobre os riscos à saúde e ações coordenadas em nível global para reduzir as emissões de GEE e limitar o aquecimento global.

A trajetória de descarbonização[12] enfrenta uma crise de desigualdades com muitos desafios. Os protocolos internacionais[9] têm estabelecido metas, mas em diferentes partes do mundo isso tem sido implementado ainda de maneira desigual. Existe uma necessidade de todos os sistemas de saúde agirem vinculando processos de descarbonização e justiça climática[13]. O cumprimento das agendas preconizadas pelas organizações deve considerar diversas abordagens e prazos para diferentes países, mas todos devem estar próximos de emissão zero até 2050.

Ações envolvendo o setor saúde têm sido lideradas pela iniciativa internacional Saúde sem Danos[14], que trabalha em estreita colaboração com hospitais, clínicas, profissionais de saúde, governos e outras partes interessadas para promover a adoção de práticas mais ecológicas e seguras no setor de saúde. O Projeto Hospitais Saudáveis (PHS)[15] é uma associação sem fins lucrativos que se dedica a transformar o setor saúde em um exemplo para toda a sociedade no que se refere à proteção ao meio ambiente e à saúde do trabalhador, do paciente e da população em geral. Reúne organizações de saúde dedicadas a reduzir sua pegada ecológica e promover a saúde ambiental, tendo mais de 1.733 membros em 81 países, que representam mais de 68.000 hospitais e unidades de saúde em todo o mundo. Algumas das principais áreas de atuação da organização incluem:

- **Redução de substâncias tóxicas:** promove a redução do uso de produtos químicos perigosos e resíduos farmacêuticos nos hospitais e sistemas de saúde. Isso não apenas protege os pacientes e os trabalhadores de saúde, como também reduz o impacto ambiental dessas substâncias;
- **Eficiência energética e energias renováveis:** incentiva a eficiência energética e a transição para fontes de energia renovável nos hospitais e instalações de saúde. Isso reduz os custos operacionais e ajuda a diminuir as emissões de GEE;
- **Gestão de resíduos:** promove práticas de gestão de resíduos mais sustentáveis, incentivando a reciclagem, a compostagem e a redução do desperdício em hospitais e clínicas;

- **Compra sustentável:** ajuda os sistemas de saúde a fazerem compras mais sustentáveis, escolhendo produtos e materiais são menos prejudiciais ao meio ambiente e à saúde humana;
- **Educação e sensibilização:** oferece recursos educacionais e realiza campanhas de conscientização para profissionais de saúde e o público em geral sobre os benefícios da saúde sustentável.

A agenda global de hospitais verdes e saudáveis (PHS) foi lançada em 2011. É uma diretriz para que hospitais e sistemas de saúde em todo o mundo possam operar de modo mais sustentável visando à saúde ambiental e ao fortalecimento dos sistemas de saúde em nível global.

O PHS lançou o desafio "A Saúde pelo Clima", que é baseado em três pilares: liderança, resiliência e mitigação. A proposta é educar equipes de saúde e o público em geral por meio de políticas de proteção à saúde pública frente às mudanças climáticas e prepará-los para os impactos do clima extremo e a alteração na carga de doenças, o que favorece a redução da própria pegada de carbono do setor saúde. Em suma, a atuação do PHS está focada nos aspectos de ação climática na saúde, eficiência energética, compras sustentáveis e resíduos de serviços de saúde.

A realização de compras sustentáveis na saúde[15] é um dos exemplos que o PHS tem estimulado, como compra de produtos menos tóxicos e mais seguros ao meio ambiente e às pessoas [livres de bisfenol A (BPA), compostos à base de bromo e cloro, ftalatos, policloreto de vinila (PVC), bioacumulativos e tóxicos retardantes de chama não halogenados, metais (mercúrio, chumbo, cádmio etc.)] e aquisição de produtos e serviços com menor pegada de carbono

Outras ações incluem investimento em instalações e infraestruturas de emissões zero; adoção de medidas de eficiência energética e eletricidade 100% limpa e renovável (iluminação LED, equipamentos com menor pegada de carbono); consumo de alimentos saudáveis cultivados de forma sustentável, apoiando uma agricultura resiliente às mudanças climáticas; transição para transportes e viagens sustentáveis e de emissões zero; estímulo a serviços de saúde circulares e com gestão sustentável dos resíduos decorrentes da atividade; e atenção ao atendimento dos direitos humanos.

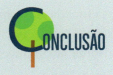

Conclusão

A ação climática envolvendo as diversas partes interessadas é imperativa para a descarbonização bem-sucedida do sistema de saúde, o que exigirá também um adequado monitoramento das fontes emissoras por meio da adesão do setor às iniciativas propostas pela organização Saúde sem Danos, que deverá produzir relatórios nacionais de forma padronizada e sistemática para acompanhamento do desempenho, levando em conta as emissões GEE. Nesse sentido, as ações propostas pelo PHS poderão acelerar a grande transição para um futuro sustentável. Isso facilitará a produção de métricas transparentes e padronizadas para apoiar as políticas públicas do setor. A conscientização depende, ainda, de ampla divulgação dos protocolos estabelecidos pelas agendas internacionais e de investimentos em capacitação profissional dos trabalhadores do setor saúde.

De acordo com o juramento de Hipócrates, "primeiro não fazer mal". E, sendo o setor de saúde o ponto de início e fim das questões relacionadas às mudanças climáticas, é necessário introduzir esse conhecimento em disciplinas de graduação a fim de preparar os profissionais nos processos de mitigação e adaptação da crise climática. Os futuros profissionais deverão estar aptos a reconhecer os desfechos de saúde relacionados a uma crise climática, bem como participar do processo de mitigação, contribuindo para a redução das fontes emissoras em sua tomada de decisão. Quando um profissional decide por uma conduta clínica, ele inicia uma cadeia de consumo que precisa ser contabilizada.

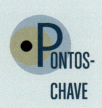

Pontos-chave

- Enfrentar a crise climática como uma ameaça à saúde maior do que a COVID-19;
- Alcançar a descarbonização com o objetivo de ampliar a equidade em saúde e a justiça climática entre as nações;
- Transformar-se e, ao fazê-lo, contribuir para a transição energética e para uma transformação social mais ampla visando alcançar o carbono zero.

REFERÊNCIAS BIBLIOGRÁFICAS

1. Watts N, Amann M, Arnell N, Ayeb-Karlsson S, Belesova K, Berry H et al. The 2018 report of the Lancet Countdown on health and climate change: shaping the health of nations for centuries to come. Lancet. 2018;392:2479-514.

2. Whitmee S, Haines A., Beyrer C., Boltz F, Capon AG, de Souza Dias BF, et al. Safeguarding human health in the Anthropocene epoch: report of The Rockefeller Foundation–Lancet Commission on planetary health. Lancet. 2015; 386:1973-2028.

3. Raworth K. A Doughnut for the Anthropocene: humanity's compass in the 21st century. Lancet Planet Health. 2017;1(2):e48-9.

4. Haines, A, Ebie K. The imperative for climate action to protect health. N Engl J Med. 2019;380:263-73.

5. Haines A, Amann M, Borgford-Parnell N, Leonard S, Kuylenstierna J, Shindell D. Short-lived climate pollutant mitigation and the Sustainable Development Goals. Nat Clim Chang. 2017;7:863-9.

6. World Health Organization. Guidance for climate-resilient and environmentally sustainable health care facilities. Disponível em: https://www.paho.org/en/documents/who-guidance-climate-resilient-and-environmentally-sustainable-health-care-facilities. Acesso em: 11 jul 2024.

7. World Health Organization. Countries commit to develop climate-smart health care at COP26 UN climate conference. Disponível em: https://www.who.int/news/item/09-11-2021-countries-commit-to-develop-climate-smart-health-care-at-cop26-un-climate-conference. Acesso em: 11 jul 2024.

8. Planetary Health Alliance. São Paulo Declaration. Disponível em: https://www.planetaryhealthalliance.org/sao-paulo-declaration. Acesso em: 11 jul 2024.

9. Intergovernmental Panel on Climate Change. Sixth assessment report. Disponível em: https://www.ipcc.ch/assessment-report/ar6/. Acesso em: 4 abr 2022.

10. Watts N, Amann M, Arnell N, Ayeb-Karlsson S, Beagley J, Belesova K, et al. The 2020 report of the Lancet Countdown on health and climate change: responding to converging crises. Lancet. 2021;397:129-70.

11. NHS England. Delivering a 'net zero' national health service. Disponível em: https://www.england.nhs.uk/greenernhs/wp-content/uploads/sites/51/2020/10/delivering-a-net-zero-national-health-service.pdf. Acesso em: 11 jul 2024.

12. Hospitales que curan el planeta 2020. Red Global de Hospitales Verdes y Saludables. Disponível em: https://hospitalesporlasaludambiental.org/informe-2020. Acesso em 18 ago 2023.

13. Singh H, Eckelman M, Berwick DM, Sherman JD. Mandatory reporting of emissions to achieve net-zero health care. N Engl J Med. 2022;387(26):2469-76.

14. Rasheed F N, Baddley J, Prabhakaran P, De Barros EF, Reddy KS, Vianna NA, et al. Decarbonising healthcare in low and middle income countries: potential pathways to net zero emissions. BMJ. 2021;375:n1284 doi:10.1136/bmj.n1284

15. Salud sin Daño. Hoja de ruta global para la descarbonización del sector de la salud. Disponível em: https://accionclimaticaensalud.org/sites/default/files/2021-10/hojaderuta.pdf. Acesso em 18 ago 2023.

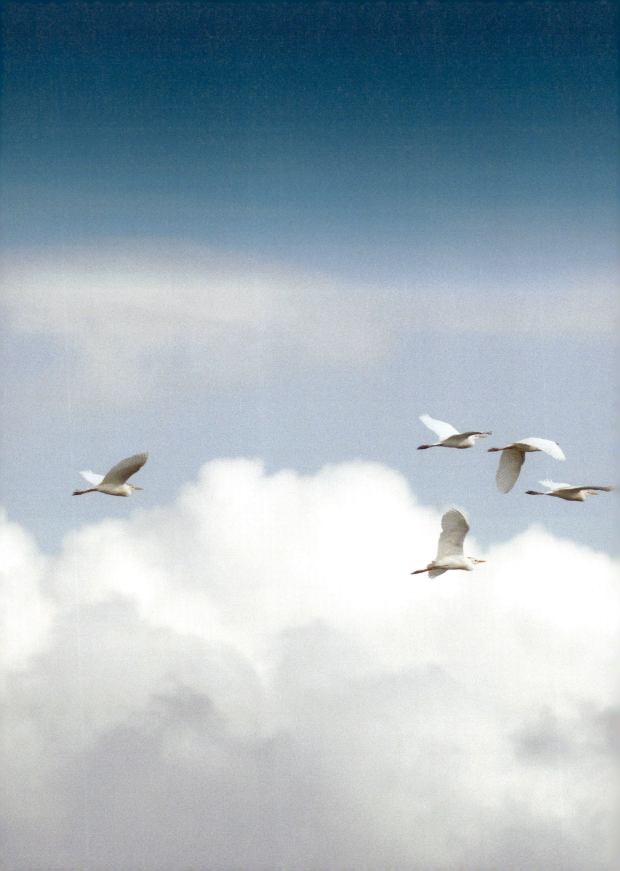

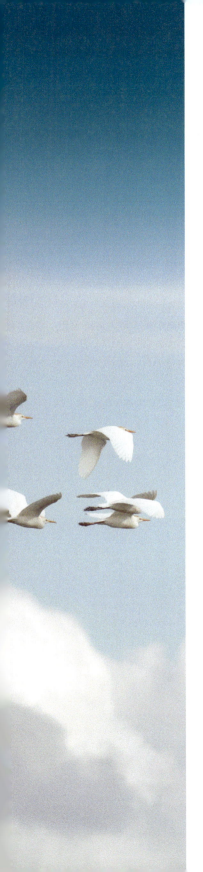
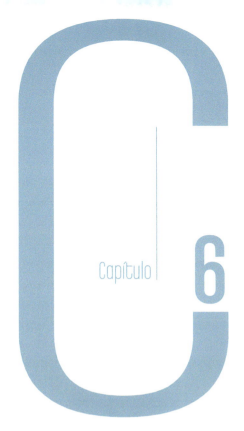

Capítulo | 6

Catástrofes Climáticas:
da Emergência à Reabilitação

Rita Lacerda Aquarone

Dulce Pereira de Brito

Luiz Gustavo Vala Zoldan

INTRODUÇÃO

Este capítulo apresenta como as catástrofes climáticas afetam a saúde humana, como fazer avaliação, triagem e atendimento das vítimas na cena da emergência e como se dão a recuperação e a reabilitação física e mental após o evento.

Catástrofes são graves interrupções do funcionamento de uma comunidade ou sociedade, em qualquer escala, devido a: (1) eventos perigosos (processo, fenômeno ou atividade que possam causar perda de vidas, ferimentos ou outros impactos na saúde, danos materiais e sociais, perturbações econômicas ou degradação ambiental), como tempestades, inundações, vendavais, furacões e grandes secas (Figura 6.1), interagindo com (2) condições prévias de exposição de pessoas e bens a riscos ambientais, como uso desordenado do

Hazard clusters (Perigos agrupados)			
Metereológico e hidrológico	Extraterrestre	Geológico	Ambiental
Ciclones (furação & tufões)	Asteroides	Terremoto	Perda de biodiversidade
Secas	Meteoros	Vulcões	Salinização do solo
Inundações	Explosões solares	Tsunamis	Perda do gelo marinho e do pergelissolo (*permafrost*)
Ondas de calor		Fomação de crateras	Incêndios florestais
Tornados		Deslizamentos de terra	

▲**Figura 6.1** Traduzido de International Science Council – Estratégia Internacional das Nações Unidas para a Redução de Desastres (UNDRR, 2020)2. Hazard Definition and Classification Report.

solo, urbanização não planejada, adensamento populacional e degradação ambiental; (3) vulnerabilidades (condições determinadas por aspectos físicos, sociais, econômicos e ambientais que aumentam a susceptibilidade de um indivíduo, uma comunidade, ativos ou sistemas aos impactos dos perigos), como pobreza e condições de moradia; e (4) capacidade de resposta (poder antecipar, resistir ou solucionar os impactos do desastre) e de adaptação (tanto no plano individual quanto das pequenas comunidades ou do Estado), como infraestrutura local, acesso a recursos e serviços, políticas públicas e governança eficientes, idade, condições de saúde preexistentes, levando a perdas e impactos humanos, materiais, econômicos e ambientais[1].

Químico	Biológico	Tecnológico	Social
Químicos tóxicos	Organismos patogênicos	Falhas de telecomunicação de transporte	Violência
	Toxinas	Falhas da infraestrutura nuclear	Conflitos
	Substâncias bioativas	Falhas de infraestrutura elétrica, água e saúde	
	Bactérias	Ataques cibernéticos	
	Vírus	Falência do sistema financeiro	
	Parasitas		

As catástrofes climáticas são divididas, tradicionalmente, em desastres de início rápido, como tufões, terremotos e inundações repentinas, e de início lento, como secas, salinização do solo, intrusão ou desertificação, em que os impactos se manifestam ao longo de meses ou anos. Também podem ser classificadas como extensivas ou intensivas, relacionadas a eventos de grande escala, normalmente afetando grandes cidades ou áreas densamente povoadas[2].

As catástrofes climáticas não afetam todas as pessoas de forma igual. A maneira como os quatro elementos descritos anteriormente (eventos perigosos, condições prévias de exposição a riscos ambientais, vulnerabilidades sobrepostas e capacidades de resposta e adaptação) interagem (Figura 6.2) e incidem sobre algumas comunidades específicas, faz com que os impactos dos eventos climáticos extremos na saúde humana sejam distribuídos de forma desigual, dependendo dos determinantes sociais, como *status* socioeconômico, escolaridade, acesso à saúde, políticas públicas e infraestrutura local, bem como de aspectos demográficos, como idade, gênero e raça (Figura 6.3).

Assim, as pessoas que já enfrentam os maiores encargos são também as que sofrem maiores riscos à saúde decorrente de um desastre climático, como comunidades de baixa renda, pessoas com baixa escolaridade, crianças (especialmente abaixo dos 5 anos de idade),

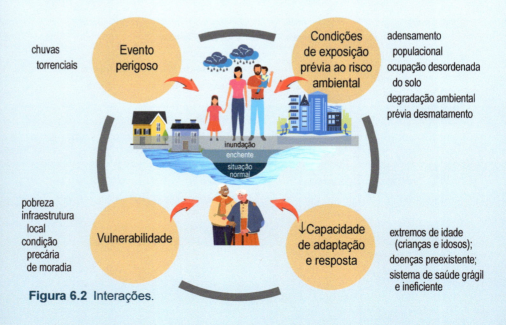

Figura 6.2 Interações.

126 Natureza, Clima e Saúde Pública

idosos (principalmente acima dos 65 anos), população preta e parda, povos indígenas e demais pessoas vítimas de discriminação, em parte, porque são frequentemente excluídas dos processos de planejamento e, portanto, têm menor capacidade de resposta frente aos riscos.

Se as tendências atuais se mantiverem, o número de catástrofes climáticas por ano em todo mundo deve aumentar, elevando, consequentemente, o número de mortes e danos físicos, traumas, doenças respiratórias, cardiovasculares, diarreicas e outras, assim como os danos à saúde mental[3], motivo pelo qual todos os sistemas, incluindo os de saúde, devem ser preparados para aumentar sua capacidade de resposta nos cenários de emergência climática e na gestão das suas consequências.

Segundo o *United Nations Office for Disaster Risk Reduction* (UNDRR)[1], se nada for feito, estima-se que teremos mais de uma catástrofe climática por dia no mundo, elevando os custos humanos e econômicos consequentes a patamares tão altos que se aproximarão de um ponto em que a magnitude dessas catástrofes ultrapassará potencialmente as capacidades de resiliência, adaptação e resposta. Isso torna-se mais claro quando colocamos nessa equação o efeito sistêmico de uma catástrofe climática, entendendo que os perigos de desastre são interdependentes e podem gerar um efeito cascata. Daí depreende-se que as catástrofes climáticas:

- Têm efeitos imediatos e diretos, assim como efeitos de longo prazo indiretos;
- São sistêmicas, isto é, ameaçam nossos sistemas físico, mental, social, ambiental, econômico e financeiro;
- São distribuídas de forma desigual (quanto maiores a pobreza e outras vulnerabilidades e menor a capacidade de resiliência, adaptação e resposta individual, comunitária e governamental, maiores os impactos e mais graves as perdas decorrentes;
- São interdependentes de outros perigos, os quais se combinam e aumentam a escala (gravidade) dos impactos em cascata;
- São uma das maiores, mais preocupantes e urgentes ameaças para a saúde humana; e
- Contribuem para o surgimento de agravos à saúde, seja pela ação direta dos agentes físicos, seja pelas transformações ambientais in-

CONTEXTO AMBIENTAL E INSTITUCIONAL
(riscos)

- Mudança no uso da terra
- Desmatamentos
- Produção agrícola e pecuária
- Mudanças no ecossistema
- Condições da infra-estrutura local

DRIVERS CLIMÁTICOS
(*impulsionadores*)
- Aumento das temperaturas
- Precipitações extremas (chuvas intensas, tempestades); secas
- Aumento do nível do mar
- Desastres climáticos extremos

CONSEQUÊNCIAS CLIMÁTICAS
(*vias de exposição*)
- Calor extremo e ondas de frio (ex. temperaturas de neve)
- Piora da qualidade do ar
- Diminuição da qualidade da água
- Redução do acesso aos alimentos (quantidade e qualidade
- Alterações dos agentes infecciosos
- Deslocamentos populacionais

RESULTADOS NA SAÚDE
(*impactos negativos*)
- Doenças relacionadas ao calor, às ondas de frio e à seca
- Doenças cardiovasculares e respiratórias
- Doenças causadas por vetor, água e alimentos
- Mortes e invalidez causados por deslizamentos das encontas e morros (colapso estrutural), afogamentos, politraumas
- Estresse & transtornos mentais

duzidas pelo clima ou pelas rupturas socioeconômicas provocadas pelos desastres.

Para a compreensão dos potenciais impactos de um evento climático extremo na linha do tempo da saúde-doença, citamos o exemplo dos efeitos imediatos e tardios das ondas de calor, dada a sua relevância. O Global Assessment Report on Disaster Risk Reduction (GAR)[1], em 2022, estimou que os eventos de temperatura extrema quase triplicarão no mundo se considerado o período compreendido entre o início dos anos 2000 e os anos 2030. Quanto maior o calor, maior o risco de morte nos grandes centros urbanos. Em São Paulo, por exemplo, a subida da temperatura ambiente de 25°C para mais de 30°C aumenta rapidamente o risco relativo de mortalidade de 1,0 para 1,6, assim como em Paris, onde o aumento

CONTEXTO SÓCIO DEMOGRÁFICO & COMPORTAMENTAL
(*vulnerabilidades, capacidade de resposta e adaptação*)

- Idosos acima de 65 anos
- Crianças abaixo de 5 anos
- Mulheres grávidas
- Raça/cor pretos e pardos
- Pobreza
- Condições de moradia & infraestrutura
- Educação
- Discriminação
- Acesso à saúde
- Infraestrutura da saúde pública
- Condições de saúde preexistentes.

Figura 6.3
Relação entre as mudanças climáticas, a exposição prévia aos perigos e fatores de risco, as vulnerabilidades, a capacidade de resposta e adaptação e o impacto (resultados negativos) na saúde humana.

da temperatura de 20°C para 30°C dobra o mesmo risco. Os grupos mais vulneráveis ao estresse térmico são idosos, crianças, gestantes, pessoas com doenças preexistentes e aquelas que moram nas ilhas de calor urbano. Entretanto, é importante atentar para o fato de que, durante as ondas de calor, os socorristas e serviços de saúde devem estar preparados para o aumento de atendimentos de emergência, internações hospitalares e mortes devido aos desafios à saúde física impostos pelo estresse térmico, como aumento das complicações cardiocirculatórias. Também devem estar preparados para o aumento do atendimento nos serviços de emergência pela descompensação de quadros psiquiátricos preexistentes e pelos maiores índices de violência doméstica, homicídios e suicídios. Um estudo norte-americano[4] mostrou que o aumento de 1°C a 6°C na temperatura ambiente poderia adicionar de 283 a 1.660 casos de suicídio nos Estados Unidos.

Ainda sobre os efeitos tardios das ondas de calor na saúde, estima-se que para cada grau Celsius de aumento da temperatura média, haja uma redução de aproximadamente 1% do abastecimento global de alimentos. As plantas crescem mais rápido em temperaturas elevadas e com mais carbono, tendo menos tempo para absorver nutrientes importantes para a saúde humana, principalmente zinco e ferro. A deficiência de zinco está fortemente relacionada a depressão[5] e psicose, e a deficiência de ferro tem sido associada ao transtorno bipolar[6]. Assim, a insegurança alimentar decorrente do aquecimento global pode gerar, especialmente nas crianças mais vulneráveis, pior desenvolvimento cognitivo e mais transtornos mentais.

Assim como as ondas de calor, a poluição atmosférica também representa um importante risco ambiental para a saúde física, aumentando a incidência de doenças respiratórias e cardiovasculares de forma imediata e tardia, também prejudicando a saúde mental da população em geral[7]. Embora ainda não seja bem compreendido como essa associação se concretiza, já se sabe que a exposição à poluição atmosférica está significativamente associada ao aumento de depressão, esquizofrenia, transtorno bipolar, transtorno de personalidade, agravamento de condições psiquiátricas e, até mesmo, comportamentos suicidas em crianças e adolescentes[8].

Por isso, nosso objetivo é evidenciar uma afirmação da American Psychiatry Association (APA), publicada em março de 2023: "as alterações climáticas representam uma ameaça significativa e crescente para a saúde pública em geral e para a saúde mental em particular"[9].

Quando ocorre um desastre climático, uma atuação imediata na cena da catástrofe se faz necessária para atendimento físico e de emergência psicológica para a posterior fase de reabilitação, com suporte adequado aos sobreviventes.

O ATENDIMENTO DE EMERGÊNCIA EM CATÁSTROFES

Uma boa avaliação e triagem começa na classificação da catástrofe. Classificar uma catástrofe não é algo simples, pois o número real de vítimas não é um método muito útil para determinar quão grande ou grave um desastre pode ser. A localização, a disponibilidade de recursos e a natureza das lesões têm maior impacto sobre a capacidade de lidar com as vítimas.

Cada forma de desastre tem características únicas que exigem necessidades e abordagens específicas, como eventos naturais (geofísico: terremotos, tsunamis, vulcões; relacionados com o clima: furacões, inundações, tempestades de neve); ou provocados pelo homem (unintencionais; acidentes de trabalho, colapso estrutural; intencionais: ataques terroristas)[10].

Triagem é o termo dado ao reconhecimento da situação e à seleção das vítimas por prioridades na cena da emergência. É um processo crítico para classificar vítimas de acordo com suas necessidades e potencialidades, e sua precisão é um dos principais determinantes dos resultados. A resposta a uma catástrofe de grandes proporções envolve muito mais do que cuidados médicos, mas o objetivo principal da resposta é o suporte à assistência médica de vítimas[11].

Para que atendimento adequado às vítimas, existem alguns princípios a serem seguidos, como: avaliar se há recursos disponíveis e suficientes para o atendimento de todos os afetados e, caso haja, distribuir as equipes de atendimento de acordo com as prioridades (inspeção de vias aéreas e coluna cervical; manutenção da respiração e ventilação; e circulação e controle hemorrágico). Se os recursos não forem suficientes, iniciar a triagem das vítimas pelo método triagem simples e tratamento rápido (START – *Simple Triage and Rapid Treatment*), um dos mais utilizados no Brasil e no mundo. Esse método contempla a avaliação das condições fisiológicas da vítima em três fatores: respiração, circulação sanguínea, e nível de consciência, por meio de um fluxograma que prioriza o atendimento por cores – vermelho para prioridade 1, amarelo para prioridade 2, verde para prioridade 3 e preto para prioridade 4. Entretanto, em alguns países que utilizam o fluxograma START para a classificação das vítimas de desastre, pode haver variação das cores na classificação de prioridades.

O atendimento de emergência começa com a identificação, classificação e triagem das vítimas. Para um atendimento eficaz, a classificação deve ser adequada para a catástrofe, podendo ser feita de acordo com a natureza das lesões (envenenamento, queimaduras, produto químico, radiação, trauma físico ou afogamentos). Outra maneira de classificação pode ser a extensão geográfica do evento e sua duração. O esquema de classificação mais útil e amplamente reconhecido baseia-se na extensão da resposta e nos recursos necessários para lidar com as consequências. No momento de resposta inicial e reorganização é necessário estabelecer um posto de comando, avaliar as necessidades e estabelecer procedimentos de segurança e de evacuação de vítimas. Na fase de compensação os esforços recaem sobre a busca e salvamento/recuperação das vítimas e sua distribuição aos hospitais, além de remoção de resíduos e atendimento hospitalar inicial.

No rescaldo imediato de um desastre, é imperativo estabilizar emocionalmente as vítimas. A intervenção psicológica de primeiros socorros ou primeiros cuidados psicológicos e é frequentemente utilizada, conforme delineado no manual da Organização Mundial da Saúde (OMS) sobre o assunto. Envolve ouvir ativamente as vítimas, oferecer informações claras sobre a situação e ajudá-las a se a reconectarem com entes queridos. Essa primeira intervenção é menos sobre "tratamento" e mais sobre estabelecer segurança, conexão e esperança, com preconização das seguintes ações[12]:

- **Escuta ativa:** é essencial estar presente e ouvir as vítimas, permitindo-lhes falar à vontade, mas sem pressionar para que compartilhem suas emoções. Estudos comportamentais mostram que o *debriefing*, isoladamente, não tem qualquer evidência para tratamento ou prevenção de transtorno do estresse pós-traumático (TEPT), de modo que pessoas devem se sentir livres para se manifestarem sobre o desastre e suas perdas;

- **Informação clara:** oferecer informações factuais sobre a situação, esclarecer rumores e fornecer orientações sobre os próximos passos. É relevante informar *status* atual de buscas, locais ou pessoas que estão oferecendo apoio e alternativas de solução para a crise atual;

- **Reconexão com pessoas próximas:** estimular vítimas a se conectarem com familiares ou amigos pode servir como rede de apoio imediato. Também é importante avaliar a existência dessa rede e possíveis lutos pela catástrofe;
- **Proteção e conforto:** garantir que as vítimas estejam em ambiente seguro e com conforto básico, o que inclui suprir necessidades básicas de alimentação, abrigo e higiene, além de afeto e empatia.

ATENDIMENTO TARDIO:
REABILITAÇÃO E RECUPERAÇÃO PÓS-CATÁSTROFE

Reabilitação diz respeito às ações desenvolvidas após uma catástrofe para restaurar os serviços mínimos e passar para uma recuperação de longo prazo. Incluem ações que facilitem um nível de estabilidade, avaliação dos danos e manutenção dos cuidados e dos apoios. A princípio, o atendimento às vítimas de uma catástrofe consiste sempre em preservar o máximo de vidas. Muitas vezes, as vítimas terão sequelas físicas e psicológicas que necessitarão de uma rápida e efetiva intervenção.

A reabilitação é um processo dinâmico, orientado para a saúde, que auxilia um indivíduo, nessa situação a atingir seu maior nível possível de funcionamento físico, mental, espiritual, social e econômico. O processo de reabilitação ajuda a pessoa a atingir uma aceitável qualidade de vida, com dignidade, autoestima e independência[13,14].

Após uma catástrofe, é importante pensar na última fase desse acontecimento. O encadeamento adequado das ações de triagem e intervenções realizadas repercutem diretamente na fase pós-incidente, onde se enquadram a recuperação e a reabilitação. Em inúmeros casos, muitas vítimas terão sequelas físicas e psicológicas que necessitarão de efetiva intervenção a curto, médio e longo prazo.

A reabilitação diz respeito às ações desenvolvidas após uma catástrofe para restaurar os serviços mínimos e passar para uma recuperação em longo prazo. Inclui ações facilitadoras de estabilidade e manutenção dos cuidados e apoios.

Assim, a recuperação tardia também engloba reconstrução de infraestrutura abalada, assistência médica hospitalar definitiva, análise crítica da resposta ao evento, restauração da comunidade e provisão de acompanhamento específico para saúde mental.

Pessoas que passaram pela experiência de desastres naturais relacionados ao clima correm maior risco de desenvolver sofrimento psicológico, diante da perda do lar, do ambiente, das estruturas sociais e dos entes queridos. Portanto, não é difícil entender por que após uma catástrofe é provável que as pessoas sofram mais danos mentais do que físicos, que podem se estender por meses ou anos após o evento. É o que acontece quando os tremores de um terremoto cessam, como em 2010 no Haiti. A destruição não se limitou apenas aos edifícios desmoronados e às estradas danificadas. A paisagem emocional da nação também foi gravemente afetada. A forma abrupta e devastadora com que os eventos naturais ocorrem, como o tsunami de 2004 no Oceano Índico, o ciclone Nargis em Mianmar em 2008 e as queimadas que atingiram o hemisfério norte devastando grandes áreas do Canadá, do Havaí, da Espanha e da Grécia, não só alteraram a infraestrutura e a saúde física das pessoas, como também de-

sencadearam ondas de traumas emocionais que podem perdurar por anos.

O horror vivenciado por aqueles que presenciaram a inundação de Nova Orleans pelo furacão Katrina, em 2005, vai além do evento em si. A visão das águas subindo, a perda de entes queridos e a destruição de lares causaram efeitos emocionais duradouros em muitos residentes. O terremoto e, tsunami de Fukushima em 2011, no Japão, não foram diferentes, resultando não apenas em devastação física, mas também em traumas psicológicos, incluindo TEPT, depressão e ansiedade prolongada.

No Brasil não tem sido diferente. O exemplo recente de Petrópolis, que em 2022 viu mais de 4 mil pessoas desabrigadas e 235 mortos após deslizamentos de terras ocasionados por chuvas intensas, cenário parecido com a tragédia no litoral de São Paulo em 2023, pode ter impactado negativamente a saúde física de centenas de pessoas e a saúde mental de milhares. As cidades de Ubatuba e São Sebastião foram as mais afetadas, com 65 mortos e mais de mil desabrigados, sendo que a comunidade da Vila do Sahy foi quase completamente varrida pelos deslizamentos de terra. Foi registrada uma quantidade recorde de chuvas no Brasil, totalizando 683 milímetros acumulados em 24 horas. E, ainda em 2023, presenciamos a formação de diversos ciclones no Sul do país, afetando fortemente a vida dos moradores de diversas cidades no estado do Rio Grande do Sul, desabrigados, desamparados e por vezes desesperançosos em relação à vida. Enquanto uns experimentam o desespero de enchentes, ciclones e deslizamentos, outros moradores em estados do Norte e Nordeste do Brasil vivenciam longas estiagens e secas dos rios, que causam a morte de milhares de peixes, importante fonte de alimentação e sustento de diversas comunidades que novamente precisam se reinventar para sobreviver. Até lá, os riscos de TEPT, alcoolismo, transtornos de ansiedade e depressão, alterações de comportamento em crianças e adolescentes, e sofrimento psíquico em idosos e demais vulneráveis rondam um grande contingente das pessoas vítimas diretas e indiretas dessas catástrofes climáticas.

O trauma imediato desencadeado por um desastre climático é quase palpável. Testemunhar a destruição de lares e a perda de entes queridos, ou ser diretamente impactado pelo evento pode resultar em respostas emocionais intensas. O medo (que pode se tornar constante), a ansiedade e o desespero são emoções frequentes nessas vítimas.

No entanto, é fundamental entender que os efeitos psicológicos não são apenas agudos, mas podem se estender ao longo do tempo. TEPT, depressão e ansiedade são diagnósticos frequentemente associados a esses eventos[15]. O TEPT, em particular, pode surgir em resposta à exposição direta a um evento traumático, de modo que o indivíduo revivencia o acontecimento por meio de *flashbacks*, pesadelos e reações intensas a gatilhos que o lembram do trauma.

Os traumas relacionados a desastres são únicos, pois geralmente afetam grandes populações de forma simultânea. Assim, a terapia em grupo pode ser particularmente eficaz. Sob a orientação de um terapeuta, os indivíduos podem compartilhar suas experiências, sentir-se validados em suas emoções e construir uma rede de suporte comunitário. Terapias baseadas em exposição, que ajudam os indivíduos a enfrentarem e reprocessarem suas memórias traumáticas, têm demonstrado eficácia no tratamento do TEPT após desastres[16]. Enquanto a terapia individual permite um espaço privado para processar traumas, a terapia em grupo oferece um ambiente único de validação e suporte.

Nas sequências de desastres, estas algumas técnicas são utilizadas em ambientes grupais:

- **Compartilhamento de histórias:** sob orientação profissional, permitir que os membros do grupo compartilhem suas experiências, ajudando-os a entender que não estão sozinhos em suas lutas;

- **Técnicas de *grounding***: estratégias para ajudar os indivíduos a se reconectarem com o presente, por meio de estímulos táteis, auditivos ou visuais. São estratégias importantes para pessoas em ansiedade intensa ou crises dissociativas;
- **Dinâmicas de coesão:** atividades que promovem trabalho em equipe e formação de laços entre os membros, fortalecendo o sentido de comunidade;
- **Técnicas de relaxamento:** ensinar aos membros do grupo métodos para controlar a ansiedade, como respiração profunda, relaxamento muscular progressivo e visualização guiada;
- **Reenquadramento cognitivo:** ajudar os participantes a identificarem e desafiarem pensamentos negativos ou distorcidos que possam surgir após o trauma, incentivando uma perspectiva mais equilibrada.

As intervenções em grupo podem não apenas ajudar os indivíduos a processarem suas próprias experiências, como também a reconstruirem a coesão comunitária, que pode ser facilmente perdida após eventos de grandes proporções.

Também, é possível utilizar técnicas como *mindfulness* (atenção plena) e meditação para auxiliar as vítimas a se reconectarem com suas próprias sensações e emoções e se libertarem dos gatilhos traumáticos[17]. Sensibilidade, adaptabilidade e reforço da voluntariedade são aspectos primordiais nesse sentido, já que, para algumas pessoas, focar intensamente nas sensações do corpo ou na respiração pode ser gatilho para lembranças traumáticas.

A recuperação após um desastre não é um processo de curto prazo. É fundamental garantir que os serviços de saúde mental estejam disponíveis por um longo tempo. Isso envolve treinar profissionais locais, estabelecer centros de aconselhamento e manter uma linha aberta de comunicação entre organizações locais e internacionais. Ter um plano de continuidade em vigor garante que o apoio não desapareça após a fase imediata de resposta ao desastre.

Da mesma maneira, como a frequência e a gravidade dos eventos climáticos estão aumentando, é essencial que as comunidades estejam preparadas e tenham planos de emergência detalhados e regularmente simulados, sejam ensinadas sobre habilidades práticas, como primeiros socorros, construção de abrigos temporários e purificação de água. Além disso, é necessário o envolvimento de profissionais de áreas ambientais, que podem fornecer valiosas informações sobre o ecossistema local. A verdadeira recuperação não é apenas reconstruir o que foi perdido, mas fortalecer a comunidade contra futuras adversidades, com promoção da resiliência por meio de ações de educação, empoderamento e engajamento.

Sabe-se que os transtornos mentais são fenômenos biopsicossociais e culturais cuja origem não se deve a uma única causa, mas a uma somatória de fatores de risco e vulnerabilidade. Algumas características podem deixar indivíduos ou nações mais suscetíveis ou resilientes ao passarem por catástrofes, como algumas listadas neste capítulo.

Entre os fatores de risco, destacamos: histórico de traumas anteriores; apoio social insuficiente; idade e desenvolvimento (crianças e idosos tendem a ser mais vulneráveis após desastres); e presença de transtornos mentais pree-

xistentes, que podem dificultar a lidar com o estresse adicional de um desastre, exacerbando seus sintomas.

Os desastres climáticos apresentam consequências que vão além da devastação física, influenciando profundamente a psique humana. Reconhecê-los e abordá-los é crucial para a reabilitação integral das comunidades.

É essencial, também, o incentivo ao uso sustentável dos recursos naturais, pois com práticas responsáveis de uso de terra, conservação dos ecossistemas locais e promoção de métodos agrícolas sustentáveis, as comunidades podem ter sua vulnerabilidade aos desastres climáticos reduzida. Comunidades que trabalham em harmonia com seu ambiente natural são inerentemente mais resilientes, e é o que reduz as comunidades reduzem as chances de adoecimento mental.

PSIQUIATRIA CLIMÁTICA:
CUIDADO E PREVENÇÃO DIANTE DE MUDANÇAS CLIMÁTICAS

A emergente área da psiquiatria climática aborda o impacto das mudanças do clima na saúde mental. É um campo em evolução que se preocupa com os impactos diretos e indiretos dessas alterações no bem-estar psicológico, abrangendo desde os efeitos traumáticos imediatos pós-catástrofes até o estresse e a ansiedade crônicos relacionados à incerteza do futuro climático. Há algumas abordagens possíveis para cuidado contínuo e prevenção de transtornos mentais relacionados ao clima são[18]:

- Educação e conscientização: um dos primeiros passos para mitigar o impacto psicológico das mudanças climáticas é educar as pessoas sobre o fenômeno, ajudando-as a compreender a natureza das ameaças e a identificar recursos e estratégias de enfrentamento;

- Terapias baseadas em resiliência: dada a inevitabilidade de certos eventos climáticos, é crucial fortalecer a resiliência individual e comunitária. Isso pode ser feito por meio de terapias que equipam os indivíduos com habilidades para enfrentar; se adaptar e se recuperar de adversidades relacionadas ao clima;
- Grupos de apoio comunitário: estabelecer grupos locais em que as pessoas possam compartilhar preocupações, medos e estratégias de enfrentamento relacionadas às mudanças climáticas. Solidariedade e apoio mútuo podem oferecer alívio diante da magnitude dos desafios que se apresentam;
- Intervenções preventivas: incluem *workshops* e programas de treinamento para preparar comunidades para desastres iminentes além de técnicas de autogestão emocional, estratégias de enfrentamento e informações sobre onde buscar ajuda;
- Incorporação de *mindfulness* e práticas centradas no presente: conforme mencionado anteriormente, práticas como *mindfulness* podem ser particularmente úteis para lidar com a ansiedade crônica relacionada ao clima, ajudando os indivíduos a se ancorarem no momento presente;
- Terapias de exposição gradual: para quem já sofre de medo ou ansiedade relacionados ao clima, a exposição gradual terapêutica pode ajudar a dessensibilizar e reprocessar esses sentimentos;
- Advogar por políticas de saúde mental: profissionais de saúde devem advogar por políticas que reconheçam e abordem os impactos psicológicos das mudanças climáticas, garantindo recursos adequados e acessíveis a quem necessite.

A psiquiatria climática reconhece que, enquanto o planeta muda, os seres humanos não são meros espectadores passivos, mas sim indivíduos vulneráveis a complexas respostas emocionais e psicológicas[19]. Ao enfrentar esses desafios com empatia, conhecimento e ação direcionada, podemos esperar não apenas mitigar os danos, como também encontrar caminhos de esperança e renovação.

LIÇÕES APRENDIDAS SOBRE CATÁSTROFES

Catástrofes fazem parte da memória das pessoas. Se perguntarmos a alguém sobre as maiores catástrofes da humanidade, com certeza algum evento será lembrado. Desde a citação de um dilúvio até a extinção dos dinossauros, as catástrofes fazem parte da nossa história. Claro que a humanidade consegue superar, e, muitas vezes, erguer-se após terríveis acontecimentos. Catástrofes abalam qualquer população e estão registradas na literatura.

Em janeiro de 2010, um terremoto de grandes proporções atingiu o Haiti, citado como o país mais pobre das Américas. As informações indicaram 200 mil mortos e 350 mil feridos, mas, apesar dos números, este não é o mais trágico terremoto registrado – em Shensi, na China, no ano de 1556, 830 mil pessoas perderam a vida. Muitos auxílios foram enviados ao Haiti, com foco em salvar o maior número de pessoas. Entretanto, as equipes que prestavam ajuda perceberam que era importante agir rápido na reabilitação das vítimas. Com isso, equipes de reabilitação foram enviadas (e a autora Rita Aquarone deste capítulo integrou uma delas), com grupos compostos por enfermeiros, fisiatras, fisioterapeutas, psicólogos, fonoaudiólogos e terapeutas ocupacionais, para atuarem junto às equipes de reabilitação.

O diagnóstico local da situação, associado a um intercâmbio contínuo de informações com a base no Brasil, foi essencial para recrutar, selecionar e prover as especialidades e os recursos necessários. A escolha do local de trabalho foi parte crítica da missão, pois precisava garantir a segurança da equipe, com condições de realização de higiene básica, repouso e uma infraestrutura que incluísse eletricidade, autossuficiência de água/alimentos e ambiente para procedimentos cirúrgicos. Em virtude dos tremores subsequentes, era fundamental que não houvesse edificações. O local escolhido mostrou-se adequado, por sua proximidade com a fronteira da República Dominicana, o que facilitou a chegada das equipes e dos materiais, bem como os deslocamentos para locais próximos para a aquisição de suprimentos e alimentos para a equipe. Além de ser um local amplo, havia também acesso para pouso de helicópteros, eventualmente utilizados para transferência de pacientes.

A avaliação inicial forneceu informações a respeito dos diagnósticos mais comuns – traumatizados, com fraturas fechadas ou expostas, com lesões associadas em outros segmentos corpóreos de média e pequena complexidade –, o que foi de extrema importância para a composição das equipes subsequentes. Embora os habitantes locais estivessem sob a mesma catástrofe, observou-se que as demandas e as necessidades pós-evento variam amplamente, dia após dia, o que implica que as equipes e os locais para atendimento trabalhem com máxima flexibilidade e versatilidade[20].

Apesar de pouco se falar sobre o tema, a reabilitação pós-catástrofe tem caráter preventivo, no sentido de minimizar as consequências dos traumas, como as incapacidades, e na atuação mais tardia, que se configura pela recuperação, pela reintegração e pela inclusão das vítimas em suas melhores condições funcionais, emocionais, familiares e individuais, com vistas a maior independência.

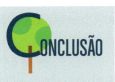

Na linha do tempo de uma catástrofe climática, estão a prevenção primária (evitar a ocorrência do evento), a prevenção secundária (aumentar a resiliência comunitária, tratar as vítimas, reduzir danos e agravos) e a prevenção terciária (reabilitar as pessoas impactadas no pós-evento).

Os esforços devem visar: a redução das pegadas de carbono, para retardar a progressão das alterações climáticas (prevenção primária); a melhoria das infraestruturas; o financiamento para investigação sobre os impactos das alterações climáticas na saúde humana (física e mental) e na utilização dos serviços de saúde; o investimento em pesquisas sobre o impacto (custo-eficácia) das diferentes intervenções de apoio; o desenvolvimento de um plano de resposta eficiente para fazer face aos potenciais efeitos na saúde física e mental das catástrofes climáticas; o preparo dos profissionais de saúde para uma resposta mais eficaz; e o trabalho em parceria com as pessoas afetadas.

Uma medida fundamental para mitigar os danos das catástrofes climáticas à saúde integral da nossa sociedade carbonífera e desigual é construir resiliência mental pré-traumática e interações sociais robustas e comunitárias que apoiarão o bem-estar individual e coletivo quando impactados por fenômenos climáticos extremos. Nesse sentido, destacamos a criação de uma consciência universal sobre o tema; o mapeamento de pessoas ou comunidades mais vulneráveis do ponto de vista social, econômico e sanitário; a ampliação do acesso a serviços de saúde e a tratamento de traumas psíquicos advindos de eventos catastróficos; os esforços para promoção de maior resiliência e a oferta de treinamento.

Também acreditamos que desenvolver e implementar soluções equitativas para os impactos das alterações climáticas nas comunidades é um caminho inescapável para alcançar a equidade climática e os objetivos de desenvolvimento sustentável (ODS).

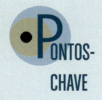

PONTOS-CHAVE

- Catástrofes climáticas não afetam todas as pessoas de forma igual, dependendo de seus determinantes sociais de saúde, e, por isso, exigem respostas diversas e adaptadas às diferentes realidades;
- Os impactos na saúde mental de comunidades acometidas por eventos climáticos catastróficos estão entre as principais demandas sanitárias mundiais;
- Após uma catástrofe climática, a reabilitação é um processo de longo prazo, não apenas para reconstruir o que foi perdido, como também para fortalecer a comunidade contra futuras adversidades.

REFERÊNCIAS BIBLIOGRÁFICAS

1. United Nations Office for Disaster Risk Reduction. Global assessment report on disaster risk reduction 2022 – Our world at risk: transforming governance for a resilient future. Disponível em: https://www.undrr.org/gar/gar2022-our-world-risk-gar. Acesso em: 13 jul 2024.

2. United Nations Office for Disaster Risk Reduction. Hazard Definition & Classification Review: Technical report. Disponível em: https://www.undrr.org/publication/hazard-definition-and-classification-review-technical-report. Acesso em: 13 jul 2024.

3. US Environmental Protection Agency. National management measures to control non-point source pollution for urban areas. Washington; 2005.

4. Belova A, Gould CA, Munson K, Howell M, Trevisan C, Obradovich N, et al. Projecting the suicide burden of climate change in the United States. Geohealth. 2022;6(5):e2021GH000580.

5. Joe P, Getz M, Redman S, Petrilli M, Kranz TM, Ahmad S, et al. Serum zinc levels in acute psychiatric patients: a case series. Psychiatry Res. 2018;261:344-50.

6. Santos JCC dos, Ribeiro LS, Costa RI da, Peccin EB, Grabowski PAP. Neurodegeneração com acúmulo de ferro no cérebro associada a sintomas psiquiátricos de início tardio. Debates em Psiquiatria. 2022;12:1-11.

7. Khan A, Plana-Ripoll O, Antonsen S, Brandt J, Geels C, Landecker H, et al. Environmental pollution is associated with increased risk of psychiatric disorders in the US and Denmark. PLoS Biol. 2019;17(8):e3000353.

8. Xie H, Cao Y, Li J, Lyu Y, Roberts N, Jia Z. Affective disorder and brain alterations in children and adolescents exposed to outdoor air pollution. J Affect Disord. 2023;331:413-24.

9. Ursano RJ, Morganstein, JC, Cooper R. Position statement on mental health and climate change. Disponível em: https://www.psychiatry.org/getattachment/0ce71f37-61a6-44d0-8fcd-c752b7e935fd/Position-Mental-Health-Climate-Change.pdf. Acesso em: 13 jul 2024.

10. American College of Surgeons. Disaster management and emergency preparedness. Chicago: Facs; 2013.

11. Teixeira Júnior EV. Acidentes com múltiplas vítimas. In: Oliveira BFM, Parolin MKF, Teixeira Júnior EV. Trauma: atendimento pré-hospitalar. 2.ed. São Paulo: Atheneu; 2007.

12. Organização Pan-Americana da Saúde. Primeiros cuidados psicológicos: um guia para trabalhadores de campo. Brasília: OPAS; 2015.

13. Brunner LS, Suddarth DS. Princípios e práticas de reabilitação. In: Smeltzer SC, Bare BG. Brunner & Suddart: Tratado de Enfermagem Médico-cirúrgica. Rio de Janeiro: Guanabara Koogan; 2011.

14. Alexander M, Runciman P. ICN Framework of competencies for the generalist nurses report of the development process and consultation, standards and competencies series. Geneva: International Council of Nurses; 2003.

15. Norris FH, Friedman MJ, Watson PJ. 60,000 disaster victims speak: Part II. Summary and implications of the disaster mental health research. Psychiatry. 2002;65(3):240-60.

16. Foa EB, Hembree EA, Rothbaum BO. Prolonged exposure therapy for ptsd: emotional processing of traumatic experiences – therapist guide. Oxford: University Press; 2007.
17. Kabat-Zinn J. Full catastrophe living: using the wisdom of your body and mind to face stress, pain and illness. New York: Bantam Books; 2013.
18. Climate Psychiatry Alliance. Resources and Insights into the Mental Health Impacts of Climate Change, 2019.
19. Hayes K, Blashki G, Wiseman J, Burke S, Reifels L. Climate change and mental health: risks, impacts and priority actions. Int J Mental Health Sys. 2018;12(1):28.
20. Steinman M, Gumera MS, Ferretti M, Almeida CI, Ioshimoto MTA, Gusman S, Terremoto no Haiti: uma experiência multiprofissional. Einstein (São Paulo). 2011;9:1-7.

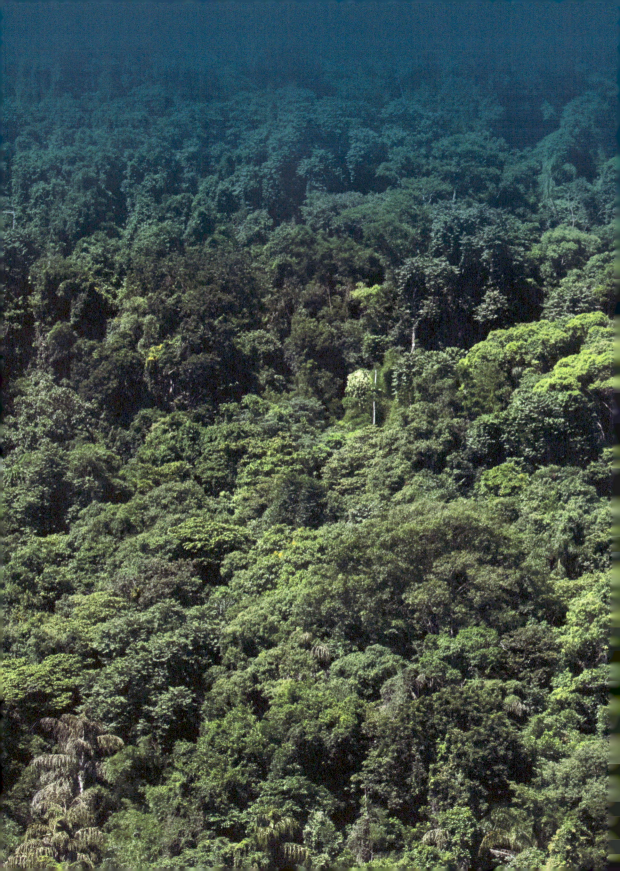

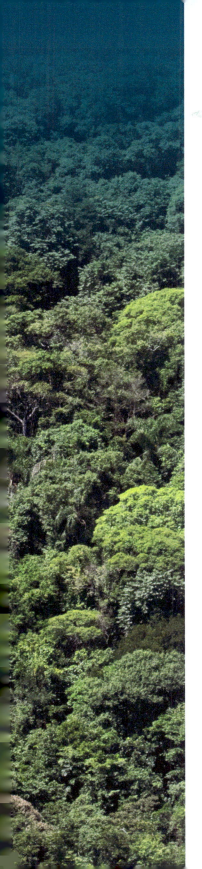
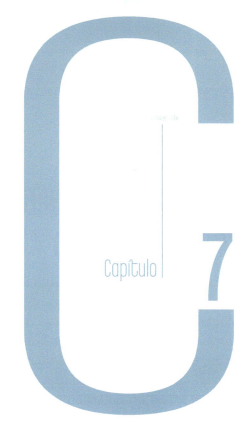
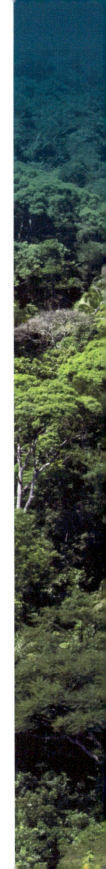

Capítulo 7

Florestas para o Bem-estar Humano

Teresa Cristina Magro Lindenkamp

Emerson Barão Rodrigues Soldado

Maria Victória Ramos Ballester

INTRODUÇÃO

NATUREZA UTILITÁRIA E NATUREZA INTOCÁVEL: EXISTE UM CAMINHO NO MEIO?

As florestas têm sido presença constante em nossa imaginação coletiva, tanto como refúgio quanto como local de mistérios e perigos. A mitologia grega, rica em narrativas de ninfas, deusas e heróis, frequentemente situa suas tramas em florestas, nas quais a linha entre o mundano e o divino é tênue e fluida. Desde os contos dos Irmãos Grimm, com suas histórias entrelaçadas por locais sombrios e mágicos, as florestas são reveladas como espaços onde a curiosidade e a coragem são testadas em cada esquina. Em *O Senhor dos Anéis, J. R. R.* Tolkien apresenta a Floresta Velha, um lugar onde árvores antigas possuem memórias e vontades próprias, colocando-nos em um ambiente misterioso e majestoso. J. K. Rowling, em *Harry Potter*, nos conduz pela Floresta Proibida, um lugar de maravilhas e perigos, onde cada passo pode levar a um encanto ou um desafio. No recente sucesso de G. R. R. Martin *O Jogo dos Tronos*, haviam os Filhos da Floresta, crianças com longevidade impressionante, que adoravam os Deuses Antigos da Floresta e que tinham poderosas habilidades mágicas, incluindo a visão verde, que lhes permitia perceber eventos passados, presentes e futuros. Eles também usaram sua magia para moldar o mundo natural e criar uma poderosa destruição.

Não muito diferente, o folclore brasileiro nos presenteia com entidades como o Curupira, protetor das florestas, e a Iara, sereia dos rios, ambas figuras que encapsulam a ambiguidade e fascinação das florestas: locais de beleza e fonte de recursos, mas também de respeito e cautela.

Essas narrativas (e muitas outras), apesar de suas origens e épocas diferentes, convergem para um imaginário em comum: as florestas, com suas sombras e luzes, são espelhos que refletem parte da própria natureza humana, expondo nossos medos, esperanças, desafios e deslumbramentos.

E por que decidimos trazer essa abordagem? Existem formas de relacionamento com as florestas que perduram até hoje, antagônicas, conflitantes e determinantes para o estabelecimento de políticas públicas que visem à proteção dos recursos naturais e do uso da terra. Até o presente, as florestas podem ser vistas como locais fascinantes, onde se pode encontrar abrigo, alimento e conforto espiritual. Ao mesmo tempo, representam perigo, fonte de doenças e mazelas, devendo ser suprimidas.

As áreas naturais são foco de estudo para ampliação da compreensão sobre processos ecológicos, vegetação, fauna, clima, entre diversas outras questões. Ao mesmo tempo, são fonte de alimento, contribuindo com a segurança alimentar e, como berço da biodiversidade, fornecem insumos para a medicina e ajudam a regular a temperatura e os níveis de carbono. Elas estão na liderança da economia verde e, atualmente, são vistas como *commodities*, geradoras de riqueza quando preservadas, provedoras de uma série de benefícios para os seres humanos. Mas, paradoxalmente, ainda são vistas como um obstáculo para o desenvolvimento econômico no século 21.

Neste capítulo serão discutidos os benefícios das florestas para o ser humano. Entretanto, para nós, é impossível abordar esse tema sem falar na fragilidade dos biomas brasileiros, principalmente o Cerrado. Quando falamos em representatividade, a Amazônia tem tido maior enfoque para proteção, mas o Cerrado se encontra mais ameaçado, uma vez que as propriedades privadas precisam manter somente 20%

da área total; ou seja, a retirada da vegetação nativa, quando solicitada, é permitida de forma legal. Para áreas de cerrado localizadas na Amazônia Legal, esse valor é de 35%. Propriedades particulares cobertas com florestas na Amazônia devem manter 80% da vegetação nativa, mas isso é tema para outro momento. Vamos voltar ao nosso propósito de apresentar argumentos para a conservação das áreas silvestres, chamadas genericamente neste capítulo de *florestas*.

Por que florestas? Porque elas trazem dimensão e proporção que ultrapassam nosso tamanho como ser humano, tanto no sentido real quanto no sentido metafórico. Sua existência, no caso das florestas mais antigas, ultrapassa gerações e, no solo, existem conexões importantes, compartilhando informações sobre nutrição, doenças e reprodução. Somos simples espectadores, usuários deste complexo mundo de plantas, animais, fungos, bactérias, terra, água, ar e calor. Ao adentrar nesses ambientes, nosso corpo passa por importantes alterações metabólicas descritas neste livro, incluindo desde efeitos no sistema imunológico até um sentimento de plenitude que nos permite lidar com questões do dia a dia.

Ao mesmo tempo, a observação atenta dos elementos da natureza e de como os sistemas naturais funcionam aumenta a capacidade cognitiva e traz inspiração para a resolução de problemas e inovações. A Avaliação Ecossistêmica do Milênio[1] também destaca que os benefícios não materiais ou de conforto dos sistemas naturais incluem o enriquecimento espiritual e os benefícios do desenvolvimento cognitivo.

Voltando aos efeitos benéficos do contato com ambientes naturais, trazemos os "banhos de floresta" descritos mais detalhadamente, no Capítulo 21. Uma publicação[2] bastante citada e que serve como base para outras pesquisas sobre a temática foi desenvolvida no Japão. O estudo randomizado, com observação e caminhada em ambientes florestais e urbanos, mostrou que estar em florestas promove diminuição nos níveis de cortisol, redução da frequência cardíaca e da pressão arterial. Além disso, foi observado que os ambientes florestais aumentam a atividade do sistema nervoso parassimpático e diminuem a atividade do sistema nervoso simpático, em comparação com ambientes urbanos.

Outros estudos, das mais diferentes áreas e abordagens, têm sido realizados desde então, gerando artigos de revisão da literatura, mas queremos destacar um trabalho que constrói uma análise de revisões (*umbrella review*) [3]. O estudo indica que a exposição a ambientes naturais tem mostrado, de maneira consistente, efeitos benéficos no ser humano. Um aumento na quantidade de áreas arborizadas nas proximidades de residências é associado a uma redução significativa na mortalidade por todas as causas. Essa relação se estende também à saúde cardiovascular, já que estudos apontam para uma associação benéfica entre a presença de espaços verdes e o risco reduzido de doenças cardiovasculares, além de apresentarem benefícios metabólicos, como menores chances de sobrepeso ou diabetes.

Paralelamente, a saúde mental emerge como outra beneficiária do contato com áreas verdes. A regularidade dessa exposição tem sido vinculada a uma vasta gama de melhorias, desde aprimoramentos cognitivos até redução de sintomas depressivos e alívio do estresse. Além disso, os espaços verdes atuam como catalisadores para a atividade física, incentivando práticas saudáveis. Outros benefícios complementares também surgem desse convívio com a natureza, como melhor qualidade de sono. Em resumo, a revisão evidencia que a presença e o acesso a espaços verdes impactam positivamente na saúde e no bem-estar dos seres humanos[3].

Esses efeitos podem estar relacionados ao conceito de biofilia[4], proposto pelo naturalista Edward Wilson (1929-2021), que definiu como uma tendência inata dos seres humanos o fato de se conectarem à vida e aos processos naturais. Isso se deve ao fato de os humanos serem seres vivos e constituídos dentro da diversidade biológica. Apesar disso, a crescente urbanização e a vida mediada por elementos não naturais têm nos levado a aumentos de problemas psicofisiológicos. Assim, duas concepções teóricas importantes foram construídas para explicar como o contato com a natureza pode trazer benefícios de saúde mental, como a restauração da atenção[5] e a recuperação do estresse mental[6].

Todas as questões relacionadas à importância da manutenção de áreas naturais foram e continuam sendo repetidamente apresentadas para a sociedade. No entanto, os resultados das políticas governamentais mostram que a comunicação não foi eficiente, uma vez que a grande maioria da população não compreende claramente todas as possibilidades que as florestas oferecem, como estabilidade alimentar, controle de eventos drásticos e oferta de componentes para medicamentos. A lista já é bem conhecida, sendo que os benefícios para a saúde física e mental são trazidos como mais uma responsabilidade atribuída para essas áreas.

Diante desse cenário, surgiram diversas estratégias que contemplam a relação entre seres humanos e natureza de forma mais abrangente. Entre elas estão os conceitos de Saúde Única (*One Health*), Saúde Planetária (*Planetary Health*) e Saúde Ecológica (*EcoHealth*), que sublinham a importância de conectar a saúde das pessoas à saúde de outros seres vivos, do ambiente e do planeta em si. Essas perspectivas podem aprofundar nossa compreensão sobre a conexão entre humanos e florestas e como essa relação afeta nossa saúde[7].

Os benefícios das árvores, de arbustos e florestas, em diferentes formas e graus de primitivismo, estão relacionados de forma direta com a distância dos centros urbanos. A **Figura 7.1** apresenta a contribuição das florestas de acordo com a distância do ambiente urbano. E por que isso é importante? Justamente pelo que já foi citado, ou seja,

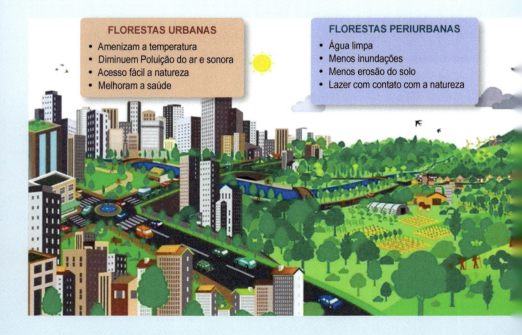

150 Natureza, Clima e Saúde Pública

o bem-estar humano, que ocorre com maior ou menor intensidade a partir do planejamento inteligente do uso da terra e da maneira como manejamos ou restauramos as florestas e as árvores.

A configuração do território, apresentada na **Figura 7.1**, não é encontrada na grande parte das áreas urbanas e rurais. A proporção de vegetação ou corpos hídricos que funcionem como reguladores de temperatura ou locais que possam ser utilizados pela população nem sempre é priorizada no planejamento dos municípios. Todavia ambientes podem ser restaurados e empreendimentos em zonas urbanas e rurais podem ser regulamentados para atingir objetivos relacionados à saúde humana e planetária.

Podemos dizer que se trata de aumentar as oportunidades para que as pessoas utilizem todos os espaços públicos, tanto no ambiente urbano quanto em ambientes mais primitivos. Apresentamos uma pesquisa desenvolvida pelo Laboratório de Áreas Naturais Protegidas, da Escola Superior de Agricultura Luiz de Queiroz da Universidade de São Paulo (ESALQ-USP), que busca entender a saúde das pessoas que usam ambientes naturais. O estudo foi feito com 580 ciclistas brasileiros e investigou a relação entre o tipo de ambiente e o bem-estar psicológico na prática da atividade. Utilizando a Escala de Bem-estar

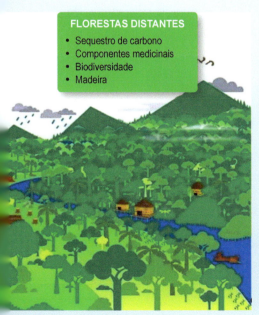

Figura 7.1 Contribuição das florestas de acordo com a distância do ambiente urbano.

Fonte: Adaptada de https://cities4forests.com/about/#sdg

da Organização Mundial da Saúde (OMS) e a Inclusão da Natureza no *Self* (INS), identificou-se que ciclistas que pedalaram frequentemente em ambientes mais verdes, como trilhas e estradas rurais, tinham conexão maior com a natureza e reportavam melhores índices de bem-estar. O gráfico apresentado na **Figura 7.2** evidencia essa relação, mostrando muitos círculos verdes (indicando maior conexão com a natureza) associados a níveis mais altos de bem-estar.

Vale destacar que a existência de uma correlação não indica necessariamente uma causalidade, mas revela uma associação significativa que pode estar associada aos benefícios do contato com ambientes naturais.

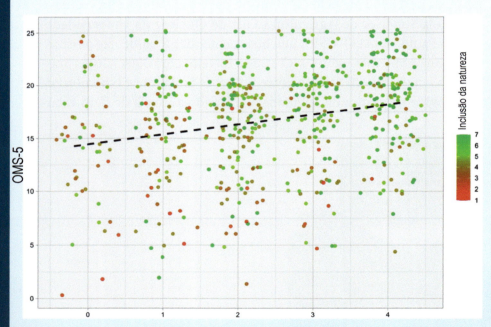

Figura 7.2 Relação entre frequência de uso de bicicleta em ambientes verdes, bem-estar e inclusão da natureza.
Fonte: LANP

CONTRIBUIÇÃO DAS FLORESTAS PARA A SAÚDE DAS PESSOAS QUE VIVEM NO SEU ENTORNO

As florestas proporcionam meios de subsistência para cerca de 1,2 bilhão de pessoas no mundo, sendo fonte de alimentos, energia, fibras e materiais de construção. Florestas contribuem para a segurança alimentar e hídrica, possibilitam a geração de emprego e renda e reduzem emissões de gases de efeito estufa, sendo fundamentais para a manutenção do clima no planeta. Em muitos lugares, as florestas têm significados culturais, com valores estéticos, recreativos e espirituais em diferentes contextos sociais[8].

Um dos mapeamentos da cobertura da superfície terrestre global mais recente[9] indica que 33,4% são florestas. Um mapa interativo bastante interessante, e que complementa as informações deste capítulo mostrando a cobertura mundial foi elaborado pela *European Space Agency* (ESA) e pode ser conferido em https://zenodo.org/record/7254221[10].

Estima-se que, em 2019, 3,27 bilhões de pessoas viviam fora de áreas urbanas e a um quilômetro de uma floresta, número que corresponde a 75% da população não urbana. Ou seja, a grande maioria das pessoas que vivem fora das áreas urbanas vive perto de uma floresta, sendo 87% oriundas de países de baixa e média renda[8]. Esses dados indicam alguma forma de inter-relação dos serviços originados das florestas, como o consumo de alimentos. De acordo com o documento da Food and Agriculture Organization[11], esses produtos contribuem com macro e micronutrientes para uma alimentação saudável e para a diversidade alimentar.

Em alguns casos, as florestas representam a única fonte de energia para o preparo de alimentos. Ainda de acordo o relatório da FAO[11], mais de 75% das famílias rurais (e 20% das famílias urbanas) dependem de lenha para cozinhar, quase 1,4 bilhão de pessoas nos países em desenvolvimento fervem a água para uso e cerca de 765 milhões (mais de 10% da população global) usam combustível de madeira para este fim. Outra importante forma de dependência acontece com relação ao uso de medicamentos. Populações que vivem perto de florestas geralmente estão distantes de serviços de saúde e podem depender mais de produtos originados da mata, considerando que o conhecimento local de plantas medicinais constitui uma parte importante dos sistemas tradicionais de saúde.

Além disso, as florestas, muitas vezes, têm um significado cultural fundamental para a saúde espiritual de indivíduos e comunidades que vivem dentro e perto de áreas florestais. Os povos indígenas costumam associar o bem-estar da floresta ao maior bem-estar coletivo e comunitário em sentido amplo, percebendo uma ligação entre terra saudável e pessoas saudáveis. Para essas culturas, a degradação florestal e o desmatamento causam efeitos negativos à saúde mental[11]. Essas considerações são importantes e indicam campos necessários a novas pesquisas ao identificarem a interdependência, uma vez que muitas dessas populações fazem trocas de sementes e de mudas, aumentando a variedade de cultivares e diminuindo a dependência crescente de insumos, tão característica das monoculturas.

Esse mesmo documento[11] traz algumas recomendações, das quais destacamos a necessidade de garantir o direito de acesso à floresta pela população local, a fim de a manter seus meios de subsistência. No contexto brasileiro, há a possibilidade da criação de unidades de conservação como, as Reservas Extrativistas e as de Desenvolvimento Sustentável, que permitem o uso dos recursos naturais. Isso pode ajudar na segurança alimentar e também na saúde mental dos povos que vivem perto ou dentro das florestas.

Uma segunda recomendação é a coleta de dados sobre a relação entre a cobertura florestal e o estado de saúde e nutrição da população, principalmente em florestas e áreas urbanas. Da mesma forma, é importante levantar informações sobre os nutrientes que compõem os alimentos e medicamentos de origem florestal, seus modos de consumo e o monitoramento da vida selvagem como prováveis vetores de doenças.

UM PANORAMA DA PROTEÇÃO DOS BIOMAS BRASILEIROS

Como parte dos compromissos internacionais, o Brasil é signatário da Convenção sobre Biodiversidade Biológica (CDB)[12], assumindo durante a Conferência das Nações Unidas para as Mudanças Climáticas (COP15) a meta 4, de garantir, até 2020, a proteção de, ao menos, 30% do bioma Amazônico, 17% dos demais biomas terrestres e 10% das áreas marinhas e costeiras. O compromisso para 2030 estende a porcentagem mínima de 30% para todos os biomas terrestres.

Estamos cumprindo esse compromisso? Podemos dizer que sim, considerando a média mundial que é de 29%. Somando as unidades de conservação e as terras indígenas, 30,2% do país se encontra com essas duas formas legais de proteção. As terras indígenas representam 14% do território brasileiro (117.956.000 hectares), porém sua distribuição não é satisfatória, com uma grande concentração das áreas protegidas na região amazônica.

Com relação à proteção de cada bioma, de acordo com os dados disponíveis no Cadastro Nacional de Unidades de Conservação (CNUC)[13], até 2020, a proteção dos biomas com Unidades de Conservação em nível federal, estadual e municipal abrangia: Amazônia (47,2%), Cerrado (6,8%), Mata Atlântica (4,7%), Caatinga (3%), Pantanal (0,3%), Pampa (0,2%).

Dados do Prodes Programa de Monitoramento do Desmatamento por Satélite PRODES)[14], do Instituto Nacional de Pesquisas Espaciais (INPE), com o ano-base de 2021, mostram que o Pantanal tem 77,2% de sua área total ainda preservada; a Caatinga, 57,3%; o Pampa, 33,9%; e a Mata Atlântica, 27,9%. A Amazônia detém 59,02% de sua vegetação nativa em pé, e o Cerrado, 49,3%.

Sob uma visão voltada para a manutenção da vida no planeta, a CDB propôs metas para que a humanidade esteja vivendo em "harmonia com a natureza" por volta do ano 2050. Esses fatos indicam a relevância da manutenção de áreas naturais preservadas e, principalmente, a inclusão de ambientes naturalizados no meio urbano. O PRODES apresenta dados de desmatamento e de vegetação natural remanescente para cada um dos biomas brasileiros. E vale reforçar que muitas informações podem ser consultadas e trabalhadas de acordo com os objetivos e hipóteses desenvolvidos em novas pesquisas.

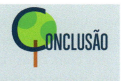

Provavelmente, o conteúdo mais abundante deste capítulo está relacionado às oportunidades e aos benefícios que as florestas e outras áreas naturais representam para as pessoas, seja pelos processos ecológicos que sustentam a vida (chamados de serviços ecossistêmicos de regulação e de suporte), seja pela oportunidade de simplesmente se envolver no profundo silêncio proporcionado pelo contato com ambientes primitivos, em contraste com áreas urbanas (com todas as variações relacionadas aos serviços ecossistêmicos culturais).

Assim, a leitura deste texto proporciona uma visão ampla de possibilidades para que o leitor possa identificar lacunas para trabalhar na busca de evidências que ajudem a manter o primitivismo de grande parte dos biomas brasileiros, incluindo as áreas mais ameaçadas, como o Cerrado. Fortalecer o elo entre os profissionais da saúde e os profissionais das áreas naturais é um dos propósitos deste capítulo na busca dos mecanismos envolvidos nos benefícios fisiológicos, psicológicos e de suporte à vida saudável que os ambientes naturais proporcionam para as pessoas.

- Florestas contribuem com recursos fundamentais para a sobrevivência das pessoas, tanto em seu entorno quanto em locais mais distantes;
- O planejamento territorial e a garantia ao seu acesso, de forma sustentável, são fundamentais para a con-

servação das florestas e dos seres vivos delas dependentes (incluindo seres humanos);

- O afastamento do ser humano da natureza contribui para o não entendimento da importância dos biomas e seus benefícios. Como consequência, as políticas públicas não são favoráveis à manutenção dos ambientes naturais. Em longo prazo relevantes serviços prestados pela natureza podem ser perdidos de maneira irreversível.

REFERÊNCIAS BIBLIOGRÁFICAS

1. Millennium Ecosystem Assessment. Ecosystems and human well-being: synthesis. Washington: Island Press; 2005.
2. Park BJ, Tsunetsugu Y, Kasetani T, Kagawa T, Miyazaki Y. The physiological effects of Shinrin-yoku (taking in the forest atmosphere or forest bathing): evidence from field experiments in 24 forests across Japan. Environ Health Prev Med. 2010;15:18-26.
3. Yang BY, Zhao T, Hu LX, Browning MHEM, Heinrich J, Dharmage SC, et al. Greenspace and human health: an umbrella review. Innovation. 2021;24;2(4):100164.
4. Wilson EO. Biophilia. Cambridge: Harvard University Press, 1984.
5. Kaplan R, Kaplan S. The experience of nature: a psychological perspective. Cambridge: Cambridge University Press; 1989.
6. Ulrich RS, Simonst RF, Lositot BD, Fioritot E, Milest MA, Zelsont M. Stress recovery during exposure to natural and urban environments. J Environment Psyc. 1991;11(3):201-30.
7. Konijnendijk C, Devkota D, Mansourian S, Wildburger C (eds). Forests and trees for human health: pathways, impacts, challenges and response options. A global assessment report. Disponível em: https://www.iufro.org/news/article/2023/03/21/world-series-vol-41-forests-and-trees-for-human-health-pathways-impacts-challenges-and-respons/. Acesso em: 12 jul 2024.
8. Newton P, Castle SE, Kinzer AT, Miller DC, Oldekop JA, Linhares-Juvenal T, et al. The number of forest- and tree-proximate people – A new methodology and global estimates. Rome: FAO; 2022.
9. Buchhorn M, Smets B, Bertels L, De Roo B, Lesiv M, Tsendbazar NE, et al. Copernicus Global Land Service: Land Cover 100m: collection 3. Zenodo. 2019.
10. Zanaga D, Van De Kerchove R, Daems D, De Keersmaecker W, Brockmann C, Kirches G, et al. ESA WorldCover 10 m 2021 v200. Disponível em: https://zenodo.org/record/7254221. Acesso em: 23 agosto 2023.
11. Food and Agriculture Organization. Forests for human health and well-being – Strengthening the forest–health–nutrition nexus. Rome: FAO; 2020.

12. Brasil. Ministério do Meio Ambiente e Mudança do Clima. Convenção sobre diversidade biológica. Disponível em: https://www.gov.br/mma/pt-br/assuntos/biodiversidade/convencao-sobre-diversidade-biologica. Acesso em: 25 jan 2024.

13. Ministério do Meio Ambiente e Mudança do Clima. Convenção Sobre Diversidade Biológica 2020. Disponível em: https://cnuc.mma.gov.br/. Acesso em: 25 de jan 2024.

14. Instituto Nacional de Pesquisas Espaciais. Nota Técnica PRODES. 2022. Disponível em: http://www.obt.inpe.br/OBT/noticias-obt-inpe/inpe-apresenta-dados-ineditos-de-desmatamento-para-todo-brasil. Acesso em: 20 de ago 2023.

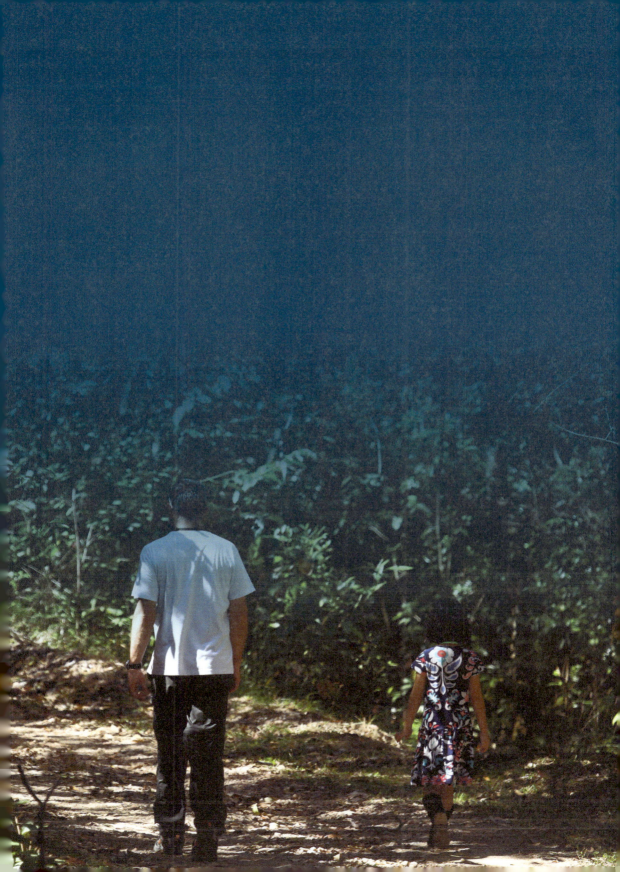

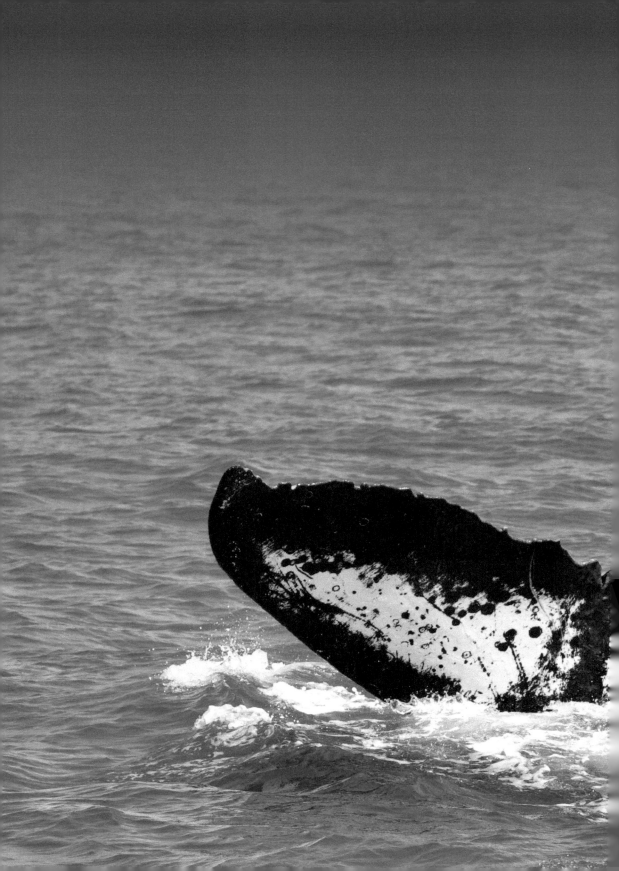

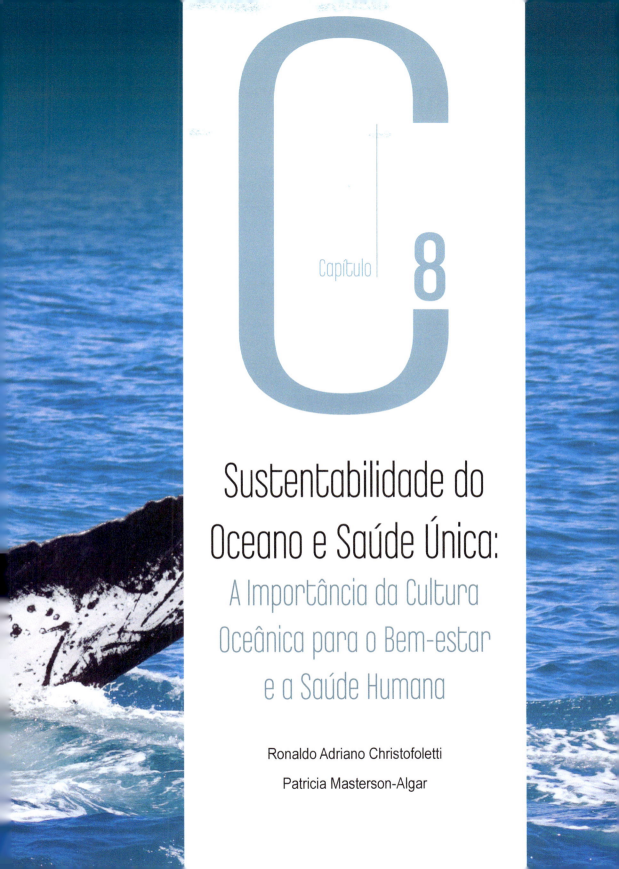

Capítulo 8

Sustentabilidade do Oceano e Saúde Única:
A Importância da Cultura Oceânica para o Bem-estar e a Saúde Humana

Ronaldo Adriano Christofoletti

Patricia Masterson-Algar

INTRODUÇÃO

Em um cenário mundial cada vez mais moldado pela interdependência entre o ser humano e a natureza, a compreensão dos impactos das mudanças climáticas sobre a saúde pública e a necessidade de promover sustentabilidade se tornam essenciais. Esse chamado é especialmente importante para profissionais envolvidos com a saúde humana e ambientes naturais e aqueles interessados em meio ambiente, governança ambiental, social e corporativa (ESG, do inglês *environmental*, *social*, *governance*) Saúde Planetária e saúde pública, para que atuem de forma integrada pelo desenvolvimento sustentável. A Saúde Única, que trabalha a abordagem integrada reconhecendo a conexão entre a saúde humana, animal e ambiental, é um conceito essencial em um mundo em constante transformação e impactado pelas crises climáticas e da biodiversidade[1].

As mudanças climáticas são mais que um problema ambiental, representando também um desafio significativo para a saúde pública. Os eventos extremos de temperatura e chuva têm se intensificado, sinalizando a realidade incontestável das mudanças climáticas. Essas alterações afetam diretamente o meio ambiente, desencadeando efeitos em cascata na cadeia produtiva e nas dinâmicas biológicas, e, consequentemente, geram impacto na saúde humana. O aumento de doenças relacionadas ao clima, como doenças respiratórias devido à poluição do ar e doenças transmitidas por vetores, que têm aumentado no novo cenário climático e em regiões que agora expandem sua distribuição, destacam a urgência de abordar essa crise. Emerge, portanto, a necessidade de compreensão dessas inter-relações para subsidiar o desenvolvimento de estratégias de adaptação e mitigação.

Se as mudanças climáticas correspondem a um importante influenciador das questões de saúde humana, essa avaliação deve ser realizada considerando a relevância do oceano nesse contexto. O oceano desempenha um papel fundamental na regulação climática global, sendo um dos principais amortecedores dessas mudanças. Sua sustentabilidade, portanto, é inextricavelmente ligada à nossa própria saúde.

Para efetuar mudanças significativas é preciso alinhar o local ao global, ou seja, agir localmente de forma a aplicar a prática das agendas globais de sustentabilidade. A integração dos conhecimentos sobre mudanças climáticas, a importância do oceano para a sustentabilidade e a relação entre ambos são fundamentais para entendermos o bem-estar humano no mundo atual. Nesse cenário, é essencial desenvolver e promover a cultura oceânica[2], que corresponde ao entendimento sobre a nossa relação com o oceano, seja como indivíduos, seja como instituições, além de reconhecer como somos influenciados por ele ao mesmo tempo em que nossas ações o influenciam.

A cultura oceânica também envolve a conscientização de ações cotidianas, desde a redução do uso de plásticos até a escolha de produtos de consumo, o apoio a práticas pesqueiras sustentáveis e o reconhecimento do bem-estar físico e emocional que esportes e turismo marinhos e costeiros nos trazem.

Ao validar a interconexão entre saúde humana, meio ambiente e cultura oceânica, podemos alinhar nossas ações locais às demandas globais, forjando um caminho rumo à Saúde Única e a um planeta mais resiliente e sustentável. Neste capítulo, iremos abordar a complexidade da temática da saúde humana, do bem-estar e do meio ambiente a partir de uma "visão azul", com inclusão do papel do oceano nesses processos. Iniciaremos com uma reflexão sobre a importância do meio ambiente, do oceano e zona da costeira para o bem-estar humano e, em seguida, destacaremos o papel essencial do entendimento da cultura oceânica como força de transformação. Finalizaremos com a apresentação da importância de conceitos e ações transdisciplinares em um mundo onde aumentam os impactos climáticos e o envelhecimento populacional.

AMBIENTE SAUDÁVEL COMO CAMINHO PARA O BEM-ESTAR HUMANO

Diversos estudos têm demonstrado como a exposição a ambientes naturais, incluindo espaços azuis, como áreas costeiras, rios e lagos, está ligada à melhoria na saúde mental e no bem-estar humano[3,4,5]. Nesse contexto, o meio ambiente pode ser considerado uma "paisagem terapêutica", com benefícios para a saúde física e mental de crianças, jovens e adultos, especialmente pessoas mais velhas, associada à diminuição da mortalidade. Além disso, há evidências significativas de que participar de atividades físicas em ambientes naturais está associado a maiores sentimentos de revitalização e engajamento positivo[4]. Redução de tensão, confusão, raiva e depressão e aumento na energia também foram observados em comparação com o exercício em ambientes fechados[4].

No entanto, os benefícios da natureza para as pessoas não são distribuídos de forma igual pela sociedade. O conflito entre a relação com o meio ambiente e a desigualdade social demonstram uma realidade complexa. As comunidades economicamente desfavorecidas, que moram em áreas costeiras conservadas, podem sentir efeitos positivos por terem mais acesso aos benefícios da natureza, uma vez que viver perto desses ecossistemas naturais ajuda a diminuir os impactos das desigualdades de acesso aos cuidados de saúde[5]. Por outro lado, essa realidade nem sempre é a mesma nos grandes centros urbanos, onde as populações economicamente desfavorecidas se encontram em áreas de menor acesso à natureza. Além disso, a distribuição de benefícios e riscos é diferente de acordo com o nível de desigualdade social. As populações de áreas periféricas e costeiras são mais vulneráveis aos impactos das mudanças climáticas por ocuparem regiões de maior risco climático, como enchentes, deslizamentos e proliferação de insetos. Assim, o conflito entre o benefício de viver próximo à área costeira natural e o risco de estar em áreas de vulnerabilidade é um desafio a ser tratado pela justiça climática, garantindo que todas as populações tenham direito ao seu bem-estar e ao contato com a natureza[6].

Na busca pela qualidade de vida da população, é essencial entender a natureza como aliada no processo de mitigação e adaptação climática, com ênfase no papel do oceano na promoção de saúde e bem-estar. Assim, a transdisciplinaridade, ou seja, ações e pesquisas que envolvam diferentes setores da sociedade e áreas de conhecimento, torna-se essencial para a compreensão holística da interação entre seres humanos, natureza e saúde em todas as suas dimensões. É por meio dessa abordagem, que valoriza a construção colaborativa a partir de diferentes tipos de conhecimentos, que podemos desenvolver estratégias eficazes para enfrentar os desafios emergentes e promover a Saúde Única em um planeta em transformação.

A compreensão da relação entre bem-estar humano e natureza pode contribuir para a implantação de políticas públicas e a gestão eficaz do ambiente. Por exemplo, o País de Gales foi o primeiro do mundo a introduzir políticas que unem as agendas de bem-estar e sustentabilidade. A Lei do Bem-estar das Gerações Futuras estabelece que os órgãos públicos devem considerar o impacto de suas decisões de gestão nas pessoas que lá vivem, hoje e no futuro. A criação dessa lei impulsionou o engajamento da comunidade na gestão do meio ambiente. Da mesma forma, o Brasil é um país pioneiro reconhecido pela Organização das Nações Unidas para a Educação, a Ciência e a Cultura (UNESCO) por ter incluído, até 2023, a cultura oceânica em currículos escolares de 18 municípios e dois estados (Ceará e Paraíba), os primeiros exemplos no mundo de como fortalecer a educação para a sustentabilidade que também visa melhorar o bem-estar humano.

O OCEANO E SUA RELAÇÃO COM SAÚDE ÚNICA E BEM-ESTAR

Apesar de os estudos demonstrarem benefícios das áreas naturais para o bem-estar humano, isso não tem influenciado comportamentos de conservação ambiental. Aproximadamente 75% da superfície terrestre e 66% do oceano foram negativamente impactados pela atividade humana[7]. Esse declínio na qualidade dos ecossistemas afeta diretamente a saúde das populações, aumenta a prevalência de doenças relacionadas ao meio ambiente, exacerba condições de saúde preexistentes e amplia os desafios enfrentados pelos sistemas de saúde globais. A conservação dos ecossistemas naturais e a restauração das áreas degradadas devem ser encaradas como prioridades dentro do contexto de Saúde Única.

A evidência apresentada sobre como o tempo na natureza melhora a saúde física e mental, especialmente em idades avançadas, é incontestável. A abordagem de Saúde Única, que reconhece a interconexão entre saúde de organismos, pessoas e meio ambiente, ressalta a importância de se fazer investimentos globais em espaços verdes e azuis para aprimorar a saúde e o bem-estar da população. Considerando a importância dos ecossistemas costeiros para o desenvolvimento da sociedade e o turismo, e como regulação climática, a ciência tem demonstrado os riscos e benefícios das interações entre seres humanos e o ambiente marinho, enfatizando a necessidade de uma visão abrangente para o futuro do oceano[8].

O oceano cobre 70% da superfície da Terra, ao mesmo tempo que grande parte da população mundial vive na zona costeira. O aquecimento global e a contaminação do oceano indicam a necessidade de uma abordagem holística na gestão dos recursos marinhos e em sua relação com o bem-estar humano. Os ecossistemas marinhos oferecem mais do que alimentos; eles são fontes potenciais de prosperidade para os seres humanos em termos de empregos, atividades econômicas e serviços. A interação direta com o oceano não apenas fornece recursos essenciais, como também contribui para benefícios de saúde pública, como aumento da atividade física e melhoria do bem-estar mental, uma vez que a saúde humana e o ambiente marinho são interdependentes.

Ao mesmo tempo em que as atividades recreativas e turísticas relacionadas ao oceano estão intrinsecamente ligadas ao bem-estar físico e mental das pessoas[3], é necessário considerar os perigos do turismo excessivo e abordar adequadamente seu impacto. A transição para tecnologias de energia renovável, incluindo energias de origem marinhas, como aquelas geradas pelas ondas, eólicas *offshore* e correntes marinhas, para proporcionar uma fonte renovável de energia, também é indicada para a sustentabilidade do oceano[3]. Assim, torna-se necessário conservar não apenas as espécies marinhas, mas também os *habitats* e ecossistemas como um todo para garantir o funcionamento saudável dos ambientes e dos serviços ecossistêmicos que beneficiam a sociedade.

Essa discussão tem se ampliado com a definição da Organização das Nações Unidas (ONU) sobre oceano e zona costeira como essenciais para se atingirmos o desenvolvimento sustentável. A Década das Nações Unidas da Ciência Oceânica para o Desenvolvimento Sustentável[9], popularmente conhecida como Década do Oceano, destaca a importância da conservação e do uso sustentável do oceano para alcançar os Objetivos de Desenvolvimento Sustentável (ODS). A Década do Oceano tem como bases a transdisciplinaridade e a atuação de profissionais das diversas áreas em conjunto em um modelo inovador que vai além das características do oceano, integrando toda a dinâmica da vida na Terra, e tem como lema a ciência de que precisamos, que integra saberes e é diversa, inclusiva e equitativa, para o futuro que queremos. O Brasil tem sido um país de destaque na Década do Oceano, em virtude da ação de diferentes setores da sociedade, e que cresce anualmente, com oportunidade para profissionais de todas as áreas atuarem a partir de seus conhecimentos e realidades[10].

Um estudo recente discutiu e avaliou os princípios da Década do Oceano e da Saúde Única de maneira integrada, propondo um modelo para a abordagem interdisciplinar que integra profissionais das áreas de saúde, meio ambiente, ciências sociais e governança[11]. Esse modelo identifica três áreas de pesquisa prioritárias – a conexão entre seres humanos e natureza, comportamento humano em relação à conservação e estratégias de implementação – e serve como uma estrutura para orientar esforços colaborativos que transcendem fronteiras disciplinares. A abordagem transdisciplinar proposta, a inclusão social, a visão de longo prazo e o reconhecimento dos benefícios potenciais das interações com o oceano fornecem um quadro abrangente para compreender e abordar os desafios complexos que temos enfrentado.

A CULTURA OCEÂNICA COMO CAMINHO PARA A SUSTENTABILIDADE E O BEM-ESTAR HUMANO

Para que possamos fortalecer o desenvolvimento e o bem-estar humano, temos de estabelecer objetivos para uma relação sustentável com o ambiente marinho. Isso inclui mudanças nas práticas atuais para garantir a sustentabilidade dos recursos marinhos e a mitigação das mudanças climáticas. Essas estratégias em prol do desenvolvimento sustentável demandam mudanças comportamentais dos indivíduos e das instituições, com atitudes e práticas em direção a um estilo de vida mais equilibrado e responsável. Nesse cenário, não é apenas o conhecimento sobre o meio ambiente que se torna imprescindível, mas também a nossa relação com ele. A cultura oceânica é essencial na promoção do conhecimento da nossa relação com o oceano e amplia o entendimento e a tomada de decisão sobre como as características dele e da zona costeira influenciam o bem-estar humano[2]. A cultura oceânica está intrinsecamente relacionada aos ODS, especialmente ao ODS 14 (– Vida na Água, e como ele se conecta aos demais

A popularização do conhecimento sobre as relações entre oceano, bem-estar humano, economia, conservação e outras agendas prioritárias é essencial para que tenhamos uma sociedade consciente de suas responsabilidades na promoção da sustentabilidade. O oceano começa na nossa casa, mesmo que estejamos a muitos quilômetros de distância do mar. Como boa parte das pessoas tem pouco contato direto com os ambientes marinhos, essa percepção precisa ser estimulada. Os mares geram alimentos, energia, minerais, fármacos e milhões de empregos ao redor do mundo em diferentes atividades econômicas. São imprescindíveis para o transporte de pessoas e bens, para a manutenção do comércio internacional e fundamentais para o lazer e o bem-estar humanos. Apesar disso, uma pesquisa recente[12] demonstrou que 26% dos brasileiros desconhecem que são influenciados pelo oceano e que aproximadamente 40% não sabem que suas ações o influenciam. Ou seja, reconhecemos mais o que nos impacta do que o impacto das nossas ações, e isso pode dificultar mudanças comportamentais.

A pesquisa mostra ainda que a maioria dos brasileiros pouco se informa sobre os ambientes marinhos. Os entrevistados que raramente ou nunca buscam informações sobre o oceano somam 47%. Por outro lado, as pessoas que sempre buscam se informar sobre o tema representam 27%, enquanto 6% têm o hábito de se informar a maioria das vezes e 14% somente às vezes. Ainda assim, o estudo apontou que 82,2% dos entrevistados estão dispostos a mudar seus hábitos pelo bem do oceano e que 57% acreditam que a melhor forma de atuar em favor da conservação do oceano é pela comunicação, se engajando como apoiador e/ou agente de divulgação. Outros 25% estão dispostos a "colocar a mão na massa" pela mudança[12].

Se as pesquisas já mostravam que estar perto ao mar faz bem para a saúde, a percepção dos brasileiros confirma esses dados. As atividades preferidas dos brasileiros quando estão próximos às regiões marítimas são: tomar banho de mar (51%), andar na praia (32%), tomar banho de sol (20%), aproveitar a gastronomia local (19%) e praticar esporte (17%). Aparecem também, entre as atividades mais lembradas, admirar a paisagem (15%), relaxar (10%), brincar na areia (8%), meditar e refletir (6%) e fazer trilha (3%)[12].

Ao detalhar outros hábitos e comportamentos praticados pelos brasileiros no dia a dia, a pesquisa revela outros desafios. O percentual de pessoas que sempre priorizam compras com menor impacto para a natureza, como produtos com menos embalagens e sem poluentes, foi de 36%, enquanto para 12% dos entrevistados essa prática ocorre na maioria das vezes. Por outro lado, mais da metade da população tem menos preocupação com as compras de menor impacto para natureza, sendo que para 22% ocorre somente às vezes, enquanto para 11% acontece raramente e 18% nunca se preocupa com essa questão[12].

A população, em sua maioria, também desconhece a procedência dos alimentos consumidos, especialmente em relação aos pescados e frutos do mar. Os entrevistados nunca (36%) ou raramente (10%) conhecem a origem dos peixes consumidos, o que significa que podem ter no prato espécies em risco de extinção, como o cação, nome genérico para todas as espécies de tubarão e raia pescados. Os entrevistados que sempre buscam conhecer a procedência dos alimentos representam

31%, sendo 6% na maioria das vezes e 11% às vezes[12].

Enquanto uma grande parte da população desconhece sua relação com o oceano e como suas ações podem impactar o ambiente e ter consequências ao bem-estar humano, temos o desafio de discutir esse sistema complexo, engajar a sociedade e conscientizá-la para a mudança de comportamento. Uma das estratégias para ampliar a sensibilização da sociedade é associar aspectos econômicos que podem trazer uma visão mais clara da relação com o cotidiano. Nesse cenário, a economia azul, que corresponde ao setor da economia que é beneficiado direta ou indiretamente pelo oceano, pode ser vista como um eixo de transformação[13]. Destacar a necessidade de integração das dimensões econômica, ambiental, social e cultural para promover a sustentabilidade alinha-se também às pautas de ESG e fortalece o diálogo com o setor privado. A economia azul sustentável possibilita uma discussão sobre a importância do meio ambiente e do bem-estar humano associado aos processos produtivos e de mercado, conectando o assunto com setores da sociedade que, muitas vezes, estão distantes das discussões sobre conservação ambiental.

Mesmo em relação aos aspectos da economia azul, existem desafios a serem vencidos. Os brasileiros reconhecem que o oceano contribui para os resultados de diversas atividades econômicas tradicionais, como a pesca, o turismo e a extração de minerais na costa, mas ainda ignoram o potencial de desenvolvimento sustentável e inovador que o oceano pode trazer para diversas cadeias de negócios[13]. Algumas atividades com grande potencial econômico são pouco associadas ao oceano pela população, como geração de energia renovável (6%) e produção industrial (4%)[12]. Esse desconhecimento também pode se refletir de alguma forma entre os próprios empreendedores e investidores. É preciso produzir e compartilhar conhecimento para ampliar a conexão das pessoas com o mar e seus diversos ecossistemas.

É importante realçar que o futuro dos negócios e das agendas sustentáveis, em todas as áreas, passa pelo conhecimento da economia azul sustentável, uma vez que, por exemplo, o oceano está conectado com a água dos rios, o ciclo da chuva e a regulação do clima no planeta, o que impacta indiretamente nas atividades longe da costa, como a agropecuária. Apesar dessa realidade, a sociedade brasileira, quando questionada sobre o quanto determinadas atividades econômicas são impactadas pelo oceano, teve baixa percepção sobre a agricultura, que foi a menos lembrada, confirmando que o entendimento da relação entre oceano, clima e atividades humanas ainda é desconhecida pela sociedade[12].

A interseção entre cultura oceânica, características da zona costeira, mudanças climáticas e bem-estar humano destaca uma narrativa coesa sobre como a compreensão, a preservação e o uso sustentável dos recursos marinhos são essenciais para conscientizar a população, ampliar o conhecimento e enfrentar os desafios das mudanças climáticas. A cultura oceânica emerge como uma força motriz para a tomada de decisões sustentáveis, que favorece ações concretas e influencia positivamente a relação entre sociedade, oceano e meio ambiente terrestre. Esse enfoque fornece alternativas para avançar em direção a um futuro sustentável, em que a saúde do oceano e o bem-estar humano estão interligados em uma harmonia vital.

REFLETIR SOBRE O AMANHÃ:
CAMINHOS PARA O DESENVOLVIMENTO SUSTENTÁVEL EM UM MUNDO EM TRANSFORMAÇÃO COM UMA POPULAÇÃO EM ENVELHECIMENTO

A inter-relação entre os seres humanos e a natureza pode ser beneficiada pela participação ativa da comunidade na gestão ambiental, na implementação de políticas que considerem o bem-estar socioambiental e os serviços ecossistêmicos e no desenvolvimento de estratégias de adaptação comunitária diante dos impactos das mudanças climáticas. Essas ações contribuirão para a construção de sociedades mais sustentáveis e resilientes. Para tanto, alguns conceitos são relevantes na formação de profissionais que entendam a cultura oceânica e atuem de modo transdisciplinar na interface entre mudança do clima, oceano e bem-estar humano:

- **Bem-estar social-ecológico:** diversos estudos têm analisado as relações entre áreas marinhas protegidas (AMP) e bem-estar em comunidades costeiras. As percepções dos pescadores sobre benefícios e custos, bem como a governança eficaz das AMP, precisam ser consideradas[14];

- **Colaboração e tomada de decisões:** a tomada de decisões compartilhada e colaborativa é vital para a governança participativa. Integrar esse elemento com a proposta de *Nature and Us* (Natureza e nós), por exemplo, no País de Gales, e a Lei de Cultura Oceânica, em Santos, são experiências que demonstram a necessidade de envolvimento comunitário na gestão ambiental;

- **Engajamento da comunidade:** a ciência cidadã é uma ferramenta importante que pode apoiar no engajamento social com a ciência e fortalecer o desenvolvimento da ciência transformadora da Década do Oceano, na qual a ciência de que precisamos envolve conhecimento científico, tradicional, indígena e demais saberes, garantindo diversidade, inclusão e equidade[9];

- **Impactos nas comunidades locais:** considerando que os eventos climáticos extremos afetam comunidades costeiras, torna-se evidente a necessidade de abordagens sustentáveis que promovam a resiliência comunitária[15];
- **Serviços ecossistêmicos e saúde humana:** a compreensão dos serviços ecossistêmicos marinhos essenciais para a saúde humana é uma área de crescente interesse científico[15]. Entender esses serviços, como provisão de alimentos, proteção contra tempestades e sequestro de carbono, contribui para a construção de uma narrativa que ressalta a interdependência entre a saúde humana e a integridade dos ecossistemas.

Além das mudanças climáticas e do desenvolvimento sustentável, outro desafio mundial é manutenção da saúde, desde as doenças respiratórias até as doenças transmitidas por vetores e questões de saúde mental, considerando os diversos exemplos apresentados neste livro. Para exemplificar a relação entre ambientes marinhos, conservação e bem-estar humano, abordaremos o crescimento da população em envelhecimento e a prevalência de quadros demenciais.

Até 2030, uma em cada seis pessoas no mundo terá 60 anos ou mais, enquanto em 2014, no Reino Unido, a média de idade ultrapassou 40 anos pela primeira vez e, até 2040, quase uma em cada sete pessoas terá mais de 75 anos[16]. No Brasil, estima-se 41,5 milhões de idosos até 2030 e 73,5 milhões até 2060[17]. Ao mesmo tempo, cerca de 50 milhões de pessoas em todo o mundo vivem com demência[18], sendo que 58% delas estão em países de renda média-baixa, como o Brasil. Esse número deve subir para 68% até 2050, junto com o envelhecimento populacional[19]. Nesse cenário, a Organização Mundial da Saúde (OMS) considerou a demência um dos maiores desafios de saúde do século 21[20], ligado à alta demanda por cuidados médicos, sociais e institucionais, em que o apoio às pessoas afetadas tornou-se prioridade das políticas nacionais e internacionais de saúde. Portanto, melhorar os serviços ecossistêmicos e de saúde para as comunidades locais, incluindo espaços verdes e azuis para as pessoas viverem da melhor maneira pelo maior tempo possível, é uma demanda global.

Além dos benefícios para pessoas com demência, o tempo ao ar livre na natureza também beneficia os cuidadores. O tempo na natureza reduz a angústia associada à demência ao melhorar o sono e apoiar níveis mais altos de interação social[21,22]. Enquanto pesquisas já comprovaram o "benefício verde", como acesso a jardins e programas horticulturais, fazendas de cuidado verde, parques e áreas arborizadas urbanas, é crescente o número de estudos que relatam o "benefício azul", em especial na zona costeira[5]. O desenvolvimento de atividades de lazer e esportes em espaços com corpos d'água promove bem-estar às pessoas doentes e aos seus cuidadores[4]. Esses dados se relacionam com a percepção apresentada pela sociedade brasileira sobre as atividades que desenvolvem como turistas em praias e indicam a importância do ambiente ao longo das diferentes fases da vida.

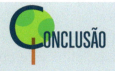

Conclusão

Em um mundo em acelerada transformação pelos impactos climáticos, é crescente a necessidade de ações em nível local alinhadas às agendas globais promovidas por organizações internacionais, como a Saúde Única da OMS e a Década do Oceano da ONU[7]. A conexão entre seres humanos e natureza não apenas aprimora o bem-estar humano, como também promove comportamentos ambientalmente amigáveis. Acelerar a mudança de atitude da sociedade em prol da sustentabilidade é vital para combater as crescentes preocupações relacionadas à saúde global, às mudanças climáticas e a conservação do oceano.

As agendas globais, como a Saúde Única e a Década do Oceano, são posicionadas como orientadoras para um entendimento integrado de temas amplos e complexos, como saúde humana e ambiental, conservação, mudanças climáticas e oceano, por profissionais das diferentes áreas de conhecimento. Temas complexos demandam ações igualmente complexas e acompanham um grande desafio: trabalhar as interconexões e engajar a sociedade, comunicando de forma estratégica e que permita a compreensão de nossa relação como indivíduos e instituições nesse processo, desenvolvendo a consciência necessária para a tomada de decisões que visem uma mudança de comportamento. Essas abordagens refletem a compreensão de que os desafios atuais exigem uma resposta global, que transcenda as fronteiras nacionais e destaque a interconexão entre saúde humana e ecossistemas marinhos em uma abordagem completa.

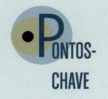

PONTOS-CHAVE

- O oceano e a zona costeira são essenciais para o bem-estar humano, seja pelos benefícios diretos dos ecossistemas costeiros à saúde humana, seja pelas ações indiretas, como a regulação climática;
- Promover a cultura oceânica e a compreensão da nossa relação com a sustentabilidade do oceano é essencial para que ocorram mudanças de comportamento em prol do desenvolvimento sustentável;
- Agendas globais, como a Saúde Única e a Década do Oceano, possibilitam ações transdisciplinares e oportunidades para profissionais de todas as áreas do conhecimento atuarem de forma inovadora e com maior impacto social.

REFERÊNCIAS BIBLIOGRÁFICAS

1. Lee K, Brumme ZL. Operationalizing the one health approach: the global governance challenges. Health Policy Plan. 2013;28:778-85.
2. Santoro F, Santin S, Scowcroft G, Fauville G, Tuddenham P. Cultura oceânica para todos: Kit pedagógico. Paris: UNESCO; 2020.
3. Borja A, White MP, Berdalet E, Bock N, Eatock C, Kristensen P, et al. Moving toward an agenda on ocean health and human health in Europe. Front Mar Sci. 2020;7:37.
4. Georgiou M, Morison G, Smith N, Tieges Z, Chastin S. Mechanisms of Impact of Blue Spaces on Human Health: A Systematic Literature Review and Meta-Analysis. Int J Environ Res Public Health. 2021;18(5):2486.
5. Wheeler BW, White M, Stahl-Timmins W, Depledge MH. Does living by the coast improve health and wellbeing? Health Place. 2012;18(5):1198-201.

6. Leavell MA, Leiferman JA, Gascon M, Braddick F, Gonzalez JC, et al. Nature-based social prescribing in urban settings to improve social connectedness and mental well-being: a review. Curr Envir Health Rpt. 2019;6:297-308.

7. Nielsen KS, Marteau TM, Bauer JM, Bradbury RB, Broad S, Burgess G, et al. Biodiversity conservation as a promising frontier for behavioural science. Nat Hum Behav. 2021;5:550-6.

8. Fleming LE, Maycock B, White MP, Depledge MH. Fostering human health through ocean sustainability in the 21st century. People Nat. 2019;1:276-83.

9. United Nations Educational, Scientific and Cultural Organization. Década das Nações Unidas da Ciência Oceânica para o Desenvolvimento Sustentável. 2021 – 2030. Disponível em: https://unesdoc.unesco.org/ark:/48223/pf0000265198_por. Acesso em: 13 jul 2024.

10. Sociedade Brasileira para o Progresso da Ciência. Ciência & Cultura - Oceano. Disponível em: https://www.biota.org.br/revista-ciencia-cultura-lanca-edicao-especial-sobre-oceano/#:~:text=Os%20anos%202021%20a%202030,para%20a%20prote%C3%A7%C3%A3o%20do%20oceano. Acesso em 13 jul 2024.

11. Masterson-Algar P, Jenkins SR, Windle G, Morris-Webb E, Takahashi CK, Burke T, et al. When One Health meets the United Nations Ocean Decade: global agendas as a pathway to promote collaborative interdisciplinary research on human-nature relationships. Frontiers in Psychology. 2022;13:809009.

12. Fundação Grupo Boticário. Oceano sem mistérios: a relação dos brasileiros com o mar. Disponível em: https://www.fundacaogrupoboticario.org.br/pt/Biblioteca/paper_oceano_sem_misterios.pdf. Acesso em: 13 jul 2024.

13. Christofoletti RA, Schio C, Costa R. Cultura oceânica para a economia Azul. In: Santos T, Beirão AP, Araujo Filho MC, Carvalho AB. Economia azul – vetor para o desenvolvimento do Brasil. 1.ed. São Paulo: Essential Idea Editora; 2022.

14. Brueckner-Irwin I, Armitage D, Courtenay S. Applying a social-ecological well-being approach to enhance opportunities for marine protected area governance. Ecology and Society. 2019;24(3):7.

15. Sandifer PA, Sutton-Grier AE. Connecting stressors, ocean ecosystem services, and human health. Natural Resources Forum. 2014;38(2014):157-67.

16. UK Government. Future of an ageing population. Disponível em: https://assets.publishing.service.gov.uk/media/5d273adce5274a5862768ff9/future-of-an-ageing-population.pdf. Acesso em: 13 jul 2024.

17. Instituto Brasileiro de Geografia e Estatística. Microdados da POF 2017-2018 (Pesquisa

18. de Orçamentos Familiares). Rio de Janeiro: IBGE; 2019.

19. Alzheimer's Disease International. World Alzheimer Report 2016. Improving healthcare for people with dementia: coverage, quality and costs now and in the future. Disponível em: https://www.alzint.org/resource/world-alzheimer-report-2016/#:~:text=The%20World%20Alzheimer%20Report%202016,improved%20and%20made%20more%20efficient. Acesso em: 13 jul 2024.

20. Prince M, Wimo A, Guerchet M, Ali GC, Wu YT, Prina M. World Alzheimer's Report 2015. The global impact of dementia: an analysis of prevalence, incidence, cost and trends. Disponível em: https://www.alzint.org/u/WorldAlzheimerReport2015.pdf. Acesso em: 13 jul 2024.

21. World Health Organization. Global action plan on the public health response to dementia 2017–2025. Disponível em: https://www.who.int/publications/i/item/global-action-plan-on-the-public-health-response-to-dementia-2017---2025. Acesso em: 13 jul 2024.

22. Mmako NJ, Courtney-Pratt H, Marsh P. Green spaces, dementia and meaningful life in the community: a mixed studies review. Health & Place. 2020;63:102344.

23. Besser L. Outdoor green space exposure and brain health measures related to Alzheimer's disease: a rapid review. BMJ Open. 2021;11:e043456.

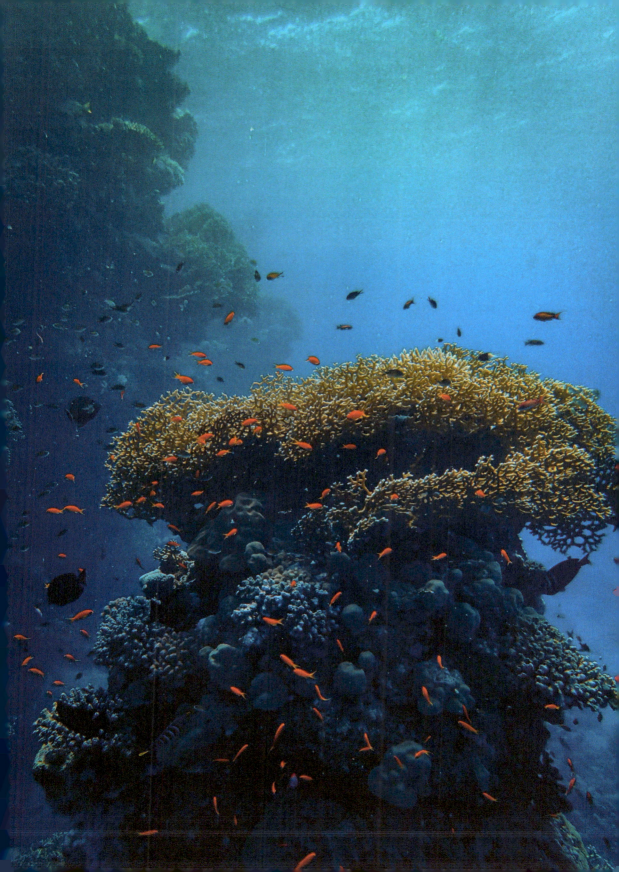

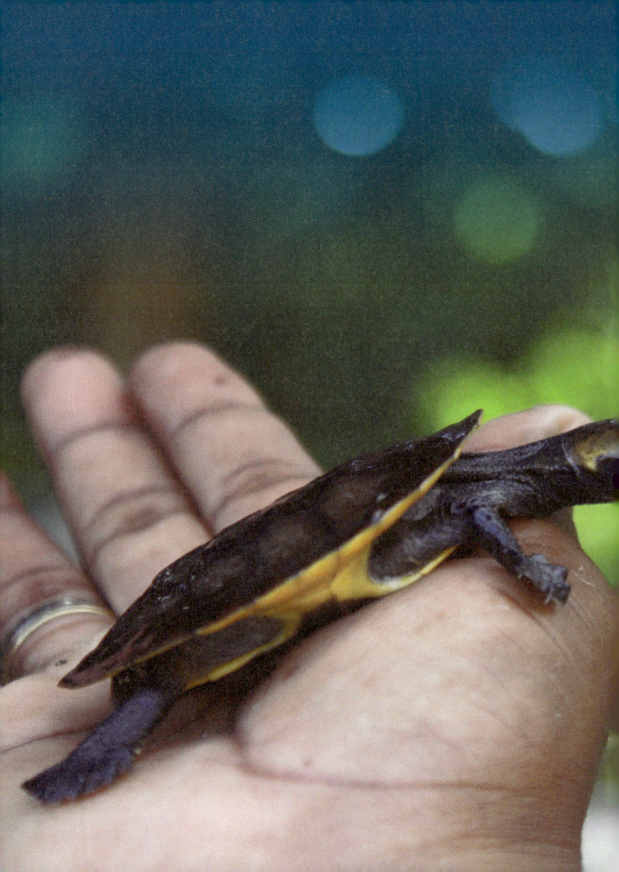

Capítulo 9

Empatia no Cuidado aos Humanos e Não Humanos

Roberta Maria Savieto

Maria Júlia Paes da Silva

INTRODUÇÃO

Afinal, o que é empatia?

Antes de abordarmos o exercício da empatia nas diversas relações intra e inter-espécies, cabe refletir sobre sua definição. Ainda na atualidade, ela é controversa, mas, minimamente, a empatia sempre inclui a percepção da perspectiva alheia por meio de recursos afetivos e cognitivos[1]. Em nosso entendimento, a empatia é composta por três pilares[2] – afetivo, cognitivo e comportamental – organizados em uma operação consciente combinada com esforço direcionado para a capacidade de se colocar no lugar do outro por meio da experiência e da imaginação, envolvendo a compreensão de perspectivas e sentimentos alheios a fim de guiar as próprias ações. Assim, empatia vai além do "colocar-se" no lugar do outro, pois pressupõe adotar um comportamento que visa ao acolhimento.

EMPATIA NAS RELAÇÕES HUMANAS E INTER-ESPÉCIES

Uma vez que consideramos a empatia como facilitadora da convivência, almejamos, coletivamente, alcançar laços mais robustos em prol de nossa sobrevivência. Laços estes que envolvem relações com outros seres vivos. Além da "sobrevivência do mais adaptado", Darwin também apontou a empatia como nobre característica da humanidade[3], de modo que, quanto mais fosse desenvolvida e direcionada para qualquer ser vivo, mais seria agregada às diversas relações e (por que não?) perpetuada ao longo da evolução das espécies. Assim, além de adaptados, também precisamos ser empáticos para a manutenção da espécie. Ou, em um questionamento possível, será que a empatia constitui um pré-requisito para o alcance de maior adaptação e sobrevida?

> A [empatia] além dos limites do homem, isto é, da humanidade para com os animais inferiores, parece ser uma das últimas aquisições morais (...). Esta virtude, uma das mais nobres de que o homem é dotado, parece surgir incidentalmente de nossas simpatias, tornando-se mais ternas e mais amplamente difundidas, até se estenderem a todos os seres sencientes.
>
> Assim que é honrada e praticada por alguns seres humanos, ela se espalha, servindo de exemplo para os jovens e acaba sendo incorporada à opinião pública.
>
> A Descendência do Homem e sua Seleção em Relação ao Sexo – 1871.

Charles Darwin

Associar a empatia a qualquer relação, seja no contexto pessoal, de saúde ou com outras espécies, parece incluí-la em uma situação de "vida real", com diferentes modulações e percepções[4]. Em outras palavras, significa que a presença da empatia (ou sua ausência) é inerente a qualquer relação, na medida em que ela proporciona diferentes profundidades de contato e, principalmente, quando praticada, aumenta repercussões positivas decorrentes desse contato.

Outro aspecto-chave para o comportamento empático é que precisamos estar dispostos a tê-lo e desenvolvê-lo, ou seja, é uma operação consciente que obrigatoriamente passa pela intenção da relação[2], o que está associado à nossa intenção de comunicação. A partir do momento em que queremos ou precisamos estar com o outro, em qualquer que seja o contexto, a responsabilidade pela troca é nossa. Isso remete à nossa responsabilidade enquanto profissionais de saúde (educadores e pesquisadores também), que escolhemos estar em contato com pessoas, cuidando "de gente" (no sentido mais amplo do cuidar), e, por princípio, temos o desafio de nos fazermos presentes (de maneira empática e por meio da comunicação efetiva) no encontro com outro.

COMO A EMPATIA PODE FACILITAR O CUIDADO E PROMOVER A SAÚDE

Tomando como base nosso compromisso com o outro, e já que não podemos dissociar interações da empatia, apresentamos algumas reflexões e possibilidades da postura empática no contexto da saúde.

Quando estamos totalmente presentes, ficamos inteiros naquele lugar e tempo. Minimizamos nossos preconceitos e estereótipos e abrimos o espaço do acolhimento. Juntos de alguém "não firme" (enfermo) ou de qualquer outro ser, nos deparamos com uma pergunta aberta que não tem uma resposta conceitual: quem é esse outro e por que estou junto dele agora[5]? E, como sabemos, o amor à verdade nos deixa expostos ao aprendizado, ao novo. Começamos a compreender o significado que está por trás dos conceitos e palavras.

A postura empática nos dá abertura para lidar com nossos medos e limites e nos deixarmos tocar pelo outro e pelo mundo que nos rodeia. Exige coragem: *cor-age* – alinhamento do saber com a amorosidade. As pessoas tidas como corajosas sentem medo (são íntimas dele, na verdade); apenas agem apesar dele.

Quando entramos em uma interação somos desafiados a criar uma pausa interna (além do pré-julgamento do certo e do errado), uma pausa para não saber o que dizer (de antemão), uma pausa para ver, ouvir e sentir os outros como são e estão. A verdadeira comunicação (*comunicare*: troca, colocar em comum, comungar) só pode acontecer nesse espaço aberto[5].

Como empatizar, porém, com alguém potencialmente violento? Como "trocar" de modo que a situação aparentemente congelada, insolúvel e eternamente tensa comece a se abrandar e algum tipo de troca compassiva comece a ocorrer? Os estudos de inteligência emocional já mostraram que isso é possível quando estamos dispostos a sentir o que estamos sentindo, com o reconhecimento, a seguir, dos sentimentos do outro, ainda que, em nosso julgamento, não sejam dignos de existir nesse planeta[6].

Há um provérbio budista que afirma: "Só encontraremos aquilo que é indestrutível em nós à medida que nos expusermos cada vez mais à destruição". O encontro do cuidador e daquele que necessita de cuidados é potencializado quando o cuidador está consciente de sua essência e da existência da essência desse outro ser. Desse lugar interno ele vai além dos sentimentos para acolhê-los e manter o foco da postura empática: como posso ajudar? O cuidador sabe que, quando a estrutura que sustenta o outro se desintegra, somos submetidos a uma espécie de teste e a um certo processo de cura. Seremos capazes de construir uma estrutura nova e mais saudável a partir desse desafio encontrado no caminho, na existência[7]? A postura empática é a que cria esse espaço e promove ferramentas para essa (re)construção.

Permanecer ignorante sobre as novas possibilidades que qualquer desafio oferece, por não ter coragem e respeito de olhar para si mesmo com honestidade e brandura, é a agressão mais básica, mais fundamental, que podemos causar a nós mesmos e aos outros. É a postura empática que reflete junto, que recorda (*recordis*: passar novamente pelo coração) que as mudanças são contínuas e que os desafios passam e podem nos fortalecer, nos tornando mais experientes. Relacionar-se honestamente com a qualidade imediata de nossa experiência, com respeito suficiente para não julgá-la moralmente, é o treino constante da empatia. Vale ressaltar que a honestidade sem bondade, sem humor e sem boa vontade pode ser simplesmente mesquinha.

Todo ser vivo, constantemente, se equilibra e se desequilibra; ou melhor, tem um equilíbrio dinâmico sujeito a todas as dimensões internas (suas) e externas (interações com outros seres vivos, inclusive a Mãe Terra). Isso implica aceitar que a saúde é dinâmica – não é um estado adquirido, mas uma conquista diária. Aceitar a dinamicidade da vida implica se desapegar da ideia de que é preciso "endireitar" as coisas de acordo com nossos antigos padrões. O adoecer pode (ou será que deve?) exigir novos hábitos, novas e diferentes crenças. É a postura empática que descobre junto desse outro quais são as mudanças necessárias para esse novo equilíbrio dinâmico saudável.

O CUIDADO EMPÁTICO NA RELAÇÃO SER HUMANO-NATUREZA/ SER HUMANO-ANIMAL

Extrapolando nossas relações empáticas humanas para relações com outros seres vivos, ou seja, com a natureza ao nosso redor, podemos ser confrontados com uma questão. Ao ler qualquer periódico especializado, temos a impressão de que o bem-estar da natureza só interessa quando necessário "utilizá-la". Aos poucos, essa visão utilitarista distorce a realidade de que somos natureza também. Desde a constante troca do ar com a respiração, a água que bebemos (e eliminamos), os alimentos que ingerimos, as experiências que adquirimos tudo é uma relação de troca constante com a natureza.

Quando descobrimos que as árvores sentem dor, têm um tipo de memória e vivem com seus familiares (muitas delas), não conseguimos simplesmente cortá-las e matá-las com máquinas ou produtos químicos. Uma pesquisa feita por estudiosos de Harz, em uma cadeia de montanhas ao norte da Alemanha, evidenciou que a maioria dos indivíduos de uma espécie de árvore e de uma população é interligada por um sistema entremeado de raízes e que, em casos de emergência, é normal que troquem nutrientes e ajudem as vizinhas por meio delas. Os autores da pesquisa concluíram que as florestas são superorganismos, como, por exemplo, os formigueiros[8]. Empático, não é?

Assim como a antropóloga Margaret Mead levantou a hipótese, em 1929, de que a linhagem *Homo sapiens* se sobressaiu e ultrapassou outras linhagens de *Homo* pelo fato de terem descoberto que juntos somos mais fortes[9], parece que as árvores já descobriram que uma única delas não forma uma floresta, não produz um microclima equilibrado e que, sozinhas, ficam desprotegidas contra o vento e as intempéries. Juntas porém, criam um ecossistema que atenua o excesso de calor e de frio, armazenam um grande volume de água e podem viver por mais tempo. Se todos os espécimes só cuidassem de si, grande parte morreria cedo demais[8]. Empático, não é?

Em seu segundo livro, Wohlleben[10] questiona se os humanos são os únicos animais que têm sentimentos, se a natureza criadora desenvolveu um caminho biológico único especialmente para nós, pois, se o ser humano fosse o resultado de um modelo biológico especial, não conseguiríamos compará-lo a outras espécies, não teríamos ideia do que se passa com os outros animais e... não teríamos empatia por eles. As pesquisas continuam na ob-

servação dos animais se protegendo, se gostando, sentindo dor ou pesar e demonstrando alegria com a companhia uns dos outros. Exemplo disso são as cabras que amamentam seus filhotes, produzem oxitocina, reconhecem e respondem aos balidos de suas crias. Resposta fisiológica ou consciente? As pesquisas, felizmente, continuam. Outro exemplo são os vários vídeos que circulam na internet de corvos provocando cães. Eles chegam silenciosamente por trás e bicam a cauda do cão, que não consegue virar a tempo de mordê-los. A ave foge e recomeça tudo de novo, logo depois. Essa brincadeira não fortalece o relacionamento, mas mostra que, aparentemente, que os corvos são capazes de se colocar no lugar do cão e perceber que ele não terá uma reação rápida o bastante e que, portanto, ficará irritado.

A postura empática é mais fácil ou possível quando aprendermos a identificar os sentimentos próprios e dos outros seres vivos, percebendo e respeitando as necessidades de ambos (sempre que possível!) ou criando uma terceira alternativa, solução ou estratégia que se traduza em uma ação concreta que evidencie a consciência de nossa interdependência. Precisamos desenvolver planos de coexistência, onde hoje se observam conflitos entre seres humanos e animais, o que só é possível a partir de uma premissa empática.

Vale ressaltar que compreender as necessidades do outro não significa desistir de atender às suas próprias. Quando nos referimos a humanos, é importante ser respeitoso com a reação da outra pessoa, mesmo se ela não concordar com nossa solicitação ou proposta. Rosenberg[11], grande estudioso da comunicação humana, afirma que uma das respostas mais relevantes que a outra pessoa pode nos dar é "não" ou "eu não quero", pois, se escutarmos bem essa mensagem, isso nos ajudará a compreender quais são as necessidades do outro. Atentos, perceberemos que toda vez que o outro diz "não", na verdade, está informando que alguma necessidade dele ficará desatendida pela estratégia que foi proposta (motivo pelo qual não disse "sim").

Com relação às plantas e aos animais, é também observando seu comportamento, sua postura e sua comunicação não verbal (aquela que está além de qualquer palavra pronunciada) que podemos criar um ambiente harmônico, no qual a empatia terá valor inquestionável nas inter-relações[5]. Um girassol cresce melhor no sol, perto da janela de nossa casa, se quisermos cuidar de um; mas uma violeta cresce melhor longe do sol também se quisermos cuidar de uma. Um cão pode viver ao nosso lado; um animal selvagem, não – o nome já diz: selvagem.

Estudos apontam que a forma como nos relacionamos com outros animais parece estar ligada às associações de três fatores – empatia, conexão e antropomorfismo –, que, a depender de como se interagem, resultam em variações entre o "cuidado-positivo" e o "abuso-negativo". Por consequência, a díade afeto *versus* utilidade, que atribuímos aos animais, é influenciada por características individuais, experiências pessoais, fatores culturais e atributos específicos dos animais, de maneira que o distanciamento e a crença de que não possuem sentimentos nos desobriga a sermos empáticos. Por outro lado, a antropomorfização (atribuição de características humanas aos animais, inclusive emoções) nos leva a comportamentos mais empáticos, culminando em atitudes de conservação ambientais[12].

Além disso, incluir emoção na oferta de conhecimento e vivências também pode contribuir para fomentar nosso comportamento empático direcionado a outros animais. O mecanismo envolvido nessas experiências passa pelo aprendizado, que suscita uma ação despertada por sentimentos. Isso significa que podemos impulsionar comportamento empático nas relações animal humano/animal não humano e, de maneira ampliada, que essas ações, evocadas a partir do conhecimento, podem contribuir para o desenvolvimento e/ou a manutenção de ações pró-conservação[13].

Também é relevante o quanto práticas destinadas a crianças têm potencial para desenvolver empatia com outros seres. Encontramos experiências de zoológicos, aquários e locais com programas de educação ambiental destinados ao público infantil que observaram mudança de comportamento das crianças com relação à forma de cuidado (real ou potencial) de animais (domésticos ou selvagens, vertebrados ou invertebrados). O investimento em ações específicas para crianças está baseado em seu potencial desenvolvimento cerebral, pois já se sabe que, conforme recebem estímulos, os comportamentos derivados tendem a ser incorporados em seu cotidiano. As crianças também são mais capazes de usar a imaginação para supor as experiências ou perspectivas de animais, mesmo quando são muito diferentes de si mesmos[14,15].

A despeito do controverso papel de zoológicos e aquários para conservacionistas, que muitas vezes condenam esses locais pela limitação da reprodução dos *habitats* originários das diferentes espécies que os integram, vários deles têm se dedicado a estudar e fomentar empatia tanto entre colaboradores quanto entre seus visitantes. O Aquário de Seattle[15] (EUA), por exemplo, além de manter um programa estruturado de reuniões, *workshops* e conferências bienais, elaborou uma cartilha com informações completas sobre empatia, com várias iniciativas para desenvolver melhores práticas para empatizar com a vida selvagem e,

consequentemente, sensibilizar sobre a importância de proteger e conservar a biodiversidade. O cinema e as animações também são uma rica fonte de sensibilização e aprendizado sobre respeito e sobre como os animais podem se sentir ou vivenciar suas próprias experiências[14,16].

É importante ressaltar que nem todos os animais despertam em nós o mesmo olhar empático. Certamente olhamos de maneiras diferentes para uma barata e um filhote de urso panda. A diferença parece estar também na aproximação filogenética. Isso significa que, quanto mais distante evolutivamente está o animal de nós, mais tendemos a distanciá-lo também de nosso olhar empático. Ademais, até como estratégia evolutiva, os filhotes de mamíferos nos provocam sentimentos extremos de "fofura incondicional", o que nos impulsiona não somente a não maltratá-los, como a cuidar deles e protegê-los[12]. Já foi evidenciado, inclusive, que a empatia que sentimos por crianças corresponde à que sentimos por cachorros, filhotes ou adultos, em detrimento do baixo nível de empatia despertada por adultos humanos em cenário fictício no qual todos foram submetidos a alguma violência. Esse resultado indica que o único ser considerado com maior capacidade de se defender (adulto humano) provoca menos empatia do que os mais vulneráveis (criança, filhote de cachorro e cachorro adulto)[16].

Quando comparamos a reação empática de homens e mulheres diante da simulação de violência com animais domésticos e selvagens e de danos ao ambiente oriundos de descarte irregular de resíduos, os animais doméstico também são alvo de maior empatia, independentemente do gênero do indivíduo analisado. Essa reação parece estar associada à maior familiaridade que temos com esses animais e ao fato de que injúrias ambientais são "dissipadas" e não configuram prejuízo a um determinado sujeito. De forma geral, mulheres e pessoas que tiveram ou têm animais de estimação apresentam maiores níveis de empatia, mas este estudo[17], especificamente não encontrou diferença entre os sexos.

Por outro lado, na contramão da visão equitativa de oferecer maior cuidado, proteção e empatia para quem é mais necessitado, vemos que traços patológicos de abuso de animais estão associados a violência contra vulneráveis potenciais, como idosos, crianças e mulheres, de acordo com a chamada Teoria do *Link*[18] (ou Teoria do Elo). Ou seja, pessoas com tendência à agressividade exercem-na em qualquer população vulnerável, inclusive animais, o que sugere algum distúrbio no desenvolvimento da empatia.

Acumuladores de animais, que podem parecer zelosos cuidadores da causa, apresentam distorções quanto à percepção de diferenciação entre "eu"

e o "outro", entendendo que os animais são extensões deles próprios. Nessa lógica, como não conseguem distinguir entre eles mesmos e os animais, não existe "o outro" e, se não existe "o outro", não existe empatia.

Há também, um movimento denominado Conservação Compassiva[19], que é diferente da conservação biológica convencional por ser principalmente embasado em quatro princípios éticos/bioéticos – *"first, do no harm"* (primeiro, não cause dano), *"individuals matter"* (os indivíduos importam), *"peaceful coexistence"* (coexistência pacífica), *"inclusivity"* (inclusão) –, e não somente em considerar a manutenção da biodiversidade. Essa corrente vem sendo criticada, tanto positiva quanto negativamente, por incluir aspectos de compaixão e bioética em um contexto antes compreendido majoritariamente pela ótica darwinista. Os dilemas se aprofundam, por exemplo, quando consideram como lidar com espécies animais invasoras e exóticas (seres vivos que, como qualquer outro, merecem ser cuidados), que não deveriam estar em determinado ambiente e, de acordo com outras visões, precisam ser retiradas, mesmo que morram. Vale lembrar que, normalmente, essas "invasões" foram decorrentes da ação humana.

Existe, ainda, a reflexão sobre o quanto o próprio ser humano pode ser uma espécie invasora, na medida em que usa sua condição *"sapiens"* para se apropriar de áreas intocadas ou de espécies de fauna desconhecidas.

O debate sobre a melhor forma de conservarmos nosso planeta é bastante atual e distante de consenso. Apenas uma forma de solucionar a crise sanitária decorrente da crise ambiental que vivemos talvez seja uma saída muito simplista para uma questão tão complexa. Talvez porque olhares diferentes sobre nossa relação com os outros seres vivos que nos cercam e que coabitam a Terra sejam capazes de nos oferecer mais recursos para a própria conservação. Talvez exercitarmos nosso comportamento empático para qualquer espécie seja uma estratégia para adaptar as diferentes possibilidades conservacionistas e focarmos no aspecto mais relevante: a vida. Todas as vidas. Qualquer vida.

Considerando todos esses aspectos, retomamos a perspectiva inicial de que a empatia, nas relações tem diferentes nuances e possibilidades, sendo, por isso, caracterizada com qualidades vitais. Fundamental, nos parece, é continuarmos refletindo sobre ela em contextos diversos e para além das relações humanas, sempre cientes de que o comportamento empático já é apontado como aspecto-chave para reestruturar condutas e concretizar os objetivos do desenvolvimento sustentável (ODS), de forma a facilitar uma coexistência harmoniosa.

AVALIAÇÃO DE EMPATIA: INSTRUMENTOS DE MEDIDA

Apresentamos, neste capítulo, possibilidades práticas para avaliação de empatia. Até aqui, já ficou claro que se trata de um atributo subjetivo, influenciado por diversos fatores (como nível de cortisol, identificação filogenética, intenção e experiência prévia). Por isso, precisamos de instrumentos com validações específicas, que considerem aspectos psicométricos, para identificar capacidades e fragilidades e balizar ações de melhoria e desenvolvimento.

No contexto da saúde, várias são as escalas existentes e validadas para a realidade brasileira com o intuito de avaliar a empatia dos profissionais de saúde. Destacamos a CARE (*Consultation and Relational Empathy Measure*)[20], originária da Escócia, que, além de considerar os aspectos afetivo, cognitivo e comportamental da empatia, possui a versão brasileira para pacientes e para profissionais, facilitando comparações e percepções sob a mesma ótica.

Já para avaliação da nossa empatia com animais, temos a recente validação da Escala de Empatia com Animais (EEA) para o Brasil, o único instrumento existente para essa finalidade até o momento[21].

ESCALA DE EMPATIA COM ANIMAIS:
VERSÃO BRASILEIRA

Savieto RM, et al. 2024

ESCALA DE EMPATIA COM ANIMAIS – VERSÃO BRASILEIRA

Indique o quanto concorda ou discorda de cada uma das seguintes afirmações, marcando o número que lhe parece mais adequado, em uma escala de 1 a 9, sendo 1 discordância completa e 9 concordância completa, conforme legenda a seguir. Se estiver indeciso(a), assinale o número 5.

1. Discordo totalmente
2. Discordo muito
3. Discordo
4. Discordo pouco
5. Não sei
6. Concordo pouco
7. Concordo
8. Concordo muito
9. Concordo totalmente

1. Fico triste quando vejo um animal sozinho em uma jaula.

   1 2 3 4 5 6 7 8 9

2. Fico incomodado(a) quando vejo pessoas fazerem carinho ou beijarem seus animais de estimação em público.

   1 2 3 4 5 6 7 8 9

3. Fico apreensivo quando vejo um animal idoso e indefeso.

   1 2 3 4 5 6 7 8 9

4. Existem muitas pessoas que são exageradamente carinhosas com seus animais de estimação.

1 2 3 4 5 6 7 8 9

5. Fico indignado(a) quando vejo animais serem maltratados.

1 2 3 4 5 6 7 8 9

6. É uma bobagem ficar excessivamente afeiçoado(a) a um animal de estimação.

1 2 3 4 5 6 7 8 9

7. O(s) meu(s) animal(is) de estimação tem(têm) grande influência no meu estado de humor.

1 2 3 4 5 6 7 8 9

8. Às vezes, fico surpreso(a) com a intensidade da tristeza que algumas pessoas sentem quando seu velho animal de estimação morre.

1 2 3 4 5 6 7 8 9

9. Fico apreensivo(a) quando vejo um animal sofrendo.

1 2 3 4 5 6 7 8 9

10. As pessoas geralmente exageram nas emoções e nos sentimentos que acreditam que os animais tenham.

1 2 3 4 5 6 7 8 9

11. Acho irritante quando os cachorros pulam em cima de mim e me lambem para me cumprimentar.

1 2 3 4 5 6 7 8 9

12. Sempre tentaria ajudar caso visse um cachorro perdido.

1 2 3 4 5 6 7 8 9

13. Detesto ver aves fechadas em gaiolas onde nem têm espaço para voar.

1 2 3 4 5 6 7 8 9

A Escala de Empatia com Animais (EEA) é bifatorial, ou seja, composta por dois fatores: ligação emocional com animais (LEA; constituído pelas assertivas 2, 4, 6, 8, 10 e 11) e preocupação empática com animais (PEA; constituído pelas assertivas 1, 3, 5, 7, 9, 12 e 13). Por isso, essa escala não aponta um único escore final, mas um para cada fator, que devem ser obtidos pela média de cada um, após inversão das afirmativas negativas, com variação de 1 a 9, sendo que, quanto mais próximo de 9, maior o nível de LEA e/ou PEA.

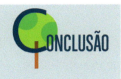

CONCLUSÃO

A publicação de estudos sobre a empatia tem demonstrado que esta é uma característica fundamental para o desenvolvimento da própria espécie. Com todos os fatores que envolvem sua expressão, aprendemos que o nosso mestre ou professor não está separado da nossa experiência. Percebemos que não há alternativa para a evolução além da experiência que temos, aprendendo com nós mesmos (identificando os próprios sentimentos e crenças) e com a convivência com outros, inclusive, não humanos. O desafio é estar inteiramente presente e incluir, reconhecer um outro, naquele momento, naquele tempo. E para honrarmos quem somos, *Homo sapiens* (como afirmou o pensador estoico Píndaro: "Sê quem és, sabendo"), a postura empática é o saber, é o tornar-se *sapiens*.

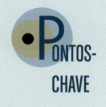

PONTOS-CHAVE

- É impossível dissociar interações, entre qualquer ser vivo, da empatia ou da falta dela;
- O primeiro passo para o alcance do comportamento empático é a intenção de tê-lo e desenvolvê-lo;
- A postura empática auxilia no desenvolvimento da própria linhagem.

REFERÊNCIAS BIBLIOGRÁFICAS

1. Zahavi D. Comment: debating empathy: historical awareness and conceptual precision. Emo Rev. 2022;14(3):187-9.
2. Eklund JH, Meranius MS. Toward a consensus on the nature of empathy: a review of reviews. Patient Educ Couns. 2021;104(2): 300-307.

3. Ekman P. Darwin's compassionate view of human nature. JAMA. 2010;303(6):557-558.

4. van Dijke J, van Nistelrooij I, Bos P, Duyndam J. Towards a relational conceptualization of empathy. Nurs Philos. 2020; 21(3): e12297.

5. Silva MJP. Comunicação tem remédio. São Paulo: Loyola; 2019.

6. Lown BA, Setnik GS. Utilizing compassion and collaboration to reduce violence in healthcare settings. Isr J Health Policy Res. 2018;7(1):39.

7. Silva MJP. O amor é o caminho – uma maneira de cuidar. In: Robles FRP, Vasconcelos GAN. Perplexidades, devaneios e provocações: debates e reflexões sobre o cenário contemporâneo e a formação do profissional do cuidado. Nova Friburgo: Educatoris; 2019.

8. Wohlleben P. A vida secreta das árvores. Rio de Janeiro: Sextante; 2017.

9. Harari YN. Sapiens – uma breve história da humanidade. Porto Alegre: L&PM; 2017.

10. Wohlleben P. A vida secreta dos animais. Rio de Janeiro: Sextante; 2019.

11. Rosenberg MB. Juntos podemos resolver essa briga: paz e poder na resolução de conflitos. São Paulo: Palas Athena; 2020.

12. Prato-Previde E, Basso Ricci E, Colombo ES. The complexity of the human–animal bond: empathy, attachment and anthropomorphism in human–animal relationships and animal hoarding. Animals. 2022; 12(20):2835.

13. Myers Jr OE, Saunders CD, Bexell SM. Fostering empathy with wildlife: Factors affecting free-choice learning for conservation concern and behavior. In: Falk J, Heimlich J, Foutz S (eds.). Free-choice learning and the environment. Lanham: AltaMira Press; 2009.

14. Young A, Khalil KA, Wharton J. Empathy for animals: a review of the existing literature. Curator. 2018;61:327-43.

15. Seattle Aquarium. Best practices in developing empathy toward wildlife. Disponível em: https://informalscience.org/wp-content/uploads/2019/10/Best-Practices-Briefing-2019-FINAL.pdf. Acesso em: 12 jul 2024.

16. Levin J, Arluke A, Irvine L. Are people more disturbed by dog or human suffering?: Influence of victim's species and age. Society & Animals. 2017;25(1):1-16.

17. Martín AM, Vera A, Marrero RJ, Hernández B. Bystanders' reactions to animal abuse in relation to psychopathy, empathy with people and empathy with nature. Front Psychol. 2023;14:1124162.

18. Phillips A. Understanding the link between violence to animals and people: a guidebook for criminal justice professionals. Disponível em: https://ndaa.org/wp-content/uploads/The-Link-Monograph-2014-3.pdf. Acesso em: 12 jul 2024.

19. Coghlan S, Cardilini APA. A critical review of the compassionate conservation debate. Conserv Biol. 2022;36:e13760.

20. Mercer SW, Maxwell M, Heaney D, Watt GCM. The consultation and relational empathy (CARE) measure: development and preliminary validation and reliability of an empathy-based consultation process measure. Fam Pract. 2004; 21(6):699-705.

21. Savieto RM, et al. Interação humano-animal e One Health: validação da Escala de Empatia com Animais – versão brasileira. Einstein (São Paulo). 2024; [no prelo].

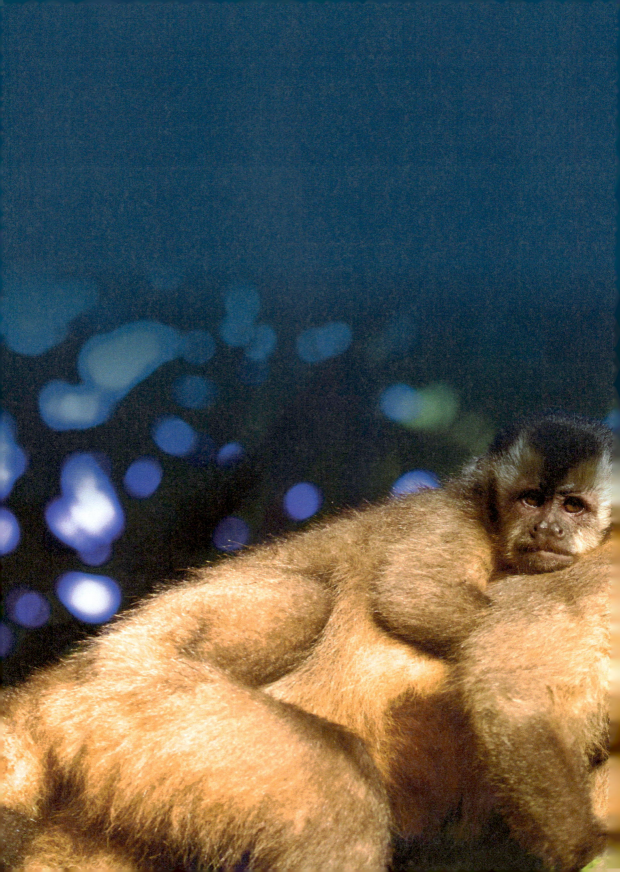

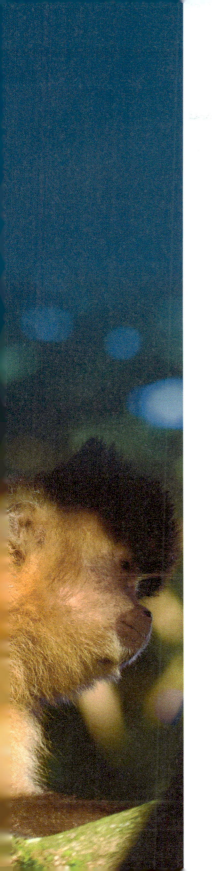
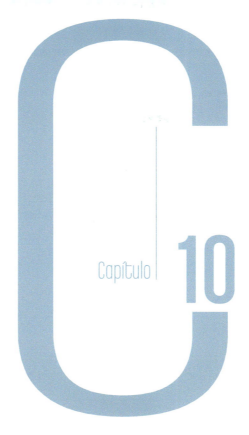

Capítulo 10

Natureza e Infâncias

Daniel Becker

JP Amaral

Maria Isabel Amando de Barros

INTRODUÇÃO

Há um crescente número de pesquisas mostrando que as mudanças climáticas afetam negativamente, por vários caminhos, a saúde e o bem-estar das crianças. Entre esses fatores, destacam-se[1]:

- Crianças e adolescentes estão em uma fase mais sensível de desenvolvimento e, portanto, são os que mais sofrem os impactos da crise climática;
- As mudanças climáticas e a degradação ambiental comprometem serviços, políticas e instituições que atendem às necessidades de crianças, adolescentes e de suas famílias;
- Meninos e meninas irão conviver por mais tempo e em maior intensidade com as consequências da crise climática.

No Brasil, 40 milhões de crianças e adolescentes (60% do total) estão expostos a mais de um risco climático ou ambiental, com comprometimento da garantia de seus direitos fundamentais. Ao mesmo tempo, os efeitos dessa crise afetam desproporcionalmente crianças que vivem em situação de maior vulnerabilidade, já privadas de outros direitos – principalmente moradoras de comunidades empobrecidas, negras, indígenas, quilombolas, pertencentes a outros povos e comunidades tradicionais; migrantes e/ou refugiadas; com deficiências; e do sexo feminino[2].

Além de todos os impactos específicos e sistêmicos gerados pelas mudanças climáticas, as infâncias sofrem uma crise invisível: o declínio significativo na qualidade e quantidade de acesso a experiências diretas e sensíveis com o mundo natural. As crianças, principalmente as que vivem nas cidades, estão cada vez mais confinadas e, por um amplo conjunto de causas, têm um modo de vida que inclui pouco tempo e liberdade para interagir com espaços abertos e naturais[3].

Entretanto, pesquisas consistentes atestam que o acesso e a conexão com a natureza melhoram os marcos mais importantes de uma infância saudável – imunidade, capacidade física, memória, aprendizado ativo, criatividade, sociabilidade – e contribuem significativamente para o desenvolvimento integral das crianças[4]. Além disso, os benefícios de uma infância rica em natureza são mútuos: a criança que nutre um vínculo afetivo e se reconhece como parte do território em que vive também se preocupa com a sua proteção e com a conservação da natureza[5].

Esse cenário mostra a urgência de priorizar crianças e adolescentes nas ações que mitiguem os efeitos das mudanças climáticas e das demais crises socioambientais e naquelas que promovam seu acesso e conexão, juntamente de suas famílias, com a natureza. Para tanto, as estratégias vão desde a incidência em organismos internacionais e em políticas públicas até projetos de adaptação que transformem a infraestrutura urbana a partir de Soluções Baseadas na Natureza (SBN), o que contribui para a resiliência climática e a redução das emissões de carbono de nossas cidades, ao mesmo tempo em que proporciona ambientes onde as crianças possam brincar, crescer e se desenvolver vinculadas com a natureza[6].

Trata-se da combinação da efetividade dos Artigos 225 e 227 da Constituição Federal Brasileira, garantidores de direitos fundamentais das presentes e futuras gerações[7].

O CONTEXTO

O mundo já enfrenta secas, inundações, incêndios e outros eventos climáticos extremos – com os piores impactos sobre os mais vulneráveis. Todos esses fenômenos afetam a vida humana de diversas formas, colocando em risco o bem-estar, o desenvolvimento e a própria sobrevivência de pessoas em todo o planeta. Mas como essas ameaças afetam as crianças e os adolescentes, parcela da população cuja proteção e o desenvolvimento são imperativos universais e cuja prioridade absoluta é reconhecida pela Constituição Brasileira de 1988?

Em 2021, o Fundo das Nações Unidas para a Infância (UNICEF) divulgou a primeira análise abrangente sobre os riscos da mudança do clima para crianças e adolescentes, classificando a situação de cada país a partir da exposição de sua juventude a eventos extremos, como ciclones e ondas de calor, além da condição e do nível de acesso a serviços essenciais. A conclusão do levantamento foi de que a crise climática é uma crise dos direitos da criança: cerca de um bilhão de crianças e adolescentes (quase metade dos 2,2 bilhões de meninas e meninos do mundo) vivem em um dos 33 países classificados como de "risco extremamente elevado". Eles já estão sendo impactados de forma desproporcional por mudanças nos ambientes em que vivem, devido à singularidade de seu metabolismo, à sua fisiologia e às suas necessidades de desenvolvimento. Os resultados refletem o número de crianças e adolescentes afetados em 2021, mas esses – números provavelmente piorarão à medida que os impactos das mudanças climáticas se acelerarem[1].

O relatório detalha, ainda, como a crise climática é profundamente injusta, pois há uma clara desconexão entre os territórios onde as emissões de gases de efeito estufa são geradas e onde crianças e adolescentes estão sofrendo os impactos climáticos mais significativos. Os 33 países de risco extremamente alto emitem coletivamente apenas 10% das emissões globais de carbono; por outro lado, os 10 países com as maiores emissões representam, em conjunto, quase 70% das emissões globais. Apenas um desses países, a Índia, é classificado como de risco extremamente alto no índice de risco climático do UNICEF focado nas crianças[1].

O relatório também descreve como as consequências da crise climática (por exemplo, as mudanças na temperatura, na qualidade do ar e da água e na oferta de alimentos) afetam mais diretamente o desenvolvimento, o bem-estar e a saúde de crianças e adolescentes. Isso acontece porque eles experimentam esses fenômenos de forma diferente dos adultos, especialmente devido às seguintes razões apresentadas a seguir[1,2].

Crianças no começo da vida, cuja fisiologia e os sistemas imunológicos ainda são pouco desenvolvidos, sofrem mais intensamente os efeitos do estresse relacionado às mudanças climáticas. Elas também são fisicamente mais vulneráveis e menos capazes de se defender e de sobreviver a inundações, secas e ondas de calor ou frio extremos. São também mais suscetíveis aos impactos da exposição a elementos químicos perigosos, como fluoreto, mercúrio e pesticidas, por meio da comida, da água, do ar e de produtos manufaturados. A poluição do ar, por exemplo, causada parcialmente por gases que também geram o efeito estufa, se tornou a maior causa ambiental de doenças e mortes prematuras de crianças e adolescentes no Brasil e no mundo. Isso porque, além de seu sistema imunológico estar em estágio de desenvolvimento e o aparelho respiratório em formação, elas respiram 50% a mais de ar por quilo de peso corporal do que os adultos.

As condições psicossociais e de saúde mental atuais e futuras das crianças também são afetadas por danos ambientais, incluindo eventos relacionados às mudanças climáticas. Há uma ligação emergente entre os danos ambientais e a saúde mental das crianças, como a depressão e a ecoansiedade[7].

As crianças também são mais vulneráveis do que os adultos a doenças que se proliferam com as mudanças climáticas, como a malária e a dengue. Cerca de 90% da carga global de doenças associadas às mudanças climáticas incide em crianças com menos de 5 anos de idade. Elas também são altamente suscetíveis a doenças transmitidas pela água e a patógenos que surgem como resultado de enchentes e da contaminação dos suprimentos de água. Todos os anos, 525 mil crianças morrem de diarreia, geralmente causada por água contaminada.

A cada dia que passa, o planeta está se tornando um lugar mais perigoso para viver, e as crianças e os jovens da atualidade irão conviver por mais tempo com as ameaças ambientais do que os já adultos. Elas também arcarão com os custos totais das oportunidades perdidas ao longo de suas vidas. As interrupções na educação em decorrência dos impactos climáticos, por exemplo, repercutirão negativamente na capacidade de aprendizado de uma criança, afetando suas carreiras futuras e seu potencial. As mudanças climáticas causam desastres cada vez mais frequentes e mais graves, e interrupções repetidas aumentam muito as chances de que a educação seja suspensa em definitivo.

E, claro, esses fatores também são influenciados por características como raça, gênero e classe social, bem como por aspectos territoriais e deficiências, fazendo com que crianças pobres, negras, quilombolas e indígenas, que vivem em comunidades tradicionais ou periféricas, que tenham alguma deficiência ou do sexo feminino (uma população historicamente menos protegida pelas políticas públicas) sejam ainda mais afetadas pelas consequências da crise climática.

Mais recentemente, em 2022, o UNICEF lançou um segundo relatório que aprofunda as análises sobre esse tema no Brasil. O documento, intitulado *Crianças, Adolescentes e Mudanças Climáticas no Brasil*, aponta que mais de 40 milhões de crianças e adolescentes brasileiros estão expostos a mais de um

dos riscos analisados. Mais de 8,6 milhões de meninas e meninos brasileiros estão expostos ao risco de falta de água, e cerca de 7,3 milhões estão expostos aos riscos decorrentes de enchentes de rios. O relatório aponta, ainda, para o fato de que a maioria das políticas públicas e dos planos nacionais referentes ao clima e ao meio ambiente menciona pouco – ou ignora – as vulnerabilidades específicas de crianças e adolescentes em geral e particularmente dos grupos mais vulneráveis[2].

Os principais impactos que as mudanças climáticas podem ter sobre a saúde e o bem-estar de crianças e adolescentes no Brasil são discutidos a seguir:

- **Mudanças nos padrões de chuva e temperatura:** períodos de secas prolongadas ou de enchentes afetam diretamente a captação e o fornecimento de água, provocando interrupções e falhas na prestação dos serviços, o que pode afetar sua qualidade e aumentar a incidência de doenças transmitidas por sua ingestão. Outro impacto dessas mudanças diz respeito ao aumento dos riscos de insegurança alimentar causada pela escassez de alimentos. No Brasil, 80% dos alimentos consumidos pelas pessoas que vivem na pobreza são produzidos pela agricultura familiar, em pequenas propriedades rurais. Esse modo de produção é o mais ameaçado pela crise climática, como as pequenas propriedades localizadas no Nordeste, onde longos períodos de seca vêm-se agravando nas últimas décadas e cujo território corre risco de desertificação até 2050. Esses produtores também têm menos acesso a recursos financeiros e técnicos para se adaptar a mudanças no padrão de chuvas e nas temperaturas médias. A escassez de água nessas regiões pode ter um grande impacto na saúde de populações expostas a períodos de calor extremo, previsíveis no contexto de agravamento da crise climática[2];

- **Grandes eventos, como deslizamentos ou inundações:** os casos mais agudos e os óbitos ocorrem imediatamente após o evento catastrófico, nas horas ou nos dias seguintes. E após semanas e meses são notificadas doenças consequentes do desequilíbrio ambiental, como leptospirose, zika, entre outras. Durante anos após esses eventos, há, ainda, aumento consistente nas taxas de doenças crônicas, de desnutrição e de transtornos de fundo psicossocial e comportamental. Nessas situações, as pessoas ficam ainda mais vulneráveis e sujeitas a incertezas, o que potencializa o risco de violências físicas, morais e sexuais para crianças[2]. Localidades onde acontecem desastres naturais frequentemente têm escolas afetadas, agravando as dificuldades de acesso e permanência escolar de crianças e adolescentes, com maior evasão e complicações para manter em funcionamento os serviços e equipamentos escolares. Além disso, quando não têm suas estruturas afetadas, as unidades escolares geralmente são transformadas em pontos de acolhimento coletivo, o que cria mais um empecilho para o pronto retorno das atividades educacionais;

- **Poluição do ar:** diretamente associada às mudanças climáticas, no Brasil, a poluição do ar é agravada pelas queimadas e pela queima de combustíveis fósseis em áreas urbanas, impactando na expectativa de vida da população. Aproximadamente dois em cada cinco brasileiros estão expostos a concentrações de partículas finais (poluição do ar externa) acima do recomendado pela Organização Mundial da Saúde (OMS). No caso de crianças e adolescentes, esse número aumenta para três em cada cinco. Em crianças, a exposição a poluentes em altas concentrações e/ou por longos períodos pode afetar o cérebro, causando atrasos no desenvolvimento (até mesmo intelectual) e problemas de comportamento. Em ambientes poluídos, os pulmões de crianças não se desenvolvem adequadamente e o sistema imunológico fica fragilizado. Infecções respiratórias e doenças crônicas como a asma, que já são comuns em crianças, ficam mais graves e mais frequentes nessas condições[2].

Os impactos descritos afetam também a saúde mental de crianças e adolescentes. Falta de abrigo ou moradia, dificuldades de acesso aos serviços básicos (como água potável e saneamento), à educação e à saúde, assim como exposição a situações de violência, são fatores que podem afetar sua saúde e interferir em seu desenvolvimento físico, cognitivo e emocional. O medo do futuro, a preocupação diante dos impactos visíveis do colapso ambiental e da sobrecarga de notícias sobre o tema podem levar à ecoansiedade ou ansiedade climática.

O relatório do UNICEF enfatiza, ainda, a pressão sobre as crianças e as famílias mais pobres ou pertencentes a grupos sociais vulneráveis, que têm menos recursos para se realocar ou adaptar-se a mudanças no clima e vivem em áreas geograficamente mais expostas a desastres. Elas sofrem primeiro – e mais intensamente – as crises causadas por choques socioambientais e suas consequências econômicas secundárias[2].

As razões dessa crise, que ameaça a sobrevivência da espécie humana no planeta e causa tanto sofrimento e oportunidades perdidas, têm múltiplas raízes históricas. Entretanto, os povos tradicionais e originários destacam uma com grande ênfase: nossa alienação quanto a esse organismo do qual fazemos parte – a Terra. A ideia de que a natureza é uma coisa e nós, seres humanos, somos outra. Para os povos que cultivam vínculos profundos com sua ancestralidade e com seu território, tudo é natureza e todos os seres, rios, montanhas, árvores e fogo estabelecem trocas e relações. Na tradição desses povos, somos parte indissociável da comunidade da vida, una e indivisível[8].

Essa ruptura da conexão entre o ser humano e a natureza é vivenciada pelas crianças em uma dimensão mais sensível e pouco visível: o confinamento. Elas expressam um sentimento de ausência, de saudade de seu lugar de pertencimento – os espaços abertos e naturais – e da falta de serem deixadas livres para se expressarem em movimento na natureza, acompanhando seu próprio ritmo e tempo.

As crianças passam cada dia mais tempo presas em ambientes fechados, privadas de se movimentar, de brincar, interagir e aprender espontaneamente em ambientes abertos e naturais, ao lado de seus pares. Muitas crescem em meio à poluição e ao barulho, hipnotizadas pelas telas, em um estilo de vida cada vez mais sedentário. Esse contexto traz grandes perdas para seu desenvolvimento integral, o que se manifesta em índices elevados de obesidade, transtornos cognitivos, miopia, distúrbios do sono, entre outros sintomas, e também contribui para o enfraquecimento de seu vínculo com o mundo natural[3].

Por outro lado, avolumam-se os estudos e pesquisas que apontam na direção do conhecimento e da cultura dos povos originários: uma infância rica em oportunidades de brincar e interagir com a natureza é fundamental para a saúde e o bem-estar de crianças e adolescentes, em todas as suas dimensões – física, mental, social e espiritual. É necessária também para nutrir seu vínculo com a vida, com a comunidade da qual ela faz parte e com a Terra[4,5].

Estamos em um momento crucial para a humanidade, alertam os pesquisadores e as organizações multilaterais. Fazer "as pazes" com a natureza é a tarefa definidora do século 21, segundo relatório lançado pelo Programa para o Meio Ambiente das Nações Unidas (PNUMA), e isso deve ser feito enfrentando as crises socioambientais de forma conjunta, aliando esforço de todos os setores da sociedade: governos, empresas, população civil, instituições educacionais, mídia e indivíduos[9]. As crianças precisam ser ouvidas e priorizadas nesse processo. Elas sofrem os efeitos dessas crises de forma mais intensa e distinta e precisam ter seus direitos assegurados e sua capacidade de ação e participação respeitada.

Um importante passo dado nesse sentido foi a elaboração do Comentário Geral nº 26 pelo Comitê dos Direitos da Criança, órgão da Organização das Nações Unidas (ONU)[7], a partir de um amplo processo de escuta e participação de crianças e adolescentes. Esse documento contou com a contribuições de crianças de 121 países e utilizou a abordagem baseada nos direitos da criança à prote-

ção ambiental. Enfatizou que meninas e meninos têm direito a um ambiente limpo, saudável e sustentável, bem como ao descanso, à diversão, ao lazer e à recreação em ambientes adequados, incluindo espaços naturais, parques e praças.

O esforço para assegurar esses direitos passa por priorizar as infâncias e suas especificidades nos investimentos realizados para enfrentamento das crises socioambientais, como, a crise climática. Segundo levantamento do UNICEF lançado em 2023, apenas 2,4% dos principais fundos climáticos globais seguem diretrizes voltadas para a população infantil. O estudo considera três critérios para avaliar a adequação dos fundos às necessidades das crianças: reconhecer os riscos específicos e elevados aos quais elas estão expostas, fortalecer a resiliência de serviços sociais para esse grupo e capacitar as crianças como agentes de mudança[10]. É urgente mudar esse contexto e colocar os interesses de crianças como prioridade nos mecanismos de financiamento climático, adaptação e perdas e danos.

Também é preciso unir agendas voltadas para as transformações urbanas necessárias para adaptar as cidades às alterações climáticas e, assim, melhorar a vida das pessoas. É necessário aproximar a agenda global do clima à escala local e a outros desafios que possam ser enfrentados em conjunto. Um exemplo disso é o esforço realizado em diversas cidades ao redor do mundo, incluindo o Brasil, que propõe uma mudança nas práticas pedagógicas, nos espaços escolares e em seus entornos: incluir mais natureza. A ideia é pensar nos espaços escolares como *locus* central para ações de adaptação e resiliência climática aliadas a estratégias inovadoras de educação baseada na natureza: fazer das escolas um lugar onde crianças possam brincar e aprender com (e na) natureza. Outras iniciativas, como o urbanismo voltado para a criança, com implantação de parques naturalizados, além da construção, manutenção e ativação de espaços recreativos com mais presença de natureza, inclusive nas áreas mais pobres e periféricas, vêm se disseminando em nossas cidades, em uma atuação que, muitas vezes une a gestão pública e o terceiro setor.

As crianças são sujeitos de direitos, criadoras e protagonistas de formas singulares de ser, estar, pensar, sentir e participar do mundo, por meio de suas múltiplas formas de expressão e culturas. Estão em um processo único de desenvolvimento físico, emocional, cognitivo, social e simbólico. São seres da natureza e têm o direito de crescer e se desenvolver estabelecendo uma relação com seu ambiente por meio da inteligência do seu corpo. Experimentar-se em movimento, brincando a céu aberto, é a linguagem de conhecimento da criança. Afinal, o brincar nasce no corpo, e o corpo é a natureza.

Simultaneamente, as crianças têm o direito a um meio ambiente saudável e estável, bem como à vida, à saúde, à segurança alimentar, ao acesso irrestrito a água potável e saneamento, educação e moradia. Um ambiente natural equilibrado é essencial e insubstituível espaço material e imaterial para que a criança se desenvolva adequadamente e tenha melhores interesses.

Nesse sentido, temos o dever e a obrigação de assegurar a todas as crianças, com absoluta prioridade, o direito de ter acesso e de se conectar com a natureza, bem como de usufruir de um ambiente saudável de forma equitativa, a partir da responsabilidade compartilhada por famílias, escolas, empresas, Estado e toda a sociedade, conforme previsto em nossa Constituição.

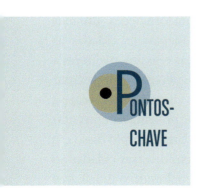

As crianças, por estarem ainda em desenvolvimento, são mais suscetíveis a alterações em seu meio ambiente, e aquelas as pertencentes a grupos mais vulneráveis sofrem maiores impactos. Além das interferências das mudanças climáticas, as crianças vivenciam declínio significativo na qualidade e quantidade de acesso e conexão com o mundo natural, principalmente em em áreas urbanas, o que contribui para grandes perdas em saúde e desenvolvimento.

É urgente priorizar crianças e adolescentes nas ações que mitiguem os efeitos das mudanças climáticas e das demais crises socioambientais, a fim de promover seu acesso e sua conexão, bem como de suas famílias, com a natureza.

REFERÊNCIAS BIBLIOGRÁFICAS

1. United Nations Children's Fund. The climate crisis is a child rights crisis: Children's Climate Risk Index (CCRI). Disponível em: https://www.unicef.org.uk/wp-content/uploads/2021/08/UNICEF_CCRI_report_EN.pdf. Acesso em: 10 jul 2024.
2. Fundo das Nações Unidas para a Infância. Crianças, adolescentes e mudanças climáticas no Brasil. Brasília: UNICEF; 2022.
3. Louv R. A última criança na natureza: resgatando nossas crianças do transtorno do déficit de natureza. São Paulo: Aquariana; 2016.
4. Fyfe-Johnson AL, Hazlehurst MF, Perrins SP, Bratman GN, Thomas R, Garrett KA, et al. Nature and children's health: a systematic review. Pediatrics. 2021;148(4):e2020049155.
5. Charles C, Keenleyside K, Chapple R. Home to us all: how connecting with nature helps us care for ourselves and the earth. Disponível em: https://www.researchgate.net/publication/330980975_Home_to_Us_All_How_Connecting_with_Nature_Helps_Us_Care_for_Ourselves_and_the_Earth. Acesso em:10 jul 2024.
6. Instituto Alana. Legal Policy Brief: o direito das crianças e dos adolescentes à natureza e a um ambiente saudável. São Paulo: Instituto Alana; 2022.
7. Organização das Nações Unidas. Convenção sobre os Direitos da Criança:. Comentário Geral 26. Disponível em: https://www.unicef.org/brazil/media/26991/file/comentario-geral-26%E2%80%93comite-dos-direitos-da-crianca.pdf. Acesso em: 10 jul 2024.
8. Krenak A. Ideias para adiar o fim do mundo. São Paulo: Companhia das Letras; 2019.
9. United Nations Environment Programme. Making peace with nature: a scientific blueprint to tackle the climate, biodiversity and pollution emergencies. Disponível em: https://www.unep.org/resources/making-peace-nature. Acesso em: 21 ago 2023.
10. Children's Environmental Rights Initiative. Falling short: addressing the climate finance gap for children. Disponível em: https://www.unicef.org/media/142181/file/Falling-short-Addressing-the-climate-finance-gap-for-children-June-2023.pdf. Acesso em: 10 jul 2024.

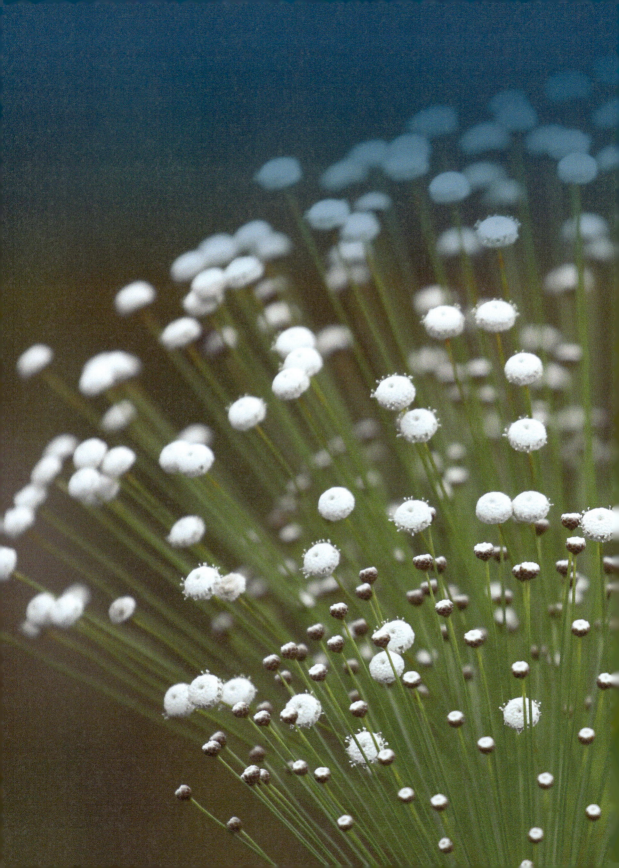

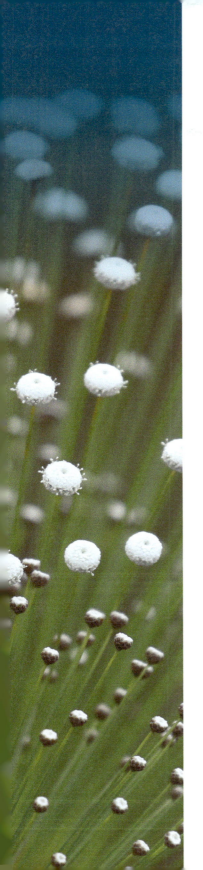
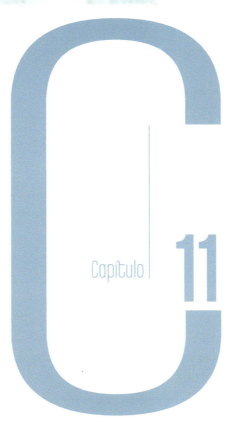

Capítulo 11

Natureza e Envelhecimento Saudável

Giulia Catissi

Cristiane Pavanello Rodrigues Silva

Ana Raquel Freitas Simões Almeida

Lis Leão

INTRODUÇÃO

Este capítulo aborda a interseção entre o envelhecimento saudável e sua relação com a natureza, sob a perspectiva da saúde pública e das mudanças climáticas.

O envelhecimento é um processo natural da vida e traz consigo uma série de mudanças físicas, mentais e sociais. À medida que a população mundial envelhece, é fundamental que as políticas de saúde pública se adaptem a essa realidade, visando promover envelhecimento saudável e melhor qualidade de vida para os idosos. Isso representa um desafio maior quando sabemos que o envelhecimento da população é um fenômeno global e, ao mesmo tempo, enfrentamos questões urgentes relacionadas às mudanças climáticas.

Segundo a Organização das Nações Unidas (ONU), a população idosa é composta por pessoas com 65 anos ou mais, que deve aumentar globalmente de 10%, em 2022, para 16%, em 2050. A população mundial está envelhecendo mais rapidamente, com estimativa de alcançarmos 9,7 bilhões de pessoas no mundo em 2050 e 10,4 bilhões em 2100. Na América Latina e no Caribe, essa transição demográfica ocorre de forma mais acelerada. Mais de 8% da população tinha 65 anos ou mais em 2020, e estima-se que essa porcentagem dobre até 2050 e ultrapasse 30% até o final do século[1].

Eventos relacionados ao clima, como ondas de calor e furacões, colocam todos em risco e ameaçam o acesso universal aos direitos humanos fundamentais de ar puro, água, alimentação e moradia adequadas à saúde. Muitos idosos são especialmente vulneráveis aos impactos das mudanças climáticas devido a condições de saúde complexas e à dependência de cuidadores e de sistemas de atenção à saúde, que podem ser fragmentados durante desastres climáticos[2]. Ademais, processos fisiológicos de envelhecimento limitam a agilidade e a mobilidade, facilitam o declínio cognitivo e aumentam a dependência de medicamentos/equipamentos, representando fatores que, somados à insegurança econômica, elevam ainda mais a vulnerabilidade dessa população diante de possíveis eventos climáticos significativos.

Todavia, o terceiro relatório da Década do Envelhecimento Saudável (2021-2030), publicado pela Organização Mundial da Saúde (OMS), configura uma oportunidade para reunir agendas e minimizar os riscos de as mudanças climáticas afetarem a saúde e o bem-estar desse grupo[3]. Esse cenário requer o desenvolvimento e a implementação de estratégias efetivas voltadas aos idosos, especialmente intervenções baseadas na natureza com respaldo científico.

Portanto, é fundamental compreender os conceitos e as abordagens para promoção do envelhecimento saudável, bem como explorar os benefícios e as intervenções baseadas na natureza para esse processo. Além disso, devemos examinar o acesso e a equidade dos idosos em relação à natureza, garantindo que todos tenham a oportunidade de desfrutar dos benefícios naturais para o envelhecimento saudável.

A primeira seção deste capítulo concentra-se nos conceitos e abordagens relacionados ao envelhecimento saudável. Exploraremos suas definições e dimensões, bem como teorias relacionadas, e discutiremos estratégias e intervenções que podem ser adotadas para melhorar a qualidade de vida aos idosos.

Na segunda seção, examinaremos os benefícios e as intervenções baseadas na natureza para o envelhecimento saudável. A natureza oferece vantagens terapêuticas e estimulantes para os idosos; assim, abordaremos como o contato com a natureza pode contribuir para a saúde física, mental e emocional desse grupo. Além disso, apresentaremos intervenções específicas, como terapias verdes, jardins terapêuticos e programas de atividades ao ar livre, que podem ser implementadas para promover o envelhecimento saudável em um mundo em constante transformação.

A terceira seção deste capítulo se concentra no acesso e na equidade dos idosos em relação à natureza. Reconhecemos que nem todos têm igual acesso a ambientes naturais, e é fundamental discutir as disparidades existentes e as barreiras enfrentadas pelos idosos. Analisaremos como fatores socioeconômicos, geográficos e culturais podem afetar o acesso à natureza para os idosos e exploraremos estratégias e políticas para promover a inclusão e a igualdade de oportunidades nesse contexto. Também abordaremos questões de mobilidade, segurança e acessibilidade, buscando identificar soluções que viabilizem que todos os idosos possam desfrutar dos benefícios da natureza em seu envelhecimento.

ENVELHECIMENTO SAUDÁVEL

O envelhecimento é um processo inexorável e irreversível que acontecerá para todos aqueles que não morrerem antes dos 65 anos. No entanto, não é um processo homogêneo. Cada indivíduo envelhece de maneira particular e experimenta essa fase da vida de forma única, não somente de acordo com sua saúde física e mental, mas também, de acordo com sua herança genética, sua cultura, seus valores pessoais, suas crenças e suas estruturas sociais[4]. Por exemplo, na África Subsaariana, existe discriminação contra viúvas e idosas, que são apartadas da sociedade por serem consideradas "bruxas", com sexismo e etarismo claros, o que coloca essa população em risco de violência sem amparo social e, certamente, muito distante do envelhecimento de quem vive em sociedades com políticas e valores de suporte aos idosos[5].

A OMS define envelhecimento saudável como o processo de promoção e manutenção das capacidades que permitem o bem-estar na velhice, considerando três aspectos fundamentais: capacidade funcional, relacionada à saúde do indivíduo na realização das suas atividades de vida diária; capacidade intrínseca, que é a combinação de todas as capacidades físicas e mentais que contam para um indivíduo; e capacidade de adaptação ao ambiente em que vive, bem como às suas influências diretas e indiretas[4].

O conceito de envelhecer de forma ativa e saudável é relativamente recente e se desenvolveu com o aumento da expectativa de vida na sociedade moderna, pois, além de se ganhar anos de vida é preciso ter qualidade de vida e saúde nesses anos. A Internacional Longevity Centre Brazil (ILC-Brazil)[6], revisou a proposta da OMS de 2002 e acrescentou mais um "pilar" para o envelhecimento ativo e saudável, que requer a combinação de várias áreas: saúde, aprendizagem ao longo da vida, participação e segurança.

Esse conceito passa por uma transformação social profunda, com ampliação do entendimento de saúde e impacto na construção e aplicação de novas abordagens e intervenções para proporcionar a qualidade de vida esperada, tornando imprescindível o desenvolvimento de novos saberes que integrem os quatro pilares para o envelhecimento ativo e saudável.

TEORIAS DO ENVELHECIMENTO E SEU IMPACTO NA SAÚDE

Para explicar o processo do envelhecimento, que é multifatorial, existem teorias formuladas e que são agrupadas de diversas formas e em distintas categorias: envelhecimento biológico, envelhecimento social e envelhecimento psicológico. As teorias do envelhecimento biológico podem ser divididas em dois grupos: teorias programadas, baseadas no conceito do "relógio biológico", marcados pelas etapas da vida (crescimento, maturidade, senescência e morte), e teorias estocásticas, condicionadas às alterações moleculares e celulares, progressivas e aleatórias, que promovem danos às estruturas biológicas do organismo humano e, consequentemente, impactam em sua funcionalidade[7].

A teoria do envelhecimento social está relacionada com o papel, o estado e os hábitos das pessoas em relação aos membros da sua sociedade, da sua cultura e da história de seu país de origem e/ou em que vive. É discutida por meio da capacidade do indivíduo de manter seu engajamento e sua atividade social ao longo da vida, levando em consideração a manutenção da capacidade do idoso de sustentar seu papel enquanto cidadão[7].

Relativamente às competências comportamentais, no que tange às mudanças de ambientes nas diferentes fases da vida, influenciadas pelos fatores individuais de rejeição ou aceitação, que estão ligados às questões de memória, inteligência e motivação, está pautada a teoria do envelhecimento psicológico.

É evidente a complexidade do envelhecimento e das diferenças cronológicas e biológicas que se passam ao longo desse processo, justificadas por cada uma das distintas teorias que discutem e explicam as alterações que impactam a vida do idoso, individual e/ou coletivamente. As teorias apontam para diversidade das ações necessárias na prevenção ou mitigação dos danos físicos e mentais, com a finalidade de promover envelhecimento ativo e saudável.

ESTRATÉGIAS E INTERVENÇÕES PARA PROMOVER O ENVELHECIMENTO SAUDÁVEL

No documento *Global Strategy and Action Plan On Ageing And Health*[8], a OMS afirma que algumas estratégias são fundamentais para sustentar o envelhecimento saudável ao redor do mundo, tendo como principais objetivos: desenvolvimento de liderança e compromisso; alinhamento dos sistemas de saúde para as populações mais velhas; desenvolvimento de ambientes amigáveis aos idosos; reforço dos cuidados de longo prazo; e melhora do monitoramento e da mensuração em pesquisa na área do envelhecimento.

As ações para criar ambientes amigáveis aos idosos podem ser direcionadas de diferentes formas, desde ações estruturais em habitações ou fatores ambientais específicos, como ruas, parques e instalações sociais, sempre com o objetivo de diminuir desigualdade, até aumentar sua inclusão e criar novos ambientes[8]. Esses objetivos, embora propostos para o plano estratégico de 2016-2020, foram fortemente impactados pela pandemia de COVID-19, que provocou isolamento social sem precedentes, prejudicou a saúde mental dos idosos e atrasou a obtenção dessas metas[9].

O Relatório Mundial sobre o Idadismo[5] aponta que a COVID-19 impactou seriamente a percepção (já estereotipada) dos idosos, sendo o idadismo um fator que interfere negativamente na saúde física e mental e no isolamento dessa população, afastando-a ainda mais do objetivo de um envelhecimento ativo, saudável e seguro. Assim, muitas questões ainda estão por ser respondidas sobre o ambiente em que vivem e sobre as áreas naturais que podem acessar, como: quais são os atributos de um ambiente amigo do idoso? Quais intervenções funcionam para criar ambientes mais amigáveis e saudáveis aos idosos?[8]

O desenvolvimento e a implementação de políticas públicas, com programas específicos nos serviços de saúde e comunidades, são fundamentais, com o objetivo central de responder (eficaz e cientificamente) à preocupação mundial com o envelhecer ativo e saudável. Em outubro de 2020, líderes de organizações intergovernamentais, da sociedade civil e da academia se reuniram para destacar a importância da Década do Envelhecimento Saudável da ONU e a importância de trabalharem juntos para melhorar a vida dos idosos, de suas famílias e das comunidades ao redor do mundo.

BENEFÍCIOS E INTERVENÇÕES BASEADAS NA NATUREZA PARA O ENVELHECIMENTO SAUDÁVEL

O envelhecimento é um fenômeno visto socialmente como um processo estritamente negativo, que envolve estereótipos, preconceitos e discriminação em várias esferas da sociedade, como mídia, cultura, instituições e até mesmo em âmbito pessoal e familiar. Atrelados a diversas ideias pré-conceituadas, os idosos ainda são vistos como indivíduos frágeis, dependentes e desatualizados.

O cuidado em saúde com esse grupo não é diferente. Muitos profissionais da área ainda embasam suas ações no modelo essencialmente biomédico, pautado na abordagem curativa e hipermedicalizada, com atenção aos sintomas e à resolução da enfermidade, mas negligenciando, muitas vezes, a prevenção e a promoção da saúde, tendendo a fragmentar o organismo humano e ignorar a complexidade das interações com contexto social e ambiental.

Em crítica ao modelo biomédico, McWhinney, médico e professor canadense, destaca o enfoque ecossistêmico no cuidado em saúde. Ele reconhece que a saúde de um indivíduo não é determinada apenas por fatores biomédicos isolados, mas por uma série de elementos interligados que incluem o ambiente físico, social e emocional em que o indivíduo está inserido. Nessa perspectiva, o profissional da saúde tem papel central na promoção de um ambiente saudável, considerando o contexto amplo e holístico em que acontecem as interações entre indivíduo, família e comunidade. Deve-se considerar também as complexas conexões entre saúde individual e bem-estar do planeta como um todo, com abordagem abrangente e eficaz para o cuidado das pessoas e do meio ambiente[10].

Outra notória pesquisadora dessa temática, a médica americana Starfield, introduziu o conceito de "expansão do olhar", ou *expanding the gaze* em sua versão original. É uma abordagem que nos convida a ampliar gradativamente nossa visão para além do indivíduo, de forma a abranger a família, a comunidade, a cultura e os sistemas naturais que sustentam nossa existência. Essa visão holística nos permite compreender de que maneira nossas ações locais têm impacto global, seguindo o princípio do "pensar globalmente, agir localmente". E ressalta, ainda, a importância de estender nosso olhar também para os sistemas naturais que nos apoiam, reconhecendo que a saúde humana está intrinsecamente ligada à saúde do ecossistema. Ao considerar

cuidadosamente os efeitos de nossas atividades no meio ambiente e ao adotar práticas sustentáveis, podemos garantir a preservação do nosso ambiente e a promoção da saúde para as gerações futuras. Dessa forma, Starfield enfatizou a responsabilidade de cuidar não apenas do bem-estar individual, mas também do equilíbrio delicado entre saúde humana e ecossistema[11].

Nesta perspectiva, as intervenções baseadas na natureza podem auxiliar tanto na promoção do envelhecimento ativo e saudável, quanto no incentivo à abordagem do enfoque ecossistêmico no cuidado em saúde desses indivíduos. Trata-se de abordagens terapêuticas ou de promoção à saúde que incorporam elementos e ambientes naturais para melhorar o bem-estar físico, mental e emocional das pessoas. Essas intervenções reconhecem o poder benéfico da natureza ao ser humano e buscam aproveitar os recursos naturais como uma forma de tratamento complementar a alguma doença preexistente ou mesmo como uma estratégia preventiva, incentivando ao contato, conexão e engajamento para ações de conservação do meio ambiente, uma vez que só defendemos uma ideia quando temos familiaridade com ela.

Quando pensamos em abordagens terapêuticas das intervenções baseadas na natureza, compreendemos a intervenção em si como tratamento complementar a alguma doença ou agravo já instalado. A literatura disponível sobre a temática concentra-se, em sua maioria, nesse enfoque, principalmente nos estudos realizados com a população idosa. Em estudo desenvolvido na China, foram investigados os efeitos terapêuticos do banho de floresta em idosos hipertensos[12]. O banho de floresta, ou *"shinrin-yoku"*, é uma prática que envolve passar tempo imerso na natureza, especialmente em florestas e ambientes naturais. Essa atividade não se trata literalmente de tomar um banho de água, mas de se envolver profundamente na atmosfera e na experiência sensorial da floresta. A prática inclui caminhar lentamente pela área natural e apreciá-la por meio dos sentidos, com o objetivo de conectar-se profundamente com o ambiente ao redor.

Por sete dias, os participantes tiveram sessão de banho de floresta por cerca de uma hora e meia, antes e após o almoço. Foram avaliados indicadores de pressão arterial, fatores patológicos relacionados a doenças cardiovasculares, citocinas inflamatórias e o perfil de estados de humor (POMS). Após a intervenção, foi encontrada redução da pressão arterial, dos parâmetros inflamatórios e das subescalas negativas do questionário POMS, indicando efeitos importantes não só na saúde física dos pacientes com hipertensão, como também em sua na saúde mental[12].

Outro estudo, realizado na Itália, avaliou os efeitos do jardim terapêutico no comportamento de pacientes com doença de Alzheimer[13]. O jardim terapêutico é um espaço especialmente projetado e cultivado para promover saúde física, mental e emocional, combinando elementos naturais com características terapêuticas e estéticas, a fim de criar um ambiente propício para relaxamento, contemplação, interação (humano-humano e humano-meio ambiente) e cura. No jardim terapêutico, os elementos são escolhidos cuidadosamente para oferecer diversas experiências sensoriais e oportunidades de envolvimento, com incluindo plantas medicinais e aromáticas, caminhos e trilhas, áreas de descanso, diversidade de texturas e cores e acessibilidade.

Foram 163 indivíduos participantes da pesquisa, com duração de duas horas cada, cinco vezes por semana, durante seis meses, (totalizando 120 sessões e 240 horas de exposição), tanto no jardim terapêutico (grupo intervenção) quanto no ambiente de cuidado padrão (grupo controle). As avaliações foram realizadas com questionário do inventário neuropsiquiátrico, miniexame do Estado Mental, Escala de Barthel, cortisol salivar e monitoramento de atividade física e fisiológica com dispositivo específico. Os resultados apontaram redução significativa de sintomas comportamentais e psicológicos, da ingestão de medicamentos, dos níveis de cortisol e dos índices de pressão arterial do grupo intervenção, quando comparados ao grupo controle[13].

Além do contato direto com a natureza, com estímulo à prática de atividade física, socialização e interação, pesquisas com intervenções de contato indireto vêm crescendo e abrindo um caminho a ser explorado, especialmente considerando que idosos, em sua grande parte, enfrentam restrições de mobilidade e falta de acessibilidade em ambientes naturais, como parques e praças, para estarem fisicamente na natureza. Essa abertura para novas abordagens de conexão com a natureza contribui para maior inclusão, uma vez que as pesquisas abrangem grupos com limitações no contato direto.

Uma das intervenções de contato indireto com a natureza a realidade virtual (RV). Em estudo realizado na Polônia, em 2020, foram investigados os benefícios de uma horta terapêutica virtual para tratamento de sintomas depressivos de mulheres idosas. O grupo controle recebeu o tratamento padrão (40 minutos de treinamento físico geral e 20 minutos de educação e psicoeducação para a promoção da saúde duas vezes por semana), enquanto o grupo RV recebeu o mesmo tratamento associado à terapia de RV. O ciclo terapêutico consistiu em oito sessões de RV com 20 minutos de duração, duas vezes por semana, durante quatro semanas. Para avaliação, foi utilizados a escala de depressão gerátrica (GDS, do inglês *geriatric depression scale*), o questionário de estresse percebido (PSS, do inglês *perceived stress scale*) e a escala hospitalar de ansiedade e depressão (HADS, do inglês *hospital anxiety and depression scale*). Após as oito sessões, evidenciou-se redução de depressão, ansiedade e estresse no grupo RV[14].

A utilização de imagens de natureza foi investigada em literatura nacional inédita. O estudo teve como objetivo investigar os efeitos dessas imagens de natureza, validadas previamente, no manejo dos sintomas clínicos e psicológicos durante a quimioterapia. Para isso, foi realizado um ensaio clínico randomizado com 173 participantes. A intervenção consistiu na exibição de um dos quatro vídeos da Base de Dados de Fotografia de Emoções Positivas da e-Natureza (e-NatPOEM) em uma única sessão: tranquilidade, beleza, emoções e miscelânea. Os participantes responderam a escala de afeto positivo/afeto negativo (PANAS, do inglês *positive and negative affect schedule*) e o sistema de avaliação de sintomas de Edmonton (ESAS, do inglês *Edmonton symptom assessment scale*), que evidenciaram redução de afetos negativos, dor, cansaço, tristeza, ansiedade e inapetência.[15]

Neste capítulo, também é válido explorar a carência de estudos que consigam traduzir o conhecimento teórico existente em aplicações práticas no campo da saúde, ponto fundamental para a execução de práticas dentro do âmbito da relação saúde – natureza. Isso nos leva a refletir sobre várias questões: como podemos facilitar a transição do conhecimento acadêmico para a prática clínica? Como podemos implementar em instituições de saúde, como hospitais e serviços de atenção primária, as evidências e os *insights* oferecidos por esses estudos? Como tornar a linguagem técnica de um artigo científico mais acessível para os profissionais que estão na linha de frente, com diferentes níveis de experiência na área e que possuem entendimento mais profundo das necessidades de quem cuida?

E, ainda, como podemos elaborar políticas públicas embasadas nas evidências atualmente disponíveis?

Essas indagações demandam esforço contínuo para serem atendidas, por parte dos profissionais que estão à frente desse movimento de integração das intervenções baseadas na natureza no âmbito da saúde, tanto no setor público quanto privado, abrangendo todas as esferas do atendimento.

Esperamos que futuras pesquisas tenham papel fundamental no impulso das políticas de saúde e meio ambiente coordenadas, que visam garantir o desenvolvimento de áreas urbanas bem concebidas, integrando ambientes naturais e verdes acessíveis a todos, com igualdade e justiça, para promover o bem-estar e a saúde da população.

EQUIDADE E ACESSO DOS IDOSOS À NATUREZA

A natureza desempenha um papel fundamental na qualidade de vida e no bem-estar de todas as pessoas, independentemente da idade. No Canadá, os médicos começaram a prescrever aos pacientes tempo na natureza e passes gratuitos para parques nacionais; nos Estados Unidos, alguns profissionais de saúde estão recorrendo à ecoterapia, que incorpora a natureza aos planos de tratamento. E além da importância da natureza para a saúde, é reconhecido que comunidades que não têm acesso a ela não apenas perdem uma comodidade agradável, como são privadas de um direito humano[16]. No entanto, para os idosos, o acesso à natureza e o desfrute de seus benefícios podem ser afetados por uma série de fatores, incluindo limitações físicas, barreiras socioeconômicas e falta de conscientização.

Em estudo desenvolvido na Nova Zelândia, quase todos os participantes experimentaram mudanças relacionadas com a idade nas suas formas de ligação com a natureza, à medida que as condições de vida, a saúde e a mobilidade se alteraram[17]. Alguns dos principais desafios incluíam:

- **Mobilidade reduzida:** muitos idosos têm dificuldades de locomoção devido a condições de saúde, limitações físicas ou deficiências. A falta de acessibilidade em parques, trilhas e outros espaços naturais pode dificultar ou impossibilitar sua participação;
- **Transporte limitado:** alguns idosos podem não ter acesso a transporte adequado para chegar às áreas naturais. Isso é especialmente problemático para aqueles que vivem em áreas geográficas mais afastadas, onde as opções de transporte público podem ser limitadas;
- **Barreiras econômicas:** o acesso a atividades ao ar livre e a áreas naturais, muitas vezes, requer recursos financeiros, como taxas de entrada ou despesas com equipamentos e vestuário adequados, o que pode ser impeditivo para alguns idosos;
- **Falta de conhecimento:** muitos idosos não estão cientes dos benefícios da natureza para sua saúde e seu bem-estar. Além disso, podem não saber as opções disponíveis em sua comunidade ou como acessá-las.

Assim, para garantir que os idosos tenham acesso justo e equitativo à natureza, é necessário abordar as barreiras mencionadas e definir políticas que as eliminem. No que diz respeito à mobilidade, é essencial que os parques sejam projetados com acessibilidade universal, o que inclui, por exemplo, bancos durante os percursos, fornecimento de banheiros adaptados para pessoas com mobilidade reduzida, uso de sinalização clara e informativa, entre outros. Parcerias entre agências governamentais, organizações civis e empresas privadas podem ser estabelecidas para facilitar o transporte dos idosos até esses locais.

Outras estratégias interessantes para facilitar o acesso à natureza são o desenvolvimento e a implementação de programas e atividades ao ar livre que sejam inclusivos para os idosos. Isso pode envolver oferta de caminhadas guiadas com ritmo adequado, sessões adaptadas de ioga ao ar livre, jardinagem em espaços comunitários ou outras atividades que atendam às necessidades e capacidades desse grupo. E, principalmente, a oferta de conhecimento e promoção da conscientização sobre os benefícios da natureza para os idosos é fundamental. Campanhas de sensibilização em mídias locais e centros comunitários, *workshops* educacionais e parcerias com profissionais de saúde e organizações de idosos podem melhor informá-los sobre as oportunidades disponíveis na natureza. Envolver as comunidades locais na gestão de espaços verdes promove senso de propriedade e uso consciente.

É relevante considerar que, para os idosos institucionalizados, as oportunidades de "sentir a natureza" são de vital importância, como a possibilidade de sentar-se ao ar livre em um espaço externo[18]. O contato direto é necessário para que experimentem todos os benefícios e desfrutem da natureza em sua plenitude, ainda que, por vezes, o olhar através da janela seja a única opção possível. Atualmente, existem também recursos tecnológicos que tentam simular a presença e o envolvimento com a natureza. A investigação sobre a comparação entre a interação com a natureza real e a virtual indica que alguns benefícios são similares, mas ainda são necessários mais estudos nessa direção[19].

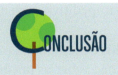

Conclusão

Em suma, o envelhecimento saudável é um conceito multifacetado e dinâmico, que envolve não apenas a manutenção da saúde física, mas também a adaptação ao ambiente, o engajamento social e o bem-estar emocional. As abordagens e intervenções voltadas para o envelhecimento saudável estão sendo incorporadas em uma visão mais holística, com reconhecimento da importância do ambiente natural no processo de envelhecimento.

As teorias do envelhecimento destacam a complexidade desse processo, que é influenciado por fatores biológicos, sociais e psicológicos. Intervenções baseadas na natureza, de contato tanto direto quanto indireto, têm mostrado resultados promissores na melhoria da saúde mental e física dos idosos. Essas intervenções proporcionam benefícios individuais e promovem conexão mais profunda com o meio ambiente, bem como a sensibilização sobre a importância da conservação ambiental.

No entanto, a equidade e o acesso dos idosos à natureza são desafios significativos. Barreiras como mobilidade reduzida, falta de transporte adequado, dificuldades financeiras e desconhecimento podem impedir que eles desfrutem dos benefícios da natureza. Para superar esses desafios, é fundamental o investimento na criação de políticas públicas voltadas à infraestrutura acessível, de programas inclusivos e de campanhas de conscientização do envelhecimento saudável, garantindo que os idosos tenham a oportunidade de se conectar com a natureza. Isso é mais do que apenas melhorando sua qualidade de vida, é também promover justiça ambiental e respeito pelos direitos humanos.

Portanto, à medida que avançamos para enfrentar os desafios do envelhecimento saudável, é crucial compreender a natureza como parte integrante das abordagens de cuidados de saúde e políticas públicas. O acesso à natureza não deve ser um privilégio, mas um direito de todos os indivíduos, independentemente da idade. Ao promover o envelhecimento ativo, saudável e com qualidade de vida, estamos cuidando não apenas dos idosos, mas também do nosso ambiente e do bem-estar das gerações futuras.

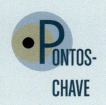

PONTOS-CHAVE

- O envelhecimento saudável é um processo que considera o ambiente natural;
- Algumas barreiras dificultam o acesso e a prática de atividades em áreas naturais pela população idosa, especialmente em âmbito nacional;
- As intervenções baseadas na natureza podem constituir uma ferramenta de envelhecimento saudável, e é necessário incrementar políticas públicas que atendam às demandas da população idosa.

REFERÊNCIAS BIBLIOGRÁFICAS

1. World Health Organization. World population prospects 2022: summary of results. Disponível em: https://www.un.org/development/desa/pd/sites/www.un.org.development.desa.pd/files/undesa_pd_2022_wpp_key-messages.pdf. Acesso em: 14 jul 2024.

2. Gutterman A. Impacts of climate change on older persons. Disponível em: https://papers.ssrn.com/sol3/papers.cfm?abstract_id=4306972. Acesso em: 14 jul 2024.

3. World Health Organization. The UN Decade of Healthy Ageing 2021-2030 in a climate-changing world. Disponível em: https://cdn.who.int/media/docs/default-source/decade-of-healthy-ageing/decade-connection-series-climatechange.pdf?sfvrsn=e926d220_4&download=true. Acesso em: 14 jul 2024.

4. World Health Organization. World report on aging and health. Disponível em:. https://apps.who.int/iris/handle/10665/186466.

5. Organização Pan-Americana de Saúde. Relatório mundial sobre o idadismo [Internet]. OPAS; 2022. Disponível em: https://iris.paho.org/handle/10665.2/55872. Acesso em: 14 jul 2024.

6. Bárrios MJ. ILC-BR. Active ageing: a policy framework in response to the longevity revolution, 1st edition, International Longevity Centre Brazil, Rio de Janeiro, Brazil. Forum Sociológico. 2015;26.

7. Freitas EV, Py L. Tratado de geriatria e gerontologia. 4.ed. Rio de Janeiro: Guanabara Koogan; 2017.

8. World Health Organization. Global strategy and action plan on ageing and health (2016 - 2020). Disponível em: https://www.who.int/publications/i/item/9789241513500. Acesso em: 10 jul 2023.

9. Pouso S, Borja Á, Fleming LE, Gómez-Baggethun E, White MP, Uyarra MC. Contact with blue-green spaces during the COVID-19 pandemic lockdown beneficial for mental health. Sci Total Environ. 2021;756:143984.

10. McWhinney IR. Primary care: balancing health needs, services, and technology. New York: Oxford University Press; 1989.

11. Starfield B. Atenção primária: equilíbrio entre necessidades de saúde, serviços e tecnologia. Brasília: UNESCO; 2002.

12. Mao GX, Cao YB, Lan XG, He ZH, Chen ZM, Wang YZ, et al. Therapeutic effect of forest bathing on human hypertension in the elderly. J Cardiol. 2012;60(6):495-502.

13. Pedrinolla A, Tamburin S, Brasioli A, Sollima A, Fonte C, Muti E, et al. An indoor therapeutic garden for behavioral symptoms in alzheimer's disease: a randomized controlled trial. J Alzheimers Dis. 2019;71(3):813-23.

14. Szczepańska-Gieracha J, Cieślik B, Serweta A, Klajs K. Virtual therapeutic garden: a promising method supporting the treatment of depressive symptoms in late-life: A randomized pilot study. J Clin Med.2021;10(9).

15. Catissi G, de Oliveira LB, da Silva VE, Savieto RM, Borba GB, Hingst-Zaher E, et al. Nature photographs as complementary care in chemotherapy: a randomized clinical trial. Int J Environ Res Public Health. 2023;20(16):6555.

16. Organização das Nações Unidas. Acesso ao meio ambiente saudável é declarado um direito humano. ONU News. Disponível em: https://news.un.org/pt/story/2021/10/1766002. Acesso: 20 ago 2023.

17. Freeman C, Waters DL, Buttery Y, van Heezik Y. The impacts of ageing on connection to nature: the varied responses of older adults. Health & Place. 2019;56:24-33.

18. van Heezik Y, Freeman C, Buttery Y, Waters DL. Factors affecting the extent and quality of nature engagement of older adults living in a range of home types. Environ Behav. 2020;52(8):799-829.

19. van Houwelingen-Snippe J, Ben Allouch S, Van Rompay TJL. Virtual reality representations of nature to improve well-being amongst older adults: a rapid review. J Technol Behav Sci. 2021;6:464-85.

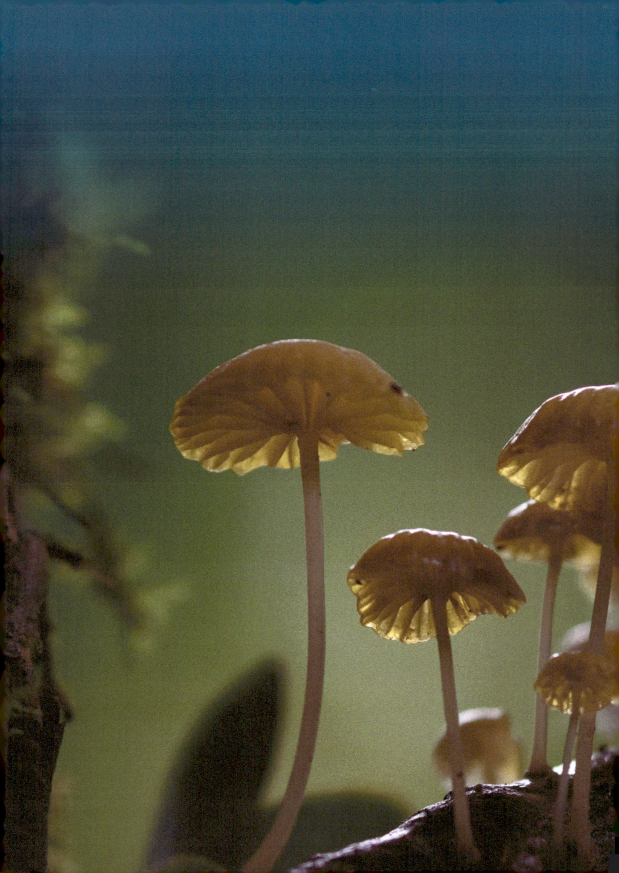

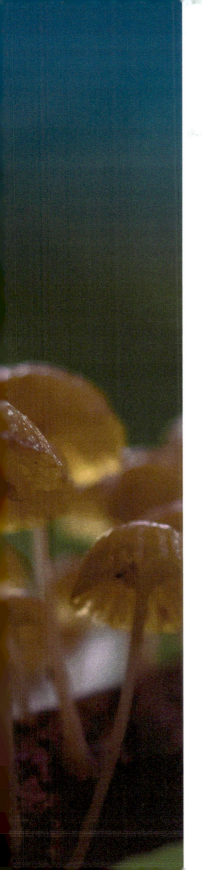
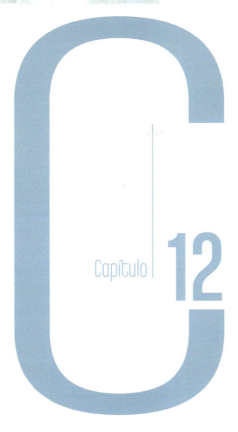

Capítulo 12

Natureza e Sistema Imunológico

Amanda Braga de Figueiredo

Kenneth John Gollob

INTRODUÇÃO

Em um mundo cada vez dominado e dependente de avanços tecnológicos, em um de processo urbanização desenfreada, muitas vezes esquecemos da conexão que existe entre a natureza e nossa saúde. No entanto, a ciência tem trazido cada vez mais evidências de que a natureza desempenha um papel fundamental na modulação de nosso sistema imunológico. Neste capítulo, abordaremos as interações complexas entre a natureza e o sistema imunológico, explorando como a exposição a elementos naturais e até mesmo nossa conexão emocional com a natureza podem ter impactos em nossa saúde.

Há muito tempo se estuda a interação e a afinidade entre o ser humano e a natureza, e acredita-se que o termo *biofilia* foi utilizado pela primeira vez pelo psicanalista Erich Fromm, na década de 1960. Contudo, esse termo se popularizou em 1984, com a publicação do livro *Biophilia*, de autoria do biólogo Edward O. Wilson. De maneira geral, biofilia representa a atração que o ser humano tem pela natureza e a necessidade de conexões (positivas ou negativas), com tudo o que é vivo e sugere que essa afinidade é instintiva e subconsciente.

O sistema imunológico é um modo de defesa do corpo contra patógenos, tumores e outras injúrias. Quando em perfeito funcionamento, esse sistema nos garante um estado de homeostase, porém sua eficácia não depende apenas de fatores genéticos e de saúde. Descobertas recentes têm revelado que a exposição regular a ambientes naturais, como florestas, montanhas e oceanos, pode ter um efeito positivo na função imunológica. Então, vamos explorar como os elementos bioativos encontrados na natureza podem fortalecer nossas respostas imunológicas, tornando-nos mais resilientes às ameaças externas.

Além disso, não podemos subestimar o poder da conexão emocional com a natureza. Estudos têm mostrado que a exposição a ambientes naturais e atividades ao ar livre podem reduzir o estresse, a ansiedade e a depressão, fatores que, por sua vez, podem influenciar nosso sistema imunológico. Neste capítulo, investigaremos como nossa relação com o mundo natural pode afetar não apenas nossa saúde mental, mas também nossa capacidade de combater doenças. Ao fazer isso, esperamos contribuir para uma compreensão mais profunda da influência crucial que a natureza exerce sobre nosso sistema imunológico e nosso bem-estar geral.

VISÃO GERAL DO SISTEMA IMUNOLÓGICO

O sistema imunológico desempenha um papel essencial na proteção do corpo humano contra uma ampla variedade de patógenos, como bactérias, vírus, fungos e parasitas. Sua principal função é identificar e eliminar esses invasores, mantendo o corpo saudável e livre de infecções, ao mesmo tempo em que também evita reações às nossas próprias células saudáveis e reações alérgicas a elementos externos não ameaçadores. O sistema imunológico é altamente complexo e envolve uma rede de células, proteínas e órgãos que trabalham em conjunto para garantir a defesa do organismo.

Primeiramente, o sistema imunológico atua como uma barreira física inicial constituída da pele e das membranas mucosas, impedindo que muitos patógenos entrem no corpo. Quando os patógenos conseguem superar essa primeira linha de defesa, vários tipos celulares podem ser recrutados. O sistema imunológico é dividido entre os sistemas imunes inato e adaptativo. Em resumo, o sistema imune inato oferece uma defesa imediata e geral contra uma variedade de patógenos, enquanto o sistema imune adaptativo fornece uma resposta altamente específica e memória imunológica duradoura após a exposição inicial. Eles trabalham em conjunto, inclusive simultaneamente, para proteger o corpo contra patógenos, mas apresentam características distintas e funções específicas[1].

O sistema imune inato é a primeira linha de defesa do corpo contra patógenos, fornecendo uma resposta rápida e com especificidade limitada. Suas principais características incluem a presença de barreiras físicas e químicas, como a pele e as membranas mucosas, que impedem a entrada de patógenos. Além disso, esse sistema envolve células especializadas, como neutrófilos, eosinófilos, mastócito, monócitos, macrófagos, células dendríticas e células *natural killer* (NK), que desempenham papéis cruciais na detecção e eliminação de patógenos.

Os neutrófilos são fagócitos de vida curta que circulam na corrente sanguínea e normalmente são os primeiros a chegar a um local de infecção. Suas principais funções são a fagocitose e a eliminação de microrganismos. De modo geral, eosinófilos e mastócitos atuam na defesa contra parasitas e na indução de alergias. Monócitos e macrófagos são fagócitos, porém encontrados na circulação (monócitos) ou residentes em tecidos e órgãos do corpo (macrófagos). Além de atuarem na fagocitose e na eliminação de microrganismos, também são importantes para a apresentação de antígenos às células do sistema imune adaptativo. Na interface entre sistema imune inato e adaptativo, as células dendríticas são aquelas especializadas na apresentação de antígenos aos linfócitos T e que ajudam a iniciar as respostas imunológicas adaptativas, desempenhando um papel imunomodulador bastante importante. Por fim, células NK são uma população de linfócitos sem um receptor específico para antígenos estranhos, que têm a capacidade de reconhecer e destruir células infectadas por vírus e células tumorais, com ação essencial à imunidade antiviral e antitumoral.

O sistema imune adaptativo é a segunda linha de defesa do corpo contra patógenos e é altamente especializado na identificação e destruição de invasores específicos. Suas principais características incluem a capacidade de reconhecer e lembrar patógenos após o primeiro encontro, proporcionando imunidade duradoura. As principais células do sistema imune adaptativo são os linfócitos, divididos em duas categorias: linfócitos T e linfócitos B. Ambos os tipos de linfócitos possuem em sua superfície receptores altamente específicos para um antígeno (uma parte de moléculas do patógeno ou de células normais ou tumorais que é reconhecida pelo sistema imune adaptativo).

Os linfócitos T desempenham um papel crucial na resposta imune adaptativa e são subdivididos e linfócitos T CD4+ (ou linfócitos T auxiliares) e linfócitos T CD8+ (ou linfócitos T citotóxicos). Os linfócitos T CD4+ coordenam a resposta imune, principalmente a partir da produção de proteínas mensageiras denominadas citocinas, auxiliando outras células desse sistema a desempenharem suas diversas funções. Já os linfócitos T CD8+, de maneira semelhante às células NK, atacam diretamente as células infectadas por vírus e as células cancerígenas.

A principal função dos linfócitos B é a produção de anticorpos, também conhecidos como imunoglobulinas. Quando um linfócito B encontra um patógeno cujo antígeno corresponde aos seus receptores, ele é ativado e começa a se dividir. Os linfócitos B ativados se diferenciam em células chamadas plasmócitos, que são especializadas na produção massiva de anticorpos. Esses anticorpos ligam-se aos antígenos nos patógenos, marcando-os para a destruição. Isso facilita a fagocitose por células do sistema imune inato, como os macrófagos, ou a ativação do sistema de complemento, que pode lisar (destruir) o patógeno diretamente. Além disso, os anticorpos

podem neutralizar os vírus, impedindo que infectem as células hospedeiras ou que tenham algum papel na indução de alergias e reações anafiláticos.

Uma característica fundamental do sistema imune adaptativo é sua capacidade de criar memória imunológica. Após o primeiro encontro com um patógeno, o sistema adaptativo "lembra" como combatê-lo mais eficazmente em futuras infecções, proporcionando imunidade duradoura. O sistema imune adaptativo é altamente específico para cada patógeno, o que o torna uma poderosa ferramenta para combater infecções específicas. Sua capacidade de criar memória imunológica é o que permite a proteção de longo prazo contra doenças e é a base da eficácia das vacinas, que estimulam o sistema imune a criar memória para patógenos sem causar a doença real. Em conjunto com o sistema imune inato, o sistema imune adaptativo desempenha um papel fundamental na manutenção da saúde e na proteção do corpo contra uma ampla gama de ameaças.

Além de sua função na defesa contra infecções, o sistema imunológico é responsável pela manutenção da saúde geral. Ele atua na remoção de células danificadas ou mortas do corpo, na proteção contra o desenvolvimento de tumores e na regulação da resposta inflamatória. Quando o sistema imunológico está em equilíbrio, ele promove a homeostase do organismo.

Disfunções do sistema imunológico podem levar a condições autoimunes (quando há uma quebra da tolerância a antígenos próprios e o sistema imune passa a combater células normais do organismo), hipersensibilidade (como a hipersensibilidade imediata ou alergias) ou imunodeficiências (sendo a mais conhecida a síndrome da imunodeficiência adquirida), destacando ainda mais sua importância na manutenção da saúde.

Em resumo, o sistema imunológico é uma peça central na proteção do corpo contra ameaças externas e na promoção da saúde geral, garantindo que o organismo funcione de maneira eficaz e equilibrada.

ESTRESSE, IMUNIDADE E NATUREZA

O estresse crônico exerce um impacto considerável e adverso sobre o sistema imunológico. Quando um indivíduo se encontra regularmente exposto a situações estressantes, o corpo reage ativando uma resposta hormonal que inclui a liberação de substâncias como o cortisol, conhecido como o hormônio do estresse. Em altos níveis e a longo prazo, o cortisol pode suprimir a atividade do sistema imunológico e comprometer a capacidade das células e dos mecanismos de defesa do corpo de reagirem eficazmente a patógenos. Isso pode resultar em uma maior suscetibilidade a infecções, tornando o indivíduo mais propenso a manifestar doenças causadas por bactérias, vírus e outros microrganismos[2].

Além dos efeitos diretos na função imunológica, o estresse crônico também está intimamente associado à inflamação crônica do corpo. Trata-se de uma resposta do sistema imunológico que persiste por longos períodos e pode, por si só, contribuir para o desenvolvimento de uma série de doenças crônicas, como doenças cardiovasculares, diabetes e distúrbios autoimunes[3]. Essa inflamação prolongada é, com frequência, mediada pelos níveis persistentemente elevados de substâncias pró-inflamatórias, como as citocinas IL-1-beta, as interleucinas IL-6 e fator de necrose TNF-alfa, prostaglandinas, leucotrienos e fatores de crescimento. Assim, a relação entre o estresse, a inflamação crônica e as doenças crônicas destaca a importância de gerenciar e reduzir o estresse como parte de uma estratégia de promoção da saúde a longo prazo.

A resposta de "lutar ou fugir" é uma reação fisiológica ao estresse agudo, em que o corpo se prepara para enfrentar uma ameaça iminente ou fugir dela. Nesse estado, ocorre a liberação rápida de hormônios do estresse, como a adrenalina, que têm o objetivo de aumentar a prontidão do corpo para a ação imediata. Apesar de essa resposta ser vital para sobrevivência em situações de perigo, ela pode ter efeitos negativos na função imunológica a longo prazo. A supressão temporária do sistema imunológico durante o "lutar ou fugir" visa poupar energia para as ações de curto prazo, mas, quando o estresse é crônico, essa supressão contínua pode enfraquecer a capacidade do sistema imunológico de combater infecções.

Estudos têm demonstrado que a exposição à natureza e a interação com ambientes naturais podem ter efeitos benéficos no sistema imunológico e no gerenciamento do estresse. A natureza oferece uma oportunidade de escapar dos estressores urbanos e restaurar o equilíbrio do corpo. A exposição a ambientes naturais tem sido associada à redução dos níveis de cortisol, o que indica uma diminuição do estresse crônico. Além disso, a natureza promove uma sensação de calma e relaxamento que estimula o sistema nervoso parassimpático, responsável por restaurar a homeostase do corpo.

O contato com a natureza reduz o estresse e promove o bem-estar emocional, ao passo que o estresse crônico tem efeitos adversos no sistema imunológico, enfraquecendo a resposta imune. A relação entre estresse, saúde mental e sistema imunológico é complexa e bidirecional e, portanto, o contato com a natureza pode, indiretamente, melhorar a resistência imunológica por meio da promoção do equilíbrio emocional.

A saúde mental desempenha um papel significativo na resposta ao estresse. Indivíduos que sofrem de distúrbios de ansiedade, depressão ou outros transtornos podem ser mais propensos a experienciar o estresse crônico. Por isso, a gestão eficaz do estresse e o tratamento de problemas de saúde mental podem ajudar a restaurar o equilíbrio do sistema imunológico. Práticas como exercícios regulares, especialmente ao ar livre, sono adequado, técnicas de relaxamento, meditação e apoio psicológico podem ajudar a reduzir o estresse crônico e melhorar a saúde mental, o que, por sua vez, pode favorecer uma função imunológica mais saudável.

EFEITOS IMUNOMODULADORES DA NATUREZA

O contato com a natureza pode ter diversos efeitos diretos ou indiretos sobre o funcionamento do sistema imunológico. As fitocidas são compostos aromáticos voláteis produzidos por várias plantas, especialmente coníferas. Esses compostos são liberados no ar para proteger as plantas contra patógenos, como bactérias, vírus e fungos. Pesquisas sugerem que as fitocidas podem ter efeitos benéficos na saúde humana, incluindo melhorias na função imunológica[4-5]. Esses efeitos incluem: aumento da atividade de células NK, redução do estresse crônico e consequente melhora da função imunológica, além do aumento da produção de citocinas.

É importante destacar que os efeitos das fitocidas na função imunológica ainda estão sendo estudados em maior detalhe, e mais pesquisas são necessárias para compreender completamente os mecanismos envolvidos. No entanto, essas descobertas sugerem que a conexão entre a natureza, as fitocidas e a saúde imunológica é um tópico promissor, que merece investigação adicional, e que passar tempo em ambientes naturais pode ter benefícios significativos para a função do sistema imunológico e o bem-estar geral.

O "banho de floresta" é uma prática que se originou no Japão, onde é conhecida como *shinrin-yoku*. Essa atividade envolve passar um tempo tranquilo e contemplativo na natureza, geralmente em florestas ou ambientes naturais, com o objetivo de absorver os benefícios terapêuticos desse contato. O conceito baseia-se na ideia de que a natureza oferece uma série de estímulos sensoriais, incluindo a visão de árvores e vegetação, os sons da vida selvagem, o cheiro das plantas e o toque da terra, que podem ter efeitos positivos na saúde mental e física. Uma das maneiras pelas quais o "banho de floresta" pode influenciar na saúde está relacionada ao sistema imunológico e, em particular, às células NK[5].

Estudos envolvendo ambientes naturais ricos em microrganismos benéficos, como solos e ambientes aquáticos, têm revelado *insights* interessantes sobre seu potencial papel na estimulação do sistema imunológico humano. Inclusive, a hipótese da higiene sugere que a exposição reduzida a microrganismos durante a infância pode contribuir para o aumento das taxas de doenças autoimunes e alergias[6]. Estudos epidemiológicos têm observado que crianças que crescem em ambientes rurais, onde a exposição especialmente a microrganismos do solo é maior, têm menor incidência de alergias e doenças autoimunes em comparação com aquelas criadas em áreas urbanas.

A exposição a esses microrganismos também pode influenciar na composição da microbiota intestinal, a qual desempenha um papel crucial na regulação do sistema imunológico. A diversidade microbiana pode contribuir para uma resposta imune mais equilibrada[7]. Uma microbiota saudável ajuda a regular a resposta inflamatória, garantindo que ela seja ativada quando necessário para combater patógenos, mas também desligada quando a ameaça diminui. Isso ajuda a prevenir a inflamação crônica, que está associada a uma série de doenças.

A competição com patógenos potenciais por espaço e nutrientes no trato gastrintestinal também causa um efeito protetor, pois dificulta a colonização e a multiplicação de patógenos e contribui para a proteção contra infecções intestinais. Além disso, a microbiota intestinal atua na fermentação de fibras e outros compostos da dieta, produzindo metabólitos benéficos, como ácidos graxos de cadeia curta, que podem ajudar a regular o sistema imunológico, reduzir a inflamação e manter a saúde do trato gastrintestinal. Nesse sentido, a ingestão de probióticos e prébioticos tem sido investigada em virtude de seu potencial para modular a resposta imune e tratar doenças autoimunes e alérgicas. Esses tratamentos visam equilibrar a microbiota intestinal e, assim, influenciar positivamente o sistema imunológico.

BIODIVERSIDADE E SAÚDE IMUNOLÓGICA

A ligação entre a biodiversidade e a resistência do sistema imunológico é um tópico de pesquisa fascinante que destaca a importância da conservação da biodiversidade para a saúde humana. Biodiversidade refere-se a uma variedade de formas de vida em um ecossistema, incluindo diferentes espécies de plantas, animais, microrganismos e seus ambientes. Sua preservação está intimamente relacionada à nossa própria saúde, especialmente no que diz respeito à resistência do sistema imunológico[8]. Ecossistemas com maior diversidade também podem proporcionar benefícios para a saúde mental, como já discutido no tópico anterior.

Ambientes ricos em biodiversidade geralmente abrigam uma grande variedade de microrganismos, incluindo bactérias, vírus e fungos. Como dito anteriormente, a exposição a essa diversidade microbiana desde a infância é crucial para a maturação e a regulação do sistema imunológico.

A biodiversidade também se estende à diversidade de alimentos disponíveis em ecossistemas naturais. Consumir uma variedade de alimentos frescos e não processados, muitos dos quais são derivados de plantas e animais selvagens, fornece ao corpo uma ampla gama de nutrientes e compostos bioativos essenciais para a função imunológica adequada. Uma microbiota saudável é o complemento ideal para uma alimentação diversificada e crucial para uma resposta imunológica equilibrada e a prevenção de doenças.

Ecossistemas diversos ainda abrigam diversas plantas e microrganismos que têm sido fontes valiosas de compostos com propriedades medicinais. A pesquisa em biodiversidade tem o potencial de levar à descoberta de novos medicamentos e terapias que podem fortalecer o sistema imunológico ou tratar doenças. No entanto, é importante ressaltar que o uso de plantas medicinais para fortalecer o sistema imunológico deve ser feito com cuidado e orientação, pois algumas delas podem interagir com medicamentos ou causar efeitos colaterais. Além disso, as plantas medicinais não substituem a adoção de um estilo de vida saudável, que inclui dieta equilibrada, exercícios regulares e sono adequado, nem podem dispensar tratamentos alopáticos recomendados para tratar doenças específicas.

Em resumo, a biodiversidade tem papel fundamental na manutenção da resistência do sistema imunológico. A exposição a ambientes naturalmente diversos, uma dieta variada e uma microbiota intestinal saudável são elementos importantes para a saúde do sistema imunológico. Portanto, a conservação da biodiversidade é crucial não apenas para a saúde dos ecossistemas, mas também para a nossa própria saúde e resistência às doenças.

APLICAÇÕES TERAPÊUTICAS E DIREÇÕES FUTURAS

A integração de terapias baseadas na natureza é uma abordagem cada vez mais reconhecida e valorizada. Terapia florestal e a ecoterapia, por exemplo, baseiam-se na ideia de que o contato com a natureza e o ambiente natural pode ter benefícios significativos para a saúde mental, emocional e física dos indivíduos. Essas terapias não apenas complementam abordagens tradicionais de cuidados de saúde, como também oferecem uma alternativa eficaz para promover o bem-estar[9-10]. O contato com a natureza pode reduzir os níveis de estresse, ansiedade e depressão, proporcionando uma sensação de calma e relaxamento, e já foi discutido que a saúde emocional tem impacto positivo sobre o sistema imunológico.

Além dos benefícios mentais e emocionais, as terapias baseadas na natureza também podem ter impactos físicos positivos. O exercício ao ar livre, como caminhadas ou práticas de ioga em ambientes naturais, pode melhorar a saúde cardiovascular, fortalecer os músculos e aumentar a resistência física. E, mais especificamente, estudos demonstraram que o tempo gasto em ambientes naturais, como florestas, pode aumentar a atividade das células NK, tornando-as mais eficazes na defesa contra infecções. Contudo, cabe ressaltar que estudos adicionais são necessários para avaliar o efeito da exposição à natureza sobre a atividade funcional de outras células do sistema imunológico.

Embora as terapias baseadas na natureza ofereçam inúmeros benefícios, elas também enfrentam desafios e limitações potenciais. Um dos desafios mais proeminentes é a acessibilidade a ambientes naturais, especialmente para populações urbanas. Em áreas urbanas densamente povoadas, a disponibilidade de espaços naturais pode ser limitada e populações de baixa renda podem enfrentar dificuldades financeiras para viajar até áreas naturais. Vidas urbanas agitadas muitas vezes deixam pouco tempo para atividades ao ar livre, e pessoas com mobilidade reduzida podem enfrentar desafios adicionais para acessar ambientes naturais, como trilhas, por exemplo.

O contato virtual com a natureza, embora não substitua totalmente a experiência física, pode desempenhar um papel protetor sobre o sistema imunológico de várias maneiras, especialmente quando o acesso a ambientes naturais reais é limitado.

Embora a exposição direta à natureza seja preferível, as interações virtuais podem oferecer alguns benefícios para a saúde e o bem-estar, como redução do estresse e promoção da saúde mental. No entanto, é importante observar que o contato virtual com a natureza não oferece todos os benefícios da experiência real ao ar livre. A exposição a elementos naturais, como o ar fresco, o sol e os microrganismos tem papel fundamental na regulação do sistema imunológico. Portanto, a experiência direta na natureza deve ser priorizada sempre que possível. Além disso, as interações virtuais não substituem o exercício regular ao ar livre e a prática de atividades físicas em ambientes naturais, que são formas mais eficazes de melhorar a saúde e fortalecer o sistema imunológico.

As áreas emergentes de pesquisa na interação entre microbioma, natureza e imunidade estão se tornando cada vez mais relevantes à medida que a compreensão das complexas interações entre esses elementos cresce. Essas áreas de pesquisa interdisciplinar estão se expandindo de maneira rápida, em especial porque estamos compreendendo a importância da preservação e do contato com a natureza na promoção da saúde e no tratamento de doenças,

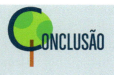

Conclusão

intimamente relacionados com o bom funcionamento do sistema imunológico.

A interconexão entre os temas abordados – a visão geral do sistema imunológico, o impacto do estresse na imunidade e a influência dos elementos naturais, como fitocidas e biodiversidade, na saúde imunológica, bem como as aplicações terapêuticas da ecoterapia – ressalta a complexidade e a importância da relação entre os seres humanos e a natureza. Nosso sistema imunológico é uma linha de defesa vital que, quando equilibrada, pode nos proteger de patógenos e manter a saúde geral. No entanto, o estresse crônico pode comprometer essa defesa, tornando evidente a necessidade de gerenciá-lo e buscar a conexão com a natureza como uma abordagem terapêutica.

Os efeitos imunomoduladores da natureza, como as fitocidas liberadas pelas plantas e a biodiversidade presente em ambientes naturais, atuam de forma significativa na promoção da resistência imunológica. Além disso, as aplicações terapêuticas da ecoterapia evidenciam como o contato com a natureza pode melhorar nossa saúde mental e emocional, aliviando o estresse e promovendo o bem-estar geral.

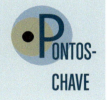

Pontos-chave

- Visão geral do sistema imunológico;
- Efeitos imunomoduladores da natureza;
- Aplicações terapêuticas.

REFERÊNCIAS BIBLIOGRÁFICAS

1. Medzhitov R. Recognition of microorganisms and activation of the immune response. Nature. 2007;449:819-26.
2. Zefferino R, Di Gioia S, Conese M. Molecular links between endocrine, nervous and immune system during chronic stress. Brain Behav. 2021;11:e01960.
3. Furman D, Campisi J, Verdin E, Carrera-Bastos P, Targ S, Franceschi C, et al. Chronic inflammation in the etiology of disease across the life span. Nature Medicine. 2019;25:1822-32.

4. Li Q. Effect of forest bathing trips on human immune function. Environ Health Prev Med. 2010;15:9-17.

5. Li Q, Kobayashi M, Wakayama Y, Inagaki H, Katsumata M, Hirata Y, et al. Effect of phytoncide from trees on human natural killer cell function. Int J Immunopathol Pharmacol. 2009;22:951-9.

6. Okada H. The "hygiene hypothesis" for autoimmune and allergic diseases: an update. Clin Exp Immunol. 2010;160:1-9.

7. Zheng D, Liwinski T, Elinav E. Interaction between microbiota and immunity in health and disease. Cell Research. 2020;30:492-506.

8. Rook GA. Regulation of the immune system by biodiversity from the natural environment: an ecosystem service essential to health. Proc Natl Acad Sci USA. 2013;110:18360-7.

9. Summers JK, Vivian DN. Ecotherapy – a forgotten ecosystem service: a review. Front Psychol. 2018;9:e1389.

10. White MP, Yeo NL, Vassiljev P, Lundstedt R, Wallergård M, Albin M, et al. A prescription for "nature" – the potential of using virtual nature in therapeutics. Neuropsychiatr Dis Treat. 2018;14:3001-13.

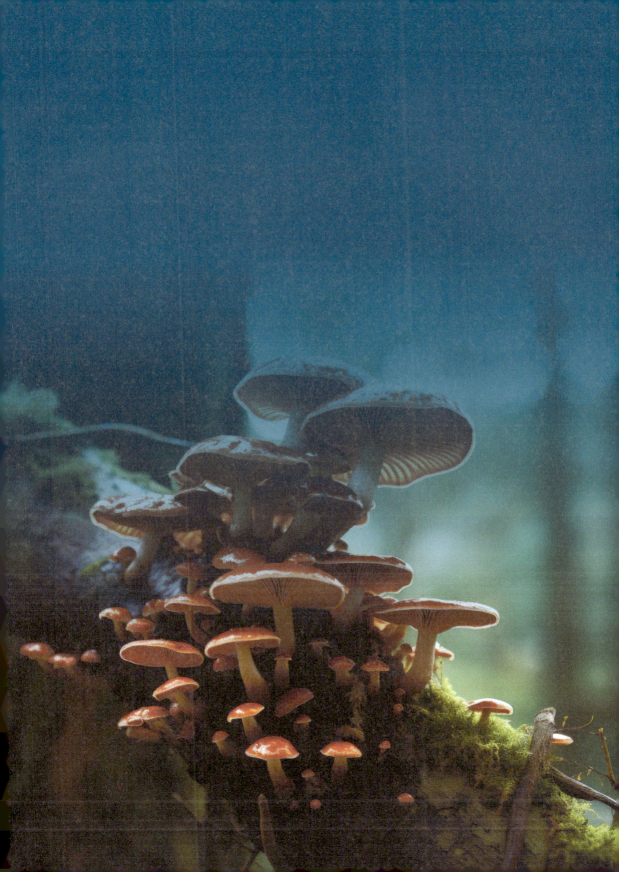

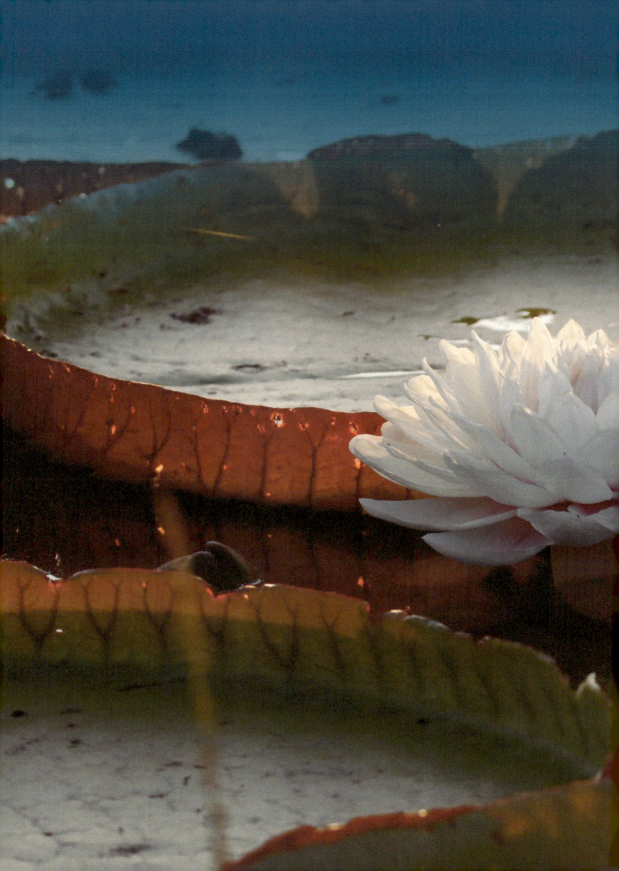

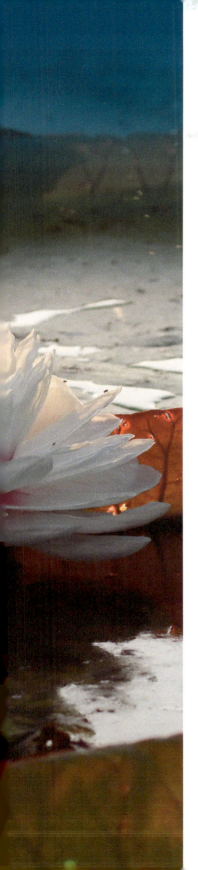
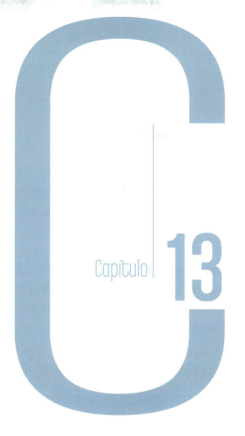

Capítulo 13

Natureza, Saúde Integrativa e Autocuidado

Denise Tiemi Noguchi Maki

Adriana Cajado Gasparini

Silvia Hiromi Kawakami

Fernando Souza

INTRODUÇÃO

A natureza é a base das medicinas tradicionais, como a chinesa, a indiana (Ayurveda) e a medicina popular brasileira, que inclui a medicina dos nossos povos originários, os indígenas. Seus elementos estão presentes na promoção, na prevenção e na manutenção da saúde, bem como no diagnóstico e no tratamento de doenças, pois, nestas culturas, os seres humanos são parte da natureza e a ela pertencem de forma integrada, sem relações utilitárias como temos visto na modernidade.

Segundo o *Academic Consortium for Integrative Medicine and Health*[1], saúde integrativa é:

> *"A prática da medicina que reafirma a importância da relação entre o paciente e o profissional da saúde; é focada na pessoa em seu todo; é informada em evidências e faz uso de todas as abordagens terapêuticas e estilo de vida adequados, profissionais de saúde e disciplinas para obter o melhor da saúde e da cura."*[2]

Esse conceito inclui todo o conhecimento da atual medicina contemporânea ou moderna e as evidências científicas que a orienta, e inclui, de forma integrada e complementar, as medicinas tradicionais de diversas culturas e origens, considerando segurança e eficácia. Importante lembrar que o termo "medicina alternativa", apesar de ter sido muito usado, inclusive em artigos científicos, foi substituído, pois não se trata de escolher uma abordagem em detrimento de outra, mas, sim, integrar conhecimento e evidências para oferecer o melhor cuidado para a pessoa.

As práticas/técnicas integrativas e complementares podem contribuir com os pilares do autocuidado e a autonomia do paciente na busca do seu bem-estar nas diferentes fases e momentos da sua vida. Segundo a teorista de Enfermagem Dorothea Orem, autocuidado refere-se à "prática de atividades que indivíduos iniciam e realizam em seu próprio favor para manter a vida, a saúde e o bem-estar"[3].

Neste capítulo, abordaremos a relação da medicina e saúde integrativa com a natureza, além de compartilhar a experiência dos autores com um curso de capacitação em práticas integrativas e complementares para profissionais da saúde da rede pública do município de São Paulo.

A RELAÇÃO ENTRE MEIO AMBIENTE, SAÚDE E CIÊNCIA

Os efeitos das mudanças climáticas são cada vez mais sentidos no nosso cotidiano, tanto pelas notícias nas mídias de incêndios incontroláveis, degelo das calotas polares, tsunâmis, tufões, maremotos quanto por um inverno com temperatura de 40ºC em 2023, no Brasil.

Já sabemos que a saúde dos seres humanos e não humanos é diretamente afetada pelo meio em que vivem. Entretanto, foram necessários séculos de conhecimento sobre essa relação para que nós, humanos, começássemos a agir em prol da natureza para a nossa própria sobrevivência. Será que a medicina centrada na pessoa não deveria ser também centrada no planeta?

Se considerarmos, de forma ampla, que as características do clima são constituídas em uma primeira camada por temperatura, umidade, qualidade e circulação do ar; numa segunda, pela arquitetura do local com seus ruídos, sons, iluminação, presença de vistas naturais e áreas verdes e materiais utilizados e, em um terceiro nível, com inclusão do ser humano e seus aspectos psicossocial, comportamental, metaboloma, proteoma e genoma, percebemos analogia entre natureza e um indivíduo humano, pois muitas são as "camadas" que configuram a saúde humana, assim como um espaço natural[4].

Apesar do mundo moderno ter mudado muitos hábitos e o estilo de vida em geral, inclusive pela pandemia da Covid-19, as necessidades básicas do corpo e da mente pouco mudaram nestes 2,5 milhões de anos, desde que a espécie humana surgiu. Movimento constante, alimentação natural, sono restaurador, descanso, gestão do estresse, relacionamentos saudáveis, espiritualidade e relação com o meio ambiente são alguns dos pilares do autocuidado e do estilo de vida saudável.

A saúde integrativa tem como um dos seus temas centrais a conexão mente-corpo por meio de estratégias que promovam resposta de relaxamento e auxiliem na gestão do estresse crônico. A resposta de relaxamento é o estado fisiológico oposto ao estresse (estado com predomínio do sistema nervoso simpático, também conhecido como "luta ou fuga") e foi descrita pelo pesquisador e cardiologista Herbert Benson, na década de 1970. É caracterizada pela redução do consumo de oxigênio, regulação das frequências respiratória e cardíaca, aumento das ondas alfa cerebrais ligadas ao bem-estar e aumento da resistência da pele[5]. As denominadas práticas mente-corpo, como yoga, meditação, *mindfulness*, tai-chi, técnicas de relaxamento guiadas por voz, massagem, podem elicitar respostas restaurativas com redução do estresse e de emoções negativas[6].

A associação entre comportamentos e emoções com os mecanismos dos sistemas nervoso, endócrino e imunológico – tanto para o equilíbrio quanto para o desequilíbrio – é o campo de estudo da psiconeuroimunoendocrinologia. A ciência tem comprovado os benefícios dos "*healing spaces*" – espaços de cura – e sua relação entre o estímulo do ambiente sobre o sistema imunológico por meio dos sentidos (visão, olfato, audição, tato, propriocepção). O contato com paisagens universalmente preferidas, como vistas naturais panorâmicas, pôr do sol e vegetação extensa liberam endorfinas e promovem sensação de prazer e bem-estar[7].

Assim como as práticas mente-corpo, a conexão com a natureza potencializa a capacidade inata de autorregulação do nosso organismo, o que favorece a saúde e o bem-estar, inclusive durante o tratamento de doenças como o câncer. Um estudo[8] com 173 pacientes em tratamento oncológico evidenciou redução significativa nos afetos negativos, dor, cansaço, tristeza e ansiedade no grupo que assistiu a um vídeo de 12 minutos com imagens de natureza de uma banco de imagens de emoções positivas (e-NatPOEM)[9], classificadas como tranquilidade, beleza, emoções positivas ou miscelânea.

MEDICINAS TRADICIONAIS E NATUREZA

A natureza se faz presente em todos os tratamentos das medicinas milenares e tradicionais, pois, segundo essas abordagens, é por meio de seus elementos que o ser humano alcança o equilíbrio entre corpo, mente, energia e "espírito". Os elementos naturais citados são Terra, Fogo, Ar, Éter, Madeira, Metal e Água, com algumas diferenciações, conforme origem da abordagem, Medicina Tradicional Chinesa (MTC) (Tabela 13.1) e Ayurveda (Tabela 13.2). Homeopatia e Medicina Antroposófica também buscam na natureza a cura e a prevenção de doenças, bem como estabelecimento de equilíbrio, manutenção e promoção de saúde.

Tabela 13.1 Elementos da natureza – Medicina Tradicional Chinesa					
	Madeira	Fogo	Terra	Metal	Água
Estação	Primavera	Verão	Verão longo	Outono	Inverno
Condição climática	Cento	Calor do verão	Umidade	Secura	Frio
Processo	Nascimento	Crescimento	Transformação	Colheita	Armazenagem
Cor	Verde	Vermelho	Amarelo	Branco	Preto
Sabor	Azedo	Amargo	Adocicado	Picante	Salgado
Órgão Yin	Fígado	Coração	Baço/Pâncreas	Pulmão	Rim
Órgão Yang	Vesícula biliar	Intestino delgado	Estômago	Intestino grosso	Bexiga
Abertura	Olhos	Língua	Boca	Nariz	Orelhas
Tecido	Tendões	Vasos sanguíneos	Carne	Pele/Cabelo	Ossos
Emoção	Raiva	Alergia	Melancolia	Tristeza	Medo

Tabela 13.2 Elementos da natureza – Medicina Ayurvédica

Madeira	Fogo	Terra	Metal	Água	Ar	Éter
Sentido	Visão	Olfato		Paladar	Tato	Audição
Órgão do sentido	Olhos	Nariz		Língua	Pele	Ouvido
Ação	Caminhar	Excretar		Pocriar	Segurar	Fala
Órgão da ação	Pés	Ânus		Genitais	Mãos	Órgão da fala

Fonte: Acervo pessoal do autor.

Na MTC[10], os sinais e sintomas são dispostos em conjunto e sintetizados até que apareça a figura de uma pessoa, como um todo. Assim, o tratamento é baseado mais na pessoa do que na doença propriamente dita. Os cinco elementos (madeira, fogo, terra, metal e água), os canais de energia *Qi*, o princípio *yin-yang*, os pontos de acupuntura, auriculoterapia, moxa, massagem, fitoterapia, *tai chi* ("ciência do equilíbrio") e outras práticas corporais são a base da MTC da atualidade. O ser humano é considerado parte integrante da natureza; portanto, as mesmas leis atribuídas para entender a dinâmica da natureza foram aplicadas para o entendimento do ser humano. Há a compreensão de que o ser humano se transforma junto com as estações do ano: recolhe-se no inverno, floresce na primavera, é aquecido no verão com o aparecimento do sol e aquieta-se no outono quando se pre-

para para uma nova transformação. Além das quatro estações, há a quinta estação, a *canícula*, quando ocorre a transição das estações no ano, período de transição de um movimento para o outro. Esta medicina milenar amplia a capacidade de escuta, de observação e entendimento do ser humano desde a sua alta complexidade até a simplicidade da contemplação dos elementos da natureza dentro de si.

O Ayurveda[11], literalmente "conhecimento ou ciência (*veda*) da longevidade (*aryus*)" é a medicina clássica indiana e também inclui elementos da natureza nos seus tratamentos: Fogo, Terra, Água, Ar e Éter. Por relacionar os ciclos da vida com o ritmo cósmico, recomenda um estilo de vida integral, conectado com o universo. Assim, entende que as pessoas são constituídas por várias combinações dos elementos – por exemplo, algumas têm mais Ar no seu sistema, outras tem mais Fogo, outras são feitas predominantemente de Água e algumas têm a mesma quantidade dos três elementos. Portanto, uma pessoa de constituição com predomínio de Ar deve tomar menos Ar e mais Fogo e Água, uma pessoa com excesso de Água precisa reduzir a ingestão de Água e aumentar os elementos de Fogo e Ar na dieta e no estilo de vida. A manifestação física dos cinco elementos é denominada *dosha* ("humor biológico"), que é uma característica que cada ser humano tem e que explica seus perfis mental, físico, emocional e comportamental. As funções corporais e mentais são controladas pelos três humores principais: *Vata* ou Ar, que controla todos os movimentos internos e externos no corpo; *Pitta* ou Fogo, que promove todos os processos de transformação, sejam digestivos, enzimáticos ou hormonais e *Kapha* ou Água, responsável pela lubrificação, nutrição e estruturação do corpo e da mente[12].

A Medicina Homeopática, iniciada pelo alemão Christian Friedrich Samuel Hahnemann (1755-1843) baseia-se no princípio *similia similibus curantur* (do latim: "semelhante pelo semelhante se cura"). É baseada na filosofia da eliminação: livrar o corpo de qualquer "toxicidade" (incluindo sentimentos negativos, mentais e emocionais) que possa desequilibrar o Todo. O remédio escolhido para a pessoa no estado específico do momento só gera a cura se o corpo o reconhecer e for estimulado por ele a apressar a eliminação de energia negativa em forma de descargas físicas (suor, muco etc.) ou emocionais (palavras, lágrimas). Os medicamentos homeopáticos são feitos a partir de animais, vegetais e minerais: a homeopatia encontra seus remédios onde quer que haja uma fonte de energia dinâmica que possa ser transformada em medicamento pela farmacologia homeopática. Por exemplo, *Apis* é feito de abelha comum; *Belladona* é um veneno de planta (*Atropa Belladona*); *Lycopodium* é obtido de um tipo de um musgo; o carbonato de cálcio é uma forma de cal[13].

A Medicina Antroposófica[14-15] surgiu na Europa no início do século XX baseada na imagem do ser humano trazida pela Antroposofia ou Ciência Espiritual do filósofo austríaco Rudolf Steiner (1861-1925). Os tratamentos se baseiam no conhecimento das relações específicas do homem com os mundos mineral, vegetal e animal, o que permite usar elementos desses reinos ou desenvolver novos medicamentos baseados nestes conhecimentos[16].

A humanidade tem em sua história grandes marcos que fizeram mudar sua forma de pensar, querer e agir. Nas grandes guerras e pandemias, diversas formas de entender a doença e transformar os tratamentos emergiram. Na contemporaneidade, apesar dos avanços tecnológicos, descobrimos que precisamos da natureza mais do que nunca. Hoje, já conhecemos a importância desta conexão com saúde e bem-estar, a história da humanidade se repete. Porém, a transformação do ser humano é constante, assim como sua adaptação a situações distintas. Desde os homens primitivos, os registros destas informações são passados a cada geração, sejam pelas sagradas escrituras, nos contos e fábulas, nas passagens iniciáticas dos indígenas e das benzedeiras, nos rituais religiosos de várias culturas, ou nos registros Akáshico (deriva do sânscrito *Akasha*, que significa éter), de forma que esses diferentes saberes ficam à nossa disposição.

PRÁTICAS INTEGRATIVAS E COMPLEMENTARES NO SUS
AUTOCUIDADO PARA PACIENTES E PROFISSIONAIS DA SAÚDE

As Práticas Integrativas e Complementares em Saúde (PICS) foram institucionalizadas no Sistema Único de Saúde (SUS) por intermédio da Política Nacional de Práticas Integrativas e Complementares em Saúde (PNPICS), que tem como objetivo atuar sob a perspectiva da prevenção e promoção em saúde para o cuidado continuado, humanizado e integral em saúde, aprovada pela Portaria GM/MS n° 971, de 3 de maio de 2006. Inicialmente oferecia serviços e produtos de homeopatia, MTC/acupuntura, plantas medicinais e fitoterapia, além de constituir observatórios de medicina antroposófica e termalismo social/crenoterapia. Ao longo dos anos, as PICS conquistaram seu espaço no SUS, e, atualmente, são 29 práticas incorporadas, incluindo: Ayurveda, arteterapia, biodança, dança circular, meditação, musicoterapia, naturopatia, osteopatia, quiropraxia, reflexoterapia, reiki, shantala, terapia comunitária integrativa e yoga[17].

Apenas em 2021, por meio da Portaria 368[18], os procedimentos relativos às PICS passaram a compor o conjunto das metas descritas nos contratos de adesão e convênios firmados pela secretaria de saúde com as Organizações Sociais e instituições parceiras. Este avanço contribuiu para a validação dessas práticas, com potencial alcance de maior número de pessoas. Especialmente nas práticas embasadas na natureza, várias Unidades Básicas de Saúde (UBSs) são campo de verdadeiras "farmácias naturais", com cultivo de plantas para chás, infusões, temperos e hortas comunitárias, capazes de contribuir para o fortalecimento da relação com a natureza e estimular a reivindicação de mais espaços verdes pela comunidade.

CAPACITAÇÃO DE PRÁTICAS INTEGRATIVAS

Considerando que diversas terapias integrativas são pautadas na natureza, apresentamos a seguir nossa experiência na elaboração, na execução e nos resultados da Capacitação de Práticas Integrativas e Complementares sob o olhar da Saúde Integrativa e Bem-Estar. Foi um curso de 64 horas, no modelo síncrono e presencial, oferecido para 43 profissionais das equipes multidisciplinares atuantes em 23 UBSs, ambulatórios e centros de atenção primária à saúde, localizados na periferia da região sul do município de São Paulo, entre agosto e dezembro de 2022.

Em março de 2022, a Secretaria Municipal de Saúde da Região Sul solicitou, por meio da coordenadoria do Instituto Israelita de Responsabilidade Social (IIRS), uma capacitação para aumentar o número de profissionais com atuação nas PICS, a fim de adequar as unidades às metas da portaria de 2021. O principal critério para a solicitação foi a experiência de nove anos da pós-graduação em Bases de Saúde Integrativa e Bem-Estar do Instituto Israelita de Ensino e Pesquisa, com mais de 800 alunos formados.

A primeira fase da elaboração do curso consistiu em mapear e reunir os 50 profissionais das 21 unidades do IIRS que já apresentavam capacitação nas PICS para um encontro presencial. Em uma roda de diálogo mediada por um educador especializado em saúde e interdisciplinaridade, duas médicas integrativas, uma terapeuta integrativa e uma psicóloga, identificaram necessidades, desafios e potencialidades das PICS nas suas unidades de atuação.

A segunda fase consistiu numa reunião com 36 gestores das unidades do IIRS para apresentar os resultados do encontro com os especialistas em PICS, apresentar e alinhar a proposta do curso de capacitação, garantindo apoio para sua concretização. Já na terceira e última fase, a partir dos dados coletados com especialistas e gestores (**Figura 13.1**), finalizamos a elaboração do curso e iniciamos os encontros com os 43 profissionais indicados pelos gestores com o critério de interesse no tema e disponibilidade de horário.

Além disso, apresentamos a abordagem da saúde integrativa e avaliamos a percepção sobre o autocuidado, com a pergunta: "De 0 a 10, que nota você dá para a sua saúde?" Dos 46 especialistas em PICS, 74% atribuíram nota entre 7 e 10. Já entre os 34 gestores respondentes, apenas 38% referiram a mesma classificação da sua saúde. A mesma pergunta foi feita no primeiro encontro com os alunos e dos 32 respondentes, 43% pontuaram entre 7 e 10. A partir desses dados, questionamos se os profissionais que atuam com PICS cuidam melhor da sua saúde do que aqueles que não possuem esta prática.

Os objetivos gerais da capacitação nas PICS foram: desenvolver o olhar integrativo, estimular o autocuidado e o bem-estar dos profissionais e da população atendida, fomentar as PICS como recursos adjuvantes na promoção e tratamentos de saúde. Dentre os objetivos

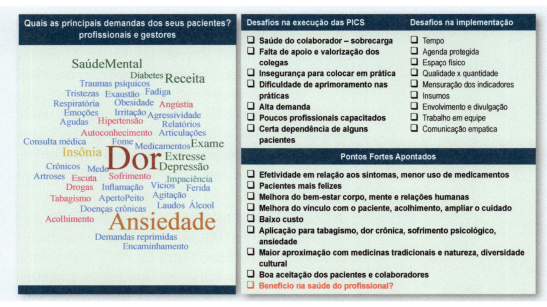

Figura 13.1 Resultados dos encontros com especialistas em PICS e gestores das Unidades do IIRS.

específicos, destacamos: abordar o papel das PICS no cuidado e na prevenção de queixas e agravos à saúde mais prevalentes no território (ansiedade, depressão, insônia, estresse, dor crônica), desenvolver competências teóricas e práticas para incorporação de atividades junto à população nas unidades de saúde do SUS.

A capacitação foi composta por quatro módulos:

I.   conceitos e princípios da medicina e saúde integrativa
II. medicinas tradicionais e aplicabilidade
III. protocolos de manejo das PICS
IV. apresentação do projeto de intervenção local

A seleção das PICS apresentadas no curso baseou-se na experiência das coordenadoras, nas práticas da PNPICS e na fácil execução das intervenções em PICS por profissionais sem formação específica. Desta forma, foram selecionadas: acupressão, meditação, dança circular, arteterapia, plantas medicinais e fitoterápicas, yoga e massagem.

Ao final do curso, cada aluno apresentou, individualmente ou em grupo, um projeto de implementação das PICS na sua unidade de atuação, com cronograma a ser alinhado com o gestor. Dos 39 trabalhos apresentados, 69% tinham foco na saúde dos colaboradores e 48% escolheram o tema saúde mental.

Os 43 profissionais inscritos tinham formações diversas na área da saúde (enfermagem, farmácia, psicologia, medicina, nutrição, terapia ocupacional, fonoaudiologia, assistência social, educação física, fisioterapia) e um também era artesão. Destes, 39 concluíram o curso, e 27 responderam a avaliação de reação. Para 81%, o curso foi "muito satisfatório". A média da avaliação do aprendizado (teórico, prático e em temas específicos) foi 4,6 (máximo 5), a média da avaliação por modalidade das PICS foi 3,7 (máximo 5) e 85% dos respondentes assinalou que se sentia "preparado" ou "totalmente preparado" para apresentar seu projeto de intervenção local para seu gestor ao final do curso. Destacamos que nenhum respondente afirmou que sentiu "despreparado" ou "totalmente despreparado".

Em janeiro de 2023, após a avaliação do curso, foi solicitada sua continuidade pela supervisão dos projetos dos profissionais, com o objetivo de fortalecer e concretizar a implementação das PICS, discutir desafios e aprendizados no dia a dia e contribuir para o monitoramento dos indicadores de impacto de execução dos projetos. Durante o ano de 2023, o programa, então, continuou, com dez encontros síncronos, visitas a algumas unidades e 24 horas de duração, e a atenção para a natureza passou a ser destacada para os participantes como uma forma de autocuidado em saúde.

YOGA E SUA RELAÇÃO COM AUTOCUIDADO E NATUREZA

Yoga não é apenas um conjunto de posturas físicas, práticas respiratórias e meditação. O yoga é um amplo sistema filosófico que foi descrito por Patanjali, no *Yoga Sutra*, em que são descritos quatro capítulos, com 196 aforismos (frases curtas), que buscam mostrar o caminho da transformação física e dos condicionamentos mentais. No primeiro sutra, Patanjali diz: *"atha yoga-anusasanam"* ("Agora, começa o Yoga"). A intenção, no início da prática, é de estar presente, percebendo o corpo, a respiração, trazendo a mente para as percepções sensoriais e sempre buscando estabilidade e conforto na prática escolhida. É no agora, no momento presente, que a vida acontece. A conexão com o corpo e com a respiração é uma das formas de nos mantermos conectados a cada instante e termos a oportunidade de escolher onde colocaremos a nossa atenção. Isso significa que precisamos ter intenção de estar presente, e, a partir dessa atitude, podemos fazer escolhas mais conscientes em relação a nós mesmos e ao ambiente que nos cerca, pois yoga é também um estilo de vida pessoal que pode influenciar o coletivo por meio de uma atitude mais ética em relação a si mesmo e ao mundo. Foi a partir da observação de si, do mundo e de como influenciamos o ambiente onde vivemos que os primeiros yogis codificaram diversas práticas físicas (*Asanas* = posturas), respiratórias (*Pranayamas*), práticas de limpeza (*Kryas*), meditativas, de concentração e filosóficas (*Yamas e Nyamas*)[19].

Muitas posturas são baseadas em elementos da natureza e animais, inclusive trazem em seu nome essa referência, como é o caso de *Tadasana*, conhecida também como a postura da Montanha. Essa é uma postura de fácil execução, mas que é muito potente pelo estado de presença e conexão que possibilita ao praticante. Ser uma montanha, sentir em si, no corpo e na mente, as qualidades da montanha, de ser firme, forte e inabalável pode possibilitar um estado e um equilíbrio profundo e dinâmico entre quem pratica e o mundo ao seu redor. A

Montanha contém em si o próprio planeta, e essa conexão com a Terra possibilita exercitar o estado de presença que tanto precisamos nos dias atuais; presença para sentir, para perceber, para ser e para poder escolher.

Convite para prática inspirada na natureza da postura da Montanha:

Fique em pé, com os pés paralelos e descalços, encostados um no outro. As mãos podem ficar unidas em frente ao tórax (mãos de oração) ou relaxadas com os braços ao lado do corpo.

Glúteos, abdômen e períneo devem estar levemente contraídos, com o intuito de trazer tônus para a postura, mas não rigidez ou tensão. Se for confortável, feche os olhos, mas, se causar desconforto ou tontura, deixe os olhos abertos, com o olhar fixo no chão e as pálpebras relaxadas.

Os calcanhares e dedos dos pés devem ficar bem presentes e conectados ao chão. Procure sentir o peso do corpo bem distribuído entre os dois pés e também entre os dedos e os calcanhares. Conforme a idade vai aumentando, existe a tendência de jogar o peso do corpo para os calcanhares. Caso necessário, faça um pequeno balanço para frente e para trás, sem tirar os dedos ou os calcanhares do chão, para encontrar o seu ponto de equilíbrio.

Quando sentir a estabilidade da postura, faça algumas respirações profundas, sinta a consciência permeando todo o corpo e perceba como essa postura pode trazer um estado de equilíbrio físico e mental[20].

A natureza inspira, reflete e estimula mentes e corações humanos, e, por meio das terapias e complementares é possível estabelecer relações entre saúde e natureza e, dessa forma, ter *insights* e até mesmo cultivar a espiritualidade para uma vida mais harmoniosa. Assim, compartilhamos "Reflexões de um passeio na natureza", por Adriana Gasparini:

- No prazer da caminhada, encontramos nossa alma amada.
- A nossa essência, a conexão com a vida eterna.
- É importante saber escutar a alma e a distinguir dos barulhos da mente.
- Silenciar a mente é escutar a alma!
- Quando temos consciência da existência da alma e sabemos escutá-la, nos tornamos sábios.
- Quando conseguimos sentir a alma, não nos sentimos mais sozinhos.

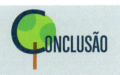
Conclusão

A natureza permeia a saúde, o autocuidado, e essa relação intrínseca está presente desde os primórdios da própria humanidade, há mais de dois milhões de anos.

No mundo moderno, não somos incentivados a fazer pausas com atenção plena ao respirar, nem a contemplar a natureza com seus ciclos e suas estações. A desconexão é tamanha, que temos a sensação de que o tempo é sempre escasso, que nossa mente, presa às lamentações e culpas do passado ou às angústias e ansiedade do futuro, adoece juntamente com o corpo, cada vez mais sedentário.

Ao voltarmos nosso olhar e nossa presença para a natureza, com a natureza e na natureza, poderemos reintegrar essa conexão saúde-natureza-autocuidado.

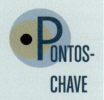
Pontos-chave

- A natureza está presente em diversas modalidades de terapias integrativas e complementares e em medicinas tradicionais.
- Estar na natureza pode ser uma forma de autocuidado alinhado aos princípios da saúde integrativa, capaz de produzir saúde e bem-estar.
- A conexão com a natureza potencializa a capacidade inata de autorregulação e pode ser incrementada por meio das terapias integrativas e complementares.

REFERÊNCIAS BIBLIOGRÁFICAS

1. Academic Consortium of Integrative Medicine and Health. Disponível em: https://im-consortium.org. Acesso em: 15 jun 2020.
2. Lima PTR, RD W, OGD F. Medicina Integrativa/coordenador Paulo de Tarso Ricieri de Lima Série de manuais de especialização. 2nd ed. RD W, OGD F, editors. São Paulo: Editora Manole LTDA; 2018. 392 p.
3. Denyes MJ, Orem DE, Bekel G. Self-Care: A Foundational Science. Nurs Sci Q. 2001;14(1):48–54.
4. Engineer A, Gualano RJ, Crocker RL, Smith JL, Maizes V, Weil A, et al. An integrative health framework for wellbeing in the built environment. Build Environ. 2021;205(May):108253.
5. Rydstedt LW, Johnsen SÅK. Towards an integration of recovery and restoration theories. Heliyon. 2019;5(7).
6. Park ER, Traeger L, Vranceanu AM, Scult M, Lerner JA, Benson H, et al. The Development of a Patient-Centered Program Based on the Relaxation Response: The Relaxation Response Resiliency Program (3RP). Psychosomatics. 2013;54(2):165–74.
7. Sternberg EM. Healing Spaces: The Science of Place and Well-Being. Cambridge: Belknap Press of Harvard Iniversity Press; 2009.
8. Dal Fabbro D, Catissi G, Borba G, Lima L, Hingst-Zaher E, Rosa J, et al. e-Nature Positive Emotions Photography Database (e-NatPOEM): affectively rated nature images promoting positive emotions. Sci Rep. 2021;11(1):1–15.
9. Catissi G, Oliveira LB De, Victor S, Savieto RM, Borba GB, Hingst-zaher E, et al. Nature Photographs as Complementary Care in Chemotherapy : A Randomized Clinical Trial. 2023;1–16.
10. Ysao Yamamura. Acupuntura. Ver Curiosidades;1996.
11. Verma, V. Ayurveda: A medicina indiana que promove a saúde integral. Nova Era. 1995.
12. Deveza ACRS. Ayurveda - a medicina clássica indiana TT - Ayurveda - the classical indian medicine. Rev med (São Paulo). 2013;92(3):156–65.
13. Griffith C. Manual Prático de Homeopatia: saiba como, quando, por que e quais remédios usar no tratamento doméstico. São Paulo: Cultrix; 2009.
14. Moraes, WA. Medicina Antroposófica: um paradigma para o século XXI. 2a edição - Associação Brasileira de Medicina Antroposófica; 2007.
15. Pinheiro, ABV. Comer com sabedoria: o alimento segundo a Medicina Tradicional Chinesa. Nova Era; 2005.
16. Associação Brasileira de Medicina Antroposófica. Disponível em: https://abmasp.com.br/. Acesso em: 16 jul 2023.
17. Brasil. Ministério da Saúde. Práticas Integrativas e Complementares em Saúde (PICS). Disponível em: https://www.gov.br/saude/pt-br/assuntos/saude-de-a-a-z/p/pics. Acesso em: 16 jun 2023.

18. Prefeitura de São Paulo. Secretaria Municipal de Saúde. Disponível em: http://legislacao.prefeitura.sp.gov.br/leis/portaria-secretaria-municipal-da-saude-sms-368-de-18-de-agosto-de-2021/consolidado. Acesso em: 30 jan 2024.

19. Feuerstein GA. Tradição do Yoga. 11.ed. Pensamento; 2006.

20. Camargo S. Yoga Postural.10. ed. Pensamento; 2008.

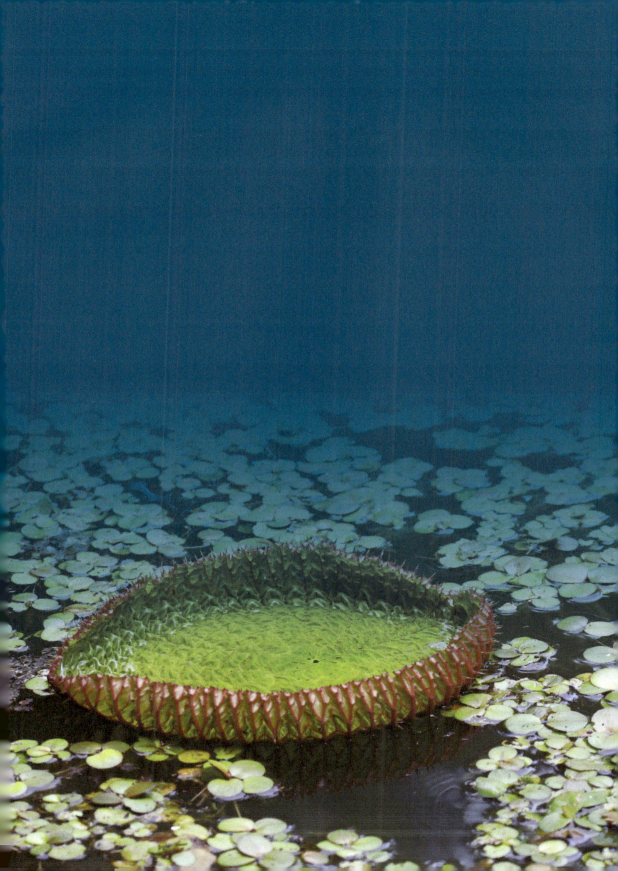

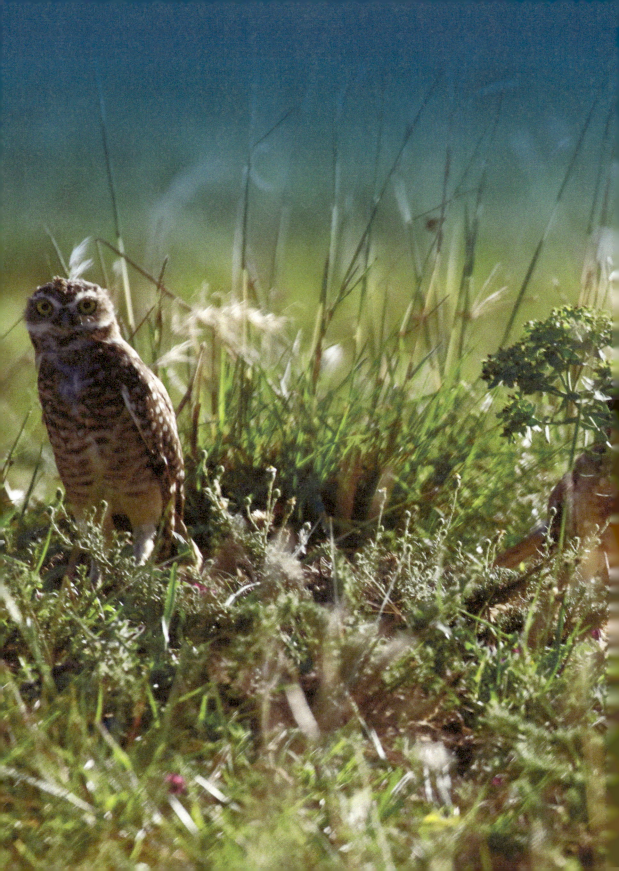

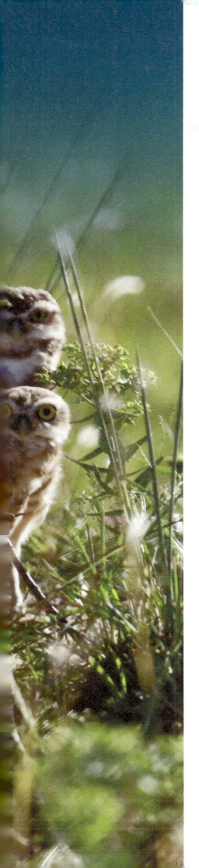
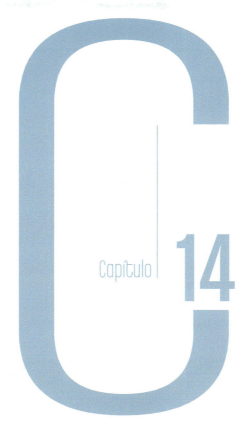

Capítulo 14

Educação Ambiental e Educação em Saúde: Uma Integração Necessária

Juliana Gatti-Rodrigues

Thomaz Augusto Alves da Rocha e Silva

INTRODUÇÃO

RAÍZES E TRONCOS DE UMA VISÃO EDUCACIONAL TRANSVERSAL

Vivemos um tempo em que os avanços científicos de uma sociedade, impulsionada principalmente por movimentos pós-revolução industrial, encontram cada vez mais caminhos para promover a integração e o diálogo com os saberes tradicionais e ancestrais dos povos indígenas e originários. Esses saberes nos trazem referência de conhecimento vivencial e prático a partir de uma relação una com o ambiente, o território, seus ciclos, seres e elementos, traduzidos em ritos, cultura, identidade e processos alinhados com os ritmos naturais.

Essas relações e experiências de vida estão sobrepostas com as potencialidades do indivíduo e da comunidade, desenvolvidas como um reflexo da qualidade e equilíbrio do ambiente em que se vive. As forças, os símbolos e os poderes ganham escala e riqueza de detalhes a partir das particularidades locais e da impressionante biodiversidade planetária, com seus sistemas ecológicos tão complexos assegurados por redes e cadeias, ao mesmo tempo, tão delicadas.

Em um processo de integração de culturas e expansão territorial, principalmente sob a perspectiva histórica da dominância e da colonização europeia no contexto do continente Americano, podemos estabelecer como marco referencial os levantamentos biogeográficos, antropológicos e socioambientais nos registros dos naturalistas, e as propostas dos primeiros conservacionistas. Assim, a percepção de necessidade de um ramo educacional voltado ao meio ambiente surge ainda na virada do século XIX, com as observações de Alexander von Humboldt frente aos desmatamentos testemunhados na América do Sul.

Em termos atuais, o contexto da educação ambiental tem suas origens em 1962 com a publicação do livro *Primavera Silenciosa*, de

Rachel Carson - bióloga marinha nascida nos Estados Unidos. Ela evidenciou os impactos da ação humana sobre o ambiente, principalmente sob a perspectiva do uso de agrotóxicos. Impulsionado pela criação do Conselho para Educação Ambiental no Reino Unido, quatro anos antes, em 1972, foi publicado o relatório "Os Limites do Crescimento Econômico" pelo Clube de Roma, um grupo de pessoas ilustres – membros de comunidades científica, acadêmica, política, empresarial, financeira, religiosa e cultural - para debater temas políticos, econômicos, mas especialmente ambientais e do desenvolvimento sustentável.

Ainda em 1972, entre os dias 5 e 16 de junho, aconteceu a Conferência das Nações sobre o Ambiente Humano, em que foi firmada a Declaração de Estocolmo[1] que expressa, por meio de seus sete artigos e 26 princípios, a estrutura orientativa para legislação e regulação internacional com o objetivo de promover a proteção da condição de vida planetária saudável para a humanidade, no presente e para as futuras gerações. No artigo terceiro, observamos em tradução livre:

> *"O homem precisa constantemente somar experiências e continuar descobrindo, inventando, criando e avançando. Em nosso tempo, a capacidade do homem de transformar seu ambiente, usada com sabedoria, pode trazer a todas as pessoas os benefícios do desenvolvimento e a oportunidade de melhorar a qualidade de vida. Aplicado de forma errada ou desatenta, o mesmo poder pode causar danos incalculáveis aos seres humanos e ao ambiente humano. Vemos ao nosso redor evidências crescentes de danos causados pelo homem em muitas regiões da Terra: níveis perigosos de poluição na água, no ar, na terra e nos seres vivos; distúrbios importantes e indesejáveis no equilíbrio ecológico da biosfera; destruição e esgotamento de recursos insubstituíveis; e deficiências graves prejudiciais à saúde física, mental e social do homem, no ambiente criado pelo homem, especialmente no espaço de vida e de trabalho."*

De forma complementar, para o foco deste capítulo, destacamos o Princípio 19:

> "A educação em questões ambientais, tanto para a geração mais jovem quanto para os adultos, dando a devida consideração aos menos privilegiados, é essencial para ampliar a base para uma opinião esclarecida e uma conduta responsável por parte de indivíduos, empresas e comunidades na proteção e melhoria do meio ambiente em sua dimensão humana plena. Também é essencial que os meios de comunicação de massa evitem contribuir para a deterioração do meio ambiente, mas, ao contrário, disseminem informações de natureza educacional sobre a necessidade de proteger e melhorar o meio ambiente para permitir que o homem se desenvolva em todos os aspectos."

Nas ações que celebraram os 50 anos da Declaração[2] em 2022, foram realizados inúmeros esforços para consolidar consultas e participação pública. O evento marca a constatação clara e irrefutável da ciência quanto aos impactos da tríplice crise planetária - mudanças climáticas, poluição e perda da biodiversidade - que ameaça o futuro e a capacidade de se atingir os objetivos do desenvolvimento sustentável. O evento destacou as possibilidades de mudanças positivas, para se conquistar um planeta saudável para todos, como uma responsabilidade e oportunidade compartilhadas. Uma agenda com dez ações recomendadas foi apresentada ao final do evento colocando o bem estar humano ao centro, uma vez que "um planeta saudável é pré--requisito para sociedades pacíficas, prósperas e coesas. Faz-se necessário restaurar a relação com a natureza, de forma a integrar valores éticos, e adotar mudanças fundamentais nas atitudes, hábitos e comportamentos."

Como resultado da Conferência de Estocolmo, neste mesmo ano, a Organização das Nações Unidas (ONU) criou o Programa das Nações Unidas para o Meio Ambiente (PNUMA), sediado em Nairobi (Quênia). Nos anos seguintes, promoveu eventos e encontros que debateram a implementação de Educação Ambiental em todos os níveis e em espaços formais e não formais. Em especial, realizado em 1975 o Encontro Internacional em Educação Ambiental promovido pela Organização das Nações Unidas para a Educação, a Ciência e a Cultura (UNESCO), ocasião na qual foi criado o Programa Internacional de Educação Ambiental (PIEA) a partir da Carta de Belgrado[3], com objetivos que incluem aspectos relacionados a conhecimento, conscientização, atitude, competências, habilidades de avaliação e participação. Sua meta é *"desenvolver uma população mundial que está consciente, e preocupada sobre o meio ambiente e seus problemas associados; e que possui o conhecimento, competências, atitudes, motivações e compromisso para trabalhar individualmente e coletivamente na direção de soluções para os problemas correntes e na prevenção de novos"*.

Com a Constituição da República Federativa do Brasil de 1988[4], observamos fundamentos que norteiam este livro e, em especial para este capítulo, reforçamos o Artigo 196, que afirma que *"A saúde é direito de todos e dever do Estado"*, bem como o Artigo 225 - *"Todos têm direito ao meio ambiente ecologicamente equilibrado, bem de uso comum do povo e essencial à sadia qualidade de vida, impondo-se ao Poder Público e à coletividade o dever de defendê-lo e preservá-lo para as presentes e futuras gerações"* e seu Inciso VI, que anuncia *"promover a educação ambiental em todos os níveis de ensino e a conscientização pública para a preservação do meio ambiente"*.

Durante a Rio-92, a partir das discussões promovidas pelo Ministério da Educação e Cultura (MEC), foi produzida a Carta Brasileira para a Educação Ambiental, que reconheceu como instrumento valioso disseminar a sustentabilidade para a sobrevivência do planeta e melhoria da qualidade de vida humana. A Carta também apontou a falta de comprometimento real do poder público. Nos anos seguintes, foram formalizados caminhos para formatação, disseminação, regulamentação e implementação da Política Nacional de Educação Ambiental (PNEA)[5], por meio do Programa Nacional de Educação Ambiental (PRONEA)[6,7], proposto de forma transversal pelos Ministérios do Meio Ambiente, Educação e Cultura e Ciência e Tecnologia, promulgada a Lei nº 9.795 de 27 de abril de 1999.

FOLHAS E FLORES INSPIRADORAS DA PRÁTICA TRANSVERSAL ENTRE EDUCAÇÃO EM SAÚDE E AMBIENTE

Quando a palavra educação surge, vem em mente a imagem de uma pessoa no papel de tutor e outras no papel de aprendizes. Foi assim que as gerações adultas contemporâneas foram educadas, num modelo centenário de educação em massa. Esta configuração pode variar desde uma sala de aula tradicional, com as carteiras enfileiradas, até um grupo em campo tendo demonstrações práticas de algum tema, a depender das experiências de quem exerce a tutoria. No entanto, os paradigmas da educação têm evoluído em velocidade sem precedentes, acompanhando a enxurrada de recursos que a tecnologia oferece. Ainda, a circulação da informação em tempo real nos permite apontar estatisticamente sucessos e falhas nos modelos tradicionais e vanguardistas de educação, em uma busca por modelos que se adequem não só ao conteúdo a ser transmitido, mas também ao público-alvo.

Uma convergência entre educadores é que o aprendizado é o processo mais importante na educação, sobrepondo-se ao ensino, ou seja, educação é muito mais do que um tutor ensinar alguma coisa, mas são os alunos que aprendem de acordo com suas aptidões e experiências. Em outras palavras, a transmissão e a retenção de informações está muito mais ligada a quem recebe do que a quem emite. Por outro lado, o desenvolvimento de competências e habilidades podem e devem ser atribuição do tutor do conteúdo. Pontos como trabalho em equipe, comunicação, organização, gestão de recursos e empatia são comuns em diversos currículos, sendo cada uma trabalhada com intensidade e profundidade diferentes de acordo com a formação desejada.[8]

Ambientes naturais, sejam selvagens ou construídos pela humanidade, possuem ampla complexidade de fatores a serem considerados em relação a particularidades ambientais do território, necessidades de recursos das espécies, fluxos e ciclos dos sistemas e, de forma natural, interação, sobreposição e interferência de todos estes elementos e fatores uns com os outros. Para que manutenção, gestão e aptidões destes ambientes sejam mantidas em harmonia e equilíbrio, são muitas as oportunidades e os desafios entre diversas áreas de conhecimentos agregados. Mas qual seria a transversalidade destas informações para a formação de profissionais da saúde? A educação ambiental é uma base valiosa para esta perspectiva, uma vez que o ser humano é resultado evolutivo do ambiente e, por isso, indissociável. A formação em saúde alinhada com a educação ambiental pode integrar informações abrangentes de disciplinas, como bioquímica, microbiologia, botânica, zoologia e ecologia, mas ir além quando considerados aspectos socioambientais, históricos e culturais para construção de uma visão holística, com abordagens que ressignificam a saúde humana no contexto de sua criação e sobrevivência.

Por exemplo, durante décadas a expressão "Amazônia, o pulmão do mundo" foi utilizada para destacar a importância deste bioma. No entanto, as gerações mais recentes já compreendem que o oxigênio disponível na atmosfera não provém somente da Amazônia como fonte principal e isolada, mas, sim, das algas presentes nos corpos d'água na superfície do planeta. Então a Amazônia perde a relevância para a saúde de quem não habita nela? De forma alguma! Trabalhos científicos[9] demonstram que este bioma é um dos principais reguladores da qualidade do ar que se respira no Sudeste brasileiro – a região com maior poluição do ar no país – como na manutenção da temperatura global adequada para a vida como conhecemos até aqui, dentre outros pontos não menos importantes, como a própria manutenção das condições de vida das comunidades que habitam a região. A visão sobre a importância da região amazônica para a vida humana vai muito além da capacidade de evapotranspiração da floresta. Neste aspecto, uma abordagem ambiental em um currículo de saúde e, na via de mão dupla, uma inserção dos principais problemas respiratórios e impactos da qualidade ambiental no sistema de saúde em currículos das ciências e gestão ambientais, são exemplos de como a intersecção multi e transdisciplinar favorece o desenvolvimento de capacidades profissionais com uma visão inequívoca e uniforme de relação causa e efeito, necessários para conscientização em escala de sociedade, ainda mais no momento atual de tantas crises planetárias sobrepostas.

Para além do conteúdo informativo *per se*, o aprendizado em contato com áreas preservadas, conservadas e qualificadas é um catalisador de desenvolvimento das competências já citadas. Uma demonstração disso é a quantidade de ações corporativas, como, por exemplo, para desenvolvimento de lideranças e trabalho em equipe, realizadas em vivências por meio de trilhas, *rafting*, montanhismo, dentre outras abordagens imersas no contexto de territórios preservados. No campo da educação em saúde, a correlação entre as experiências e informações que podem ser obtidas em áreas naturais com o desenvolvimento de competências é ainda maior.

Comecemos pela comunicação. Ao falar de comunicação na natureza, pode vir à mente a sonoridade do canto das aves que, ao ser estimulada, "abre a audição" e cria uma sensação de bem estar inicial – ignorando o fato de que, em muitas vezes, emitem uma mensagem hostil por meio do canto – o que serve como caminho sensorial inicial para uma gama muito maior de estímulos da natureza.

A percepção no formato de aprendizagem ativa, para além do sentido auditivo, compreende também a comunicação por cores, movimentos, olfato (bioquímica), dentre outras; faz com que o aprendiz entenda a necessidade de uma comunicação clara em qualquer sistema organizacional, sempre em sentido duplo. Por exemplo, qual a relação entre as pétalas de uma flor e uma prescrição em saúde? Ambas utilizam da comunicação visual fornecendo instruções para procedimentos dentro de uma estratégia. Enquanto a estratégia das plantas é orientar o inseto e assim garantir sua reprodução pela polinização e a do inseto é conseguir alimentos a partir da planta, a estratégia do prescritor é cumprir a atribuição profissional de oferecer o melhor tratamento e a do paciente é de conseguir a resolução para seu acometimento. Em ambos os casos, a infalibilidade é necessária pois colocará em risco a finalidade de ambas as partes e mais: em ambos processos é visível o sucesso de uma comunicação efetiva pelo próprio sucesso de sobrevivência dos atores que a realizam. E, então, a partir desta percepção, os desdobramentos tornam-se evidentes, como a adaptação da comunicação à linguagem do interlocutor, a seleção do meio de comunicação adequado, a clareza da mensagem e demais atributos para o sucesso na transmissão da orientação. Os exemplos de comunicação efetiva na natureza são inúmeros e demonstráveis, mesmo em ambientes naturais construídos por humanos, como parques e jardins, que podem, inclusive, ser planejados com esta finalidade.

Pensemos agora em organização. Como correlacionar o conceito de organização em transversalidade entre saúde e ambiente? Vemos dois aspectos complementares: a organização individual e a organização sistêmica. No aspecto mais simples de aprendizado, a organização pessoal transmitida tanto em currículos de saúde quanto ambientais geralmente contemplam de forma enumerativa os pontos necessários, enquanto a relação de consequência fica a cargo da experiência a ser vivida. Vamos usar o exemplo da paramentação. Roupa e calçados adequados, luvas e equipamentos de proteção individual (EPIs) de acordo com a atividade específica a ser realizada. Provavelmente, o profissional da saúde pensou em roupas brancas, avental, calçados fechados, luvas de procedimento, máscara. Já, o profissional da área ambiental deve ter imaginado calças e mangas compridas, botas antiderrapantes, luvas de proteção mecânica e perneira. Esta é a enumeração apresentada durante o aprendizado, mas a importância de cada um dos itens é incorporada durante o uso, ou seja, já na prática. Com isso, a organização pessoal de cada um sobre sua paramentação fica mais atrelada ao ofício e não a si mesma, sendo esta última a finalidade da organização pessoal. Uma experiência em outro ambiente poderia reforçar a pessoalidade. Assim, se um profissional de saúde é colocado em uma situação de visita a um ambiente natural, incorpora a noção de que organizar roupas, calçados e EPIs é uma atribuição que requer adaptação à atividade realizada, mas uma organização pessoal independente do que for realizado, pois é pessoal! E vice-versa para aprendizes em áreas de meio ambiente.

Portanto, as necessidades específicas de cada uma das áreas farão com que os aprendizes estendam suas capacidades organizacionais. Ainda no exemplo anterior, uma pessoa da área da saúde que passe por uma experiência em meio ambiente terá de planejar mantimentos, trocas de roupas, repelentes de insetos, protetor solar, um kit de primeiros socorros – este o mais fácil – que não estão dentro de sua organização rotineira. Por outro lado, uma pessoa da área ambiental que tenha experiência prática de aprendizado em saúde poderá dar maior atenção a pontos como higiene e desinfecção de utensílios pessoais, itens de primeira necessidade, procedimentos essenciais (como vacinação e profilaxias para determinadas regiões), entre outros. Essa intercambialidade estimula percepções que podem melhorar a organização pessoal, inclusive no próprio ofício.

Além da organização pessoal, a organização sistêmica também pode ter ganhos na transversalidade. Em um primeiro nível, o entendimento mínimo de que todos os seres vivos possuem complexidade e, muitas vezes, estruturas físicas idênticas ao ser humano, pode ser, no mínimo, enriquecedor, mas pode chegar a ser determinante para um aprendiz em saúde. Por exemplo, é enriquecedor entender que a celulose das plantas, em sua estrutura fundamental, é nada mais do que a mesma glicose que temos no sangue e alimenta nossas células, mas organizada de maneira que não conseguimos digerir. Porém, é determinante entender que a associação de plantas e bactérias é que fixa o nitrogênio do ar e nos fornece aminoácidos e vitaminas essenciais para uma vida saudável. Na mão inversa, entender os processos digestórios e necessidades nutricionais trazem conhecimento determinante para uma agricultura sustentável. A organização do fluxo de nutrientes na natureza como um todo é complementar ao – e complementada pelo – conhecimento da fisiologia humana, que nada mais é do que nossa organização sistêmica.

Podemos escalonar ainda mais o nível organizacional, ilustrando com a expressão "um hospital é um organismo complexo". De fato, todos os organismos, até os mais simples, possuem sua complexidade. Mas o paralelo que essa expressão cria tem muito a ver com a organização necessária para um sistema se manter funcional. É natural para um profissional de saúde compreender essa analogia, mas será que a ideia de "um sistema nervoso central que coordena órgãos com funções específicas e que no conjunto desempenham todas as funções essenciais" seria a melhor? Hoje é comum ouvir a expressão "o sistema de saúde é um ecossistema de alta complexidade". Quando se traz a noção correta de ecossistema, na qual temos desde "indivíduos desempenhando papéis específicos" até "comunidades interdependentes e resistentes a oscilações de fatores externos", novamente são possíveis interpretações que dependem da experiência do leitor. Ao inserir um aprendiz de saúde em um ambiente natural, é necessário explicar *in loco* algumas coisas talvez não tão explícitas, como características de chuvas, sol, solo e temperatura, determinantes para a organização daqueles seres que ali habitam. E, então, apontar relações mais perceptíveis, como, por exemplo o papel dos fungos na renovação de resíduos, a importância da vegetação no ciclo da água, a proteção térmica da copa das árvores, a camuflagem dos animais na paisagem, dentre inúmeros exemplos. Porém, a enumeração e apontamento destes fenômenos por si só geralmente não é o bastante para cativar uma pessoa eventualmente presente. É preciso, a partir destes exemplos, construir a ideia de uma grande organização que se inicia em aspectos físicos e culmina na função dos seres vivos para manutenção daquele ambiente. Mais ainda, esta organização quando sofre uma alteração de padrão que tenha se originado de dentro – ou seja, uma disrupção – leva apenas a dois desfechos possíveis: insucesso por quebra da sustentabilidade da organização; sucesso, desenvolvendo uma vantagem adaptativa que, em termos mais corporativos, significa inovação!

Uma outra competência desejável que possui clara interface entre educação ambiental e em saúde refere-se à gestão de recursos. Este assunto nunca esteve tão em voga em ambas as áreas quanto nos dias atuais. Mas o que um estudante de saúde pode agregar com a gestão ambiental de recursos? E o que acrescenta a um aprendiz de meio ambiente ter tópicos de gestão de recursos em saúde? A resposta para estas perguntas é a mesma: ter a consciência de que são pontos interdependentes. A um primeiro olhar, pode-se entender a gestão ambiental em saúde como, por exemplo, o impacto e a destinação correta de resíduos hospitalares, mas trata-se de uma ideia muito mais ampla. É preciso demonstrar aos estudantes de todas as áreas que alterações no meio ambiente levam a impactos na saúde humana, e, por outro lado, ações humanas em busca de melhoria de qualidade de vida podem resultar em impactos ao meio ambiente cujos efeitos retornarão à saúde humana a curto, médio e longo prazos, seja a instalação de uma atividade poluidora sem os devidos estudos ambientais, a negligência com o saneamento básico

ou a realocação política de verbas retiradas do meio ambiente ou saúde. Todos são exemplos que possuem relação de causa e consequência que nem sempre são claros, até mesmo para a população com maior nível educacional, justamente por ausência de transversalidade.

A gestão de recursos em saúde já é, por si só, um grande desafio, mas como a educação em meio ambiente pode ser um favorecedor para uma boa gestão? O entendimento das particularidades ecológicas e populacionais de um determinado território, bem como suas inter-relações – que obrigatoriamente passam também por outras ciências humanas, não abordadas neste capítulo – são os pontos de partida para tomada de ações contextualizadas e sustentáveis. Um exemplo já bastante explorado são os investimentos para prevenção e manejo de doenças respiratórias. A resposta óbvia sobre a sazonalidade surge não só pelas oscilações de temperatura e umidade, mas também pelo acúmulo de poluentes em decorrência destes fatores. Entretanto, conhecer o regime de ventos e origem das massas de ar, bem como criar sincronismo entre monitoramento climático e estratégias em saúde, pode mitigar impactos negativos na população.

Da mesma forma, a determinação das relações da saúde com o meio ambiente, devem passar com sua real efetividade, em um discurso que não deve ser apelativo ou cataclísmico. Por exemplo, as justificativas apontadas em grandes veículos para o não desmatamento de áreas naturais hoje incidem sobre o aquecimento global, um conceito real, mensurável, mas de escala pouco perceptível no dia a dia, principalmente de pessoas que não tiveram acesso à educação de qualidade. Para trabalhar este aspecto de tomada de decisão, um caso muito comum pode ser trazido à discussão. Um proprietário de terras que possui água de qualidade e, muitas vezes, uma pequena central hidrelétrica (PCH), decide substituir suas matas de cabeceira por eucaliptos, que alteram fortemente a dinâmica hídrica. Se esse proprietário fosse previamente orientado sobre a qualidade de sua água, que passará a necessitar tratamento prévio (investimento) e que esta substituição pode levar à inviabilidade da PCH por diminuição de vazão (prejuízo), sua decisão de desmatar as cabeceiras poderia ter sido diferente. E neste ponto, profissionais de saúde que tenham noções ambientais podem vir a reforçar a influência sobre os tomadores de decisão justamente por trazer um apelo direto e perceptível, não só sobre a saúde, mas sobre o impacto de gestão que as adaptações irão gerar. Assim, as noções ambientais e de saúde mais uma vez se complementam para que decisões acertadas sejam tomadas considerando a indissociabilidade entre ambas.

Por fim, a empatia com os seres vivos de forma geral, já tratada em outro capítulo deste livro, possui diversas maneiras de ser desenvolvida. É comum que pessoas mais ligadas à área ambiental tenham certa repulsa à atual situação da humanidade por conta da degradação dos ambientes e recursos naturais. No entanto, uma experiência de aprendizado oferecida em um serviço de saúde pode transformar este sentimento negativo. A noção de que muitas vezes as pessoas são acometidas por determinadas condições de saúde, sem que tivessem escolha – por exemplo, o desenvolvimento de hipertensão em uma pessoa com rotina diária de mais de 14 horas de trabalho por décadas por ser o único meio de sustentar sua família – pode trazer maior facilidade na compreensão do fator social e do motivo pelo qual as ações ambientais devem incluir os humanos direta e indiretamente impactados. De uma outra forma, a percepção de que o cuidado em saúde se sustenta na mesma noção de civilidade da preservação ambiental torna as ações ambientais de um aprendiz muito mais completas e com maior chance de sucesso real. Por sua vez, um educando em saúde deve ser apresentado às complexidades da vida que evoluiu até aquela pessoa, demonstrada de forma prática e ativa ao invés de *slides* com sistema vascular vegetal. A visita a ambientes impactados e a observação das consequências diretas nos seres vivos, comparadas com a contemplação de ambientes preservados são a ilustração da saúde e do sofrimento vividos no dia a dia de profissionais de saúde, mas em escala estendida.

Por fim, a importância da intersecção educacional em saúde e meio ambiente concretizou-se com a Portaria 4.735 da Fundação Nacional de Saúde[10] que determina diretrizes para a Educação em Saúde Ambiental que define Saúde Ambiental como *"área da saúde pública afeita ao conhecimento científico e à formulação de políticas e as correspondentes intervenções (ações) relacionadas à interação entre a saúde humana e os fatores do meio ambiente natural e antrópico que a determina, condiciona e influencia, com vistas a melhorar a qualidade de vida do ser humano sob o ponto de vista da sustentabilidade"*

FRUTOS E SEMENTES PARA UM FUTURO INTEGRADO

Ganha força em âmbito global as construções do Painel de Especialistas de Alto Nível em Saúde Única (One Health High-Level Expert Panel – OHHLEP)[11] da ONU, que engloba quatro agências internacionais: Organização das Nações Unidas para Agricultura e Alimentação (FAO), Programa das Nações Unidas para o Meio Ambiente (PNUMA), Organização Mundial da Saúde (OMS) e Organização Mundial de Saúde Animal (WOAH).

O grupo OHHLEP se ancora na abordagem *One Health* ou Saúde Única para fomentar equilíbrio e sustentabilidade nas relações entre saúde humana, animal e ecossistêmica (os três pilares da Saúde Única). Convida diversos setores da sociedade a construírem, de forma transdisciplinar, bem-estar global, prevenção e combate às ameaças à saúde, por meio de medidas que contribuam para o desenvolvimento sustentável.

Antes mesmo desta convergência, os Objetivos do Desenvolvimento Sustentável (ODS), que são a abordagem adotada a partir da RIO+20, como sequência da implementação da Agenda 21 e os Objetivos do Desenvolvimento do Milênio, trazem metas ambiciosas para uma ação global com foco em *"acabar com a pobreza, proteger o meio ambiente e o clima e garantir que as pessoas, em todos os lugares, possam desfrutar de paz e de prosperidade"*. São 17 Objetivos nas mais diversas áreas, todos interconectados para mirar os grandes desafios enfrentados por pessoas no Brasil e no mundo. Toda e qualquer ação de educação ambiental e educação em saúde devem contemplar sensibilização, comprometimento e ações práticas a respeito dos ODSs e suas metas, de forma a traçar paralelos e análises de como cada incidência pode ter impactos diretos na qualidade de vida das pessoas de forma inclusiva, justa, igualitária. Dentre os 17 objetivos, damos destaque para este capítulo ao ODS 3 – Saúde e Bem-estar; ODS 11 – Cidades e Comunidades Sustentáveis; ODS 12 – Consumo e Produções Sustentáveis e ODS 13 – Ação Contra a Mudança Global do Clima.

Por fim, a Saúde Planetária, também abordada em todas suas vertentes em capítulo específico neste livro, é aspecto de integração efetiva do setor da saúde ao desenvolvimento sustentável, realizando ações práticas, pesquisa e incidência política de forma transversal e em colaboração interdisciplinar para juntos atingirmos as metas de um planeta e população saudáveis.

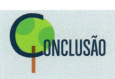

Conclusão

A educação ambiental e a educação em saúde estão cada vez mais próximas e integradas; iniciativas com exemplos e casos de sucesso emergem fortes e consistentes em todo o mundo[12-14]. Estão se multiplicando e disseminando informação e impacto efetivo em comunidades, com soluções alinhadas às práticas científicas. São proposições com potencialidade de multiplicação e escalabilidade, observando as particularidades locais em termos de cultura e território. A educação que rompe barreiras e reúne múltiplos saberes honra a tecnologia baseada na natureza, acolhe e cuida de forma intergeracional as pessoas, comunidades, espaços, seres, paisagens, história, cultura e identidade. Podemos sonhar e agir hoje para o futuro em favor da vida. A semente com todos os potenciais de Gaia já residem dentro de cada um de nós e nos valores de cuidado, empatia, amor, carinho, preservação e respeito.

PONTOS-CHAVE

- A educação ambiental e a educação em saúde podem ser práticas compartilhadas, com reforço à relação de interdependência entre natureza e saúde humana.
- Uma prática transversal de educação em áreas ambientais e sanitárias envolve aspectos como comunicação, organização, gestão de recursos e empatia.
- Muitas são as possibilidades e práticas já existentes que contemplam abordagens sinérgicas entre educação em saúde e ambiental, inclusive com Saúde Única e Saúde Planetária como pano de fundo.

REFERÊNCIAS BIBLIOGRÁFICAS

1. Sohn LB. The Stockholm declaration on the Human Environment. Cambridge: Harvard International Law Journal;1973.
2. Stockholm+50. Why does Stockholm+50 matter? What did it achieve? What does it offer going forward? Disponível em: https://www.stockholm50.global/news-and-stories/why-does-stockholm50-matter-what-did-it-achievewhat-does-it-offer-going-forward. Acesso em: 20 dez 2023.
3. The Belgrade Charter: A Framework for Environmental Education. Disponível em: https://www.eusteps.eu/wp-content/uploads/2020/12/Belgrade-Charter.pdf. Acesso em: 26 ago 2023.
4. Constituição da República Federativa do Brasil. Disponível em: https://www2.camara.leg.br/atividade-legislativa/legislacao/constituicao1988/arquivos/ConstituicaoTextoAtualizado_EC%20127_128.pdf. Acesso em: 12 ago 2023.
5. Brasil. Ministério da Educação. Lei nº 9.795, DE 27 de abril de 1999. Dispõe sobre a educação ambiental, institui a Política Nacional de Educação Ambiental e dá outras providências. 1999. Disponível em: https://www.planalto.gov.br/ccivil_03/Leis/L9795.htm. Acesso em 26 ago 2023.
6. Instituto Chico Mendes de Conservação da Biodiversidade – ICMBio. Educação Ambiental, ProNEA – Programa Nacional de Educação Ambiental. Disponível em: https://www.icmbio.gov.br/educacaoambiental/politicas/pronea.html. Acesso: 05 ago 2023.
7. Brasil. Ministério da Educação. Programa Nacional de Educação Ambiental - ProNEA / Ministério do Meio Ambiente. 3. ed. Brasília: Ministério do Meio Ambiente, 2005. Disponível em: http://portal.mec.gov.br/secad/arquivos/pdf/educacaoambiental/pronea3.pdf. Acesso: 05 agost 2023.
8. Brasil. Ministério da Educação. Cadernos SECAD 1. Educação Ambiental: aprendizes de sustentabilidade. Brasília. Disponível em: http://portal.mec.gov.br/dmdocuments/publicacao2.pdf. Acesso: 05 ago 2023.

9. Souza AA, Oviedo A. Santos TM. Instituto Socioambiental. Impactos na qualidade do ar e saúde humana relacionados ao desmatamento e queimadas na Amazônia Legal brasileira. Disponível em: https://acervo.socioambiental.org/acervo/documentos/impactos-na-qualidade-do-ar-e-saude-humana-relacionados-ao-desmatamento-e. Acesso em: 09 ago 2023.

10. Brasil. Ministério da Saúde. Portaria n° 4.735, de 16 de setembro de 2021. Dispõe sobre as diretrizes para atuação em Educação em Saúde Ambiental na Fundação Nacional de Saúde - Funasa. Disponível em: https://bvsms.saude.gov.br/bvs/saudelegis/funasa/2021/prt4735_30_09_2021.html#:~:text=DOS%20CONCEITOS-,Art.,Sistema%20%C3%9Anico%20de%20Sa%C3%BAde%20%2D%20SUS. Acesso em: 09 ago 2023.

11. Organização Mundial da Saúde. Painel de Especialistas de Alto Nível em Saúde Única. One Health High-Level Expert Panel (OHHLEP). Disponível em: https://www.who.int/groups/one-health-high-level-expert-panel. Acesso: 15 ago 2023.

12. Cooper AZ, Richards JB. Lectures for Adult Learners: Breaking Old Habits in Graduate Medical Education. Am J Med. 2017;130(3):376-81.

13. Hartley, J., & Cameron, A. (1967). Some observations on the efficiency of lecturing. Educational Review, 20(1), 30–37.

14. Instituto Árvores Vivas para Conservação e Cultura Ambiental: http://www.arvoresvivas.org.br

15. Rede Saúde e Natureza Brasil. MANIFESTO: A Importância de Incluir as Relações entre Saúde e Natureza nas Políticas Públicas e nas Ações da Sociedade. Disponível em: https://redesaudenaturezabrasil.com/. Acesso em: 30 jul 2023.

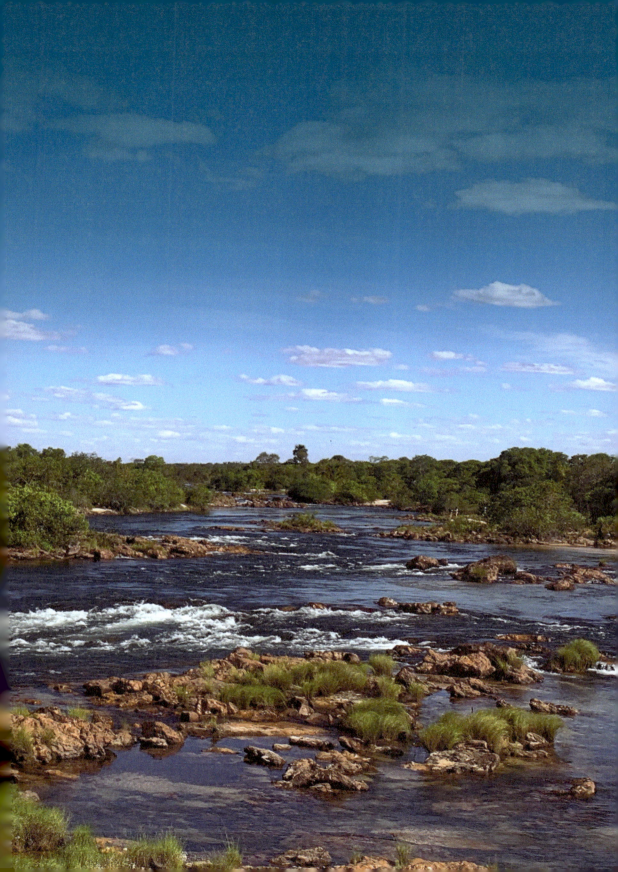

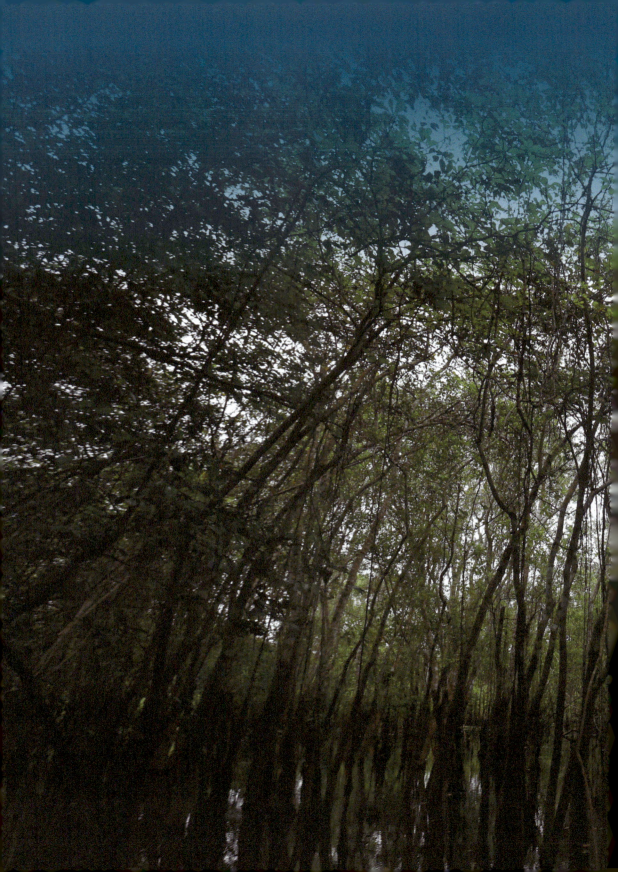

Capítulo 15

Relação Ser Humano-Natureza e Redes Sociais

Leticia Bernardes de Oliveira

Sabrina Bortolossi Bomfim

João Gabriel Barbosa da Costa

Luiz Felipe Santana Machado

Gustavo Benvenutti Borba

INTRODUÇÃO

O uso de redes sociais mudou a forma do mundo se comunicar e possibilitou criação de conteúdo por qualquer pessoa, o que, até então, era limitado a veículos de notícias e agências de comunicação[1]. Atualmente, cerca de 64,4% da população mundial tem acesso à internet, e 59,4% são usuários de redes sociais[2], o que permite comunicação entre pessoas de diferentes locais do planeta.

Além das conexões virtuais e o crescente uso de telas desde a primeira infância, a urbanização afetou a forma como as pessoas se relacionam com a natureza, pois as afastou das áreas naturais. Frente a tal distanciamento, o contato indireto com elementos da natureza aumentou, por meio de fotografias, pinturas, vídeos ou até mesmo de uma janela com vista para um ambiente natural[3].

Diversas pesquisas têm abordado os benefícios do contato indireto com a natureza para a saúde humana. Um estudo monitorou o sistema nervoso autônomo (simpático e passimpático), a frequência cardíaca e os efeitos psicológicos em participantes que assistiam a imagens de natureza. Evidenciou aumento da atividade parassimpática, ou seja, redução dos níveis de estresse, e aumento na percepção de conforto, relaxamento, alegria e vigor[4]. Em 2021, foi publicada a validação de um banco de fotografias de natureza, o e-NatPOEM (*Positive Emotions Photography Database*, em inglês), para uso em saúde, cujas imagens apresentaram potencial na promoção de aspectos psicologicamente positivos[5]. Um ensaio clínico randomizado com utilização do e-NatPOEM foi conduzido entre pacientes oncológicos em tratamento quimioterápico. Os participantes assistiram a um vídeo com as fotografias e responderam questionários pré e pós-exposição para avaliação de sintomas físicos e psicológicos. Aspectos negativos como medo, nervosismo, angústia, inquietude e chateação apresentaram redução significativa após a exposição aos vídeos[6].

As redes sociais também podem atuar neste contato indireto, por meio de fotografias e vídeos como forma de apreciação da natureza. Alguns estudos demonstraram o aumento de conteúdos relacionados a natureza e conservação nas redes, principalmente no Instagram, e avaliaram qual conteúdo relacionado a natureza o público consome, apontando que publicações que mexem com as emoções e criam conexão por meio da beleza e da narrativa são mais aceitas do que publicações que apresentam problemas de conservação de forma negativa[7]. Além do contato indireto com a natureza para promoção de saúde e bem-estar, a "natureza na tela" das redes sociais também pode objetivar entretenimento, educação, promoção de esforços para conservação, mudança de hábitos e engajamento social[8].

Neste sentido, existem trabalhos para monitoramento de algumas espécies com postagens de observações no Instagram[9] e Facebook[10]; avaliação da percepção das comunidades a respeito da necessidade de contato com a natureza no Twitter[11]; motivações e preferências de visitantes de parques naturais por meio de fotografias no Flickr[12].

Além das redes sociais, existem plataformas digitais que colaboram com o contato indireto, como o iNaturalist[13], que une o aprendizado à tecnologia e permite que o usuário registre e compartilhe com outros usuários suas descobertas da natureza, por meio de fotografias. Dentro da plataforma, os compartilhamentos são verificados e podem ser usados para pesquisas científicas de biodiversidade, além de contribuir com a possibilidade de desenvolvimento de mudanças positivas na sociedade, ancoradas em ciência cidadã[14]. Outro exemplo é o WikiAves[15], site de conteúdo interativo, direcionado à comunidade brasileira de observadores de aves, com o objetivo de apoiar, divulgar e promover a atividade de observação de aves e a ciência cidadã. Fornece gratuitamente ferramentas avançadas para controle de registros fotográficos e sonoros, textos, identificação de espécies, comunicação entre observadores, entre outras.

EXPERIÊNCIAS DO GRUPO DE PESQUISA E-NATUREZA NAS REDES SOCIAIS PARA ABORDAR A TEMÁTICA SAÚDE E NATUREZA

O projeto "Um Tempo com e-Natureza"[16] incentivou o uso das redes sociais pelo grupo e-Natureza, com vistas à disseminação de conteúdos científicos relacionados à saúde e à natureza. Nos últimos anos, foi possível perceber o aumento da procura de conteúdos informativos nas redes sociais. Um relatório global demonstrou que, em janeiro de 2023, a busca por novas informações é, para 30% dos usuários, a principal motivação para usar redes sociais[10]. No Brasil, o Instagram é a rede social mais utilizada, atrás somente do aplicativo WhatsApp[2].

Encontrar informações, estudar, assistir a vídeos e preencher o tempo livre são algumas das motivações que fazem com que as pessoas utilizem a internet globalmente. As redes sociais são utilizadas majoritariamente para manter contato com família, amigos e conhecidos, mas a busca por con-

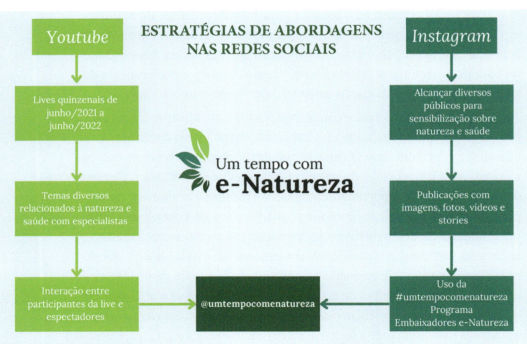

Figura 15.1 Estratégias de abordagem de conteúdos no perfil do Youtube e do Instagram.
Fonte: Leticia Bernardes

teúdo informativo, inspiração e apoio a causas sociais também estão entre as razões mais citadas.

Diante deste cenário, foram selecionadas três redes sociais para divulgação do projeto: Instagram, Facebook e Youtube, com ênfase na primeira, canal com maior engajamento dos seguidores. No Youtube, conforme ilustrado à esquerda na Figura 15.1, foram realizadas transmissões ao vivo, popularmente conhecidas como lives, no período de um ano (em meio à pandemia por Covid-19). Para agregar pautas diversificadas acerca do tema natureza e saúde, foram convidados profissionais especialistas de diversas áreas, como médicos, enfermeiros, arquitetos, biólogos, além de incluir membros da equipe para mediar as conversas.

A Figura 15.2 apresenta a página do perfil do e-Natureza no Youtube, denominado "Um Tempo com e-Natureza", em que estão disponíveis as 21 lives, cada uma com duração média de uma hora. Para exemplificar os temas discutidos, seguem alguns dos títulos abordados: "Um Tempo com E-natureza: Do que se trata?", "Como criar projetos para crianças saudáveis e natureza", "Jardins Terapêuticos em Instituições de Saúde", "A relação entre a natureza e as pessoas no Brasil: um olhar fotográfico", dentre outros.

O perfil @umtempocomenatureza do Instagram foi criado em junho de

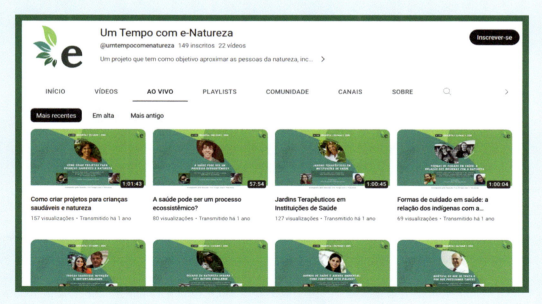

Figura 15.2 Canal do Youtube "Um tempo com e-Natureza".
Fonte: Leticia Bernardes

2021 para o projeto "Um Tempo com e-Natureza", com o objetivo de aproximar a população da temática saúde e natureza, conforme ilustrado à direita do diagrama da Figura 15.1. Todo o conteúdo disponibilizado é replicado para o Facebook. Os temas das publicações são elaborados e abordados a partir de artigos comentados e ilustrados, datas comemorativas referentes à natureza, fotografias e vídeos das coletas de dados do projeto de pesquisa em unidades naturais que avalia o impacto de intervenções baseadas na natureza em desfechos de saúde, eventos científicos e cursos relacionados, além de postagens contemplativas com fotografias ou vídeos de 30 segundos de apreciação da natureza, nomeados de "Momentos e-Natureza". A Figura 15.3 apresenta exemplos de publicações do perfil no Instagram.

Para aumentar o engajamento dos seguidores, houve incentivo para que compartilhassem seus momentos com a natureza nos stories (publicações que ficam disponíveis por 24

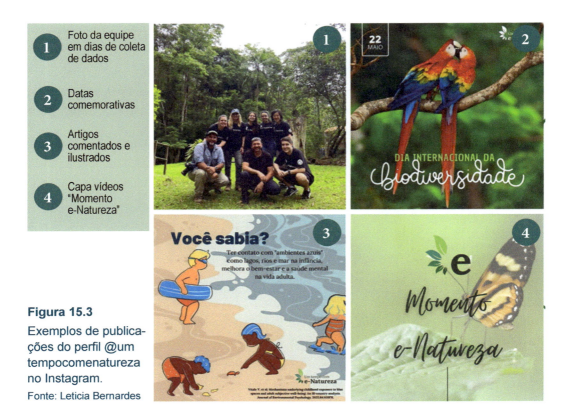

Figura 15.3
Exemplos de publicações do perfil @umtempocomenatureza no Instagram.
Fonte: Leticia Bernardes

horas no perfil dos usuários), marcassem o perfil do projeto e utilizassem a *hashtag* #umtempocomenatureza.

Até dezembro de 2023, o perfil @umtempocomenatureza no Instagram contava com quase 400 publicações e cerca de 3.000 seguidores. O gráfico da Figura 15.4 apresenta as médias de curtidas, compartilhamentos e comentários para as publicações nos formatos reels/vídeos, carrosséis (postagens com mais de uma foto) e imagens únicas, obtidas entre janeiro e julho de 2023. Quanto ao tipo de interação, observa-se que as curtidas foram claramente predominantes em relação aos compartilhamentos e comentários. Quanto aos formatos, observa-se que o maior número de interações ocorreu para os reels/vídeos, seguidos pelos carrosséis e imagens únicas, com pouca diferença entre os três tipos de interação. Nesse período, notou-se que, independentemente do formato, o conteúdo (tema da publicação) que mais recebe interações é o do tipo informativo.

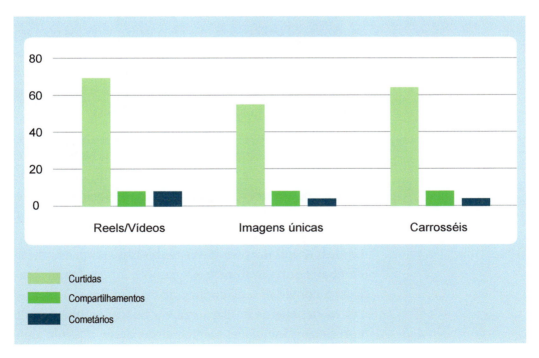

Figura 15.4 Valores médios de interações dos usuários com diferentes tipos de publicação do perfil @umtempocomenatureza no Instagram.

INFLUÊNCIA DAS REDES SOCIAIS

Instagram é uma rede social que conta com mais de 2 bilhões de usuários no mundo, e o Brasil é o segundo país com maior número de usuários, sendo a mais utilizada por jovens[17]. Considerando esse público, em 2022, foi criado o "Embaixadores e-Natureza", com um grupo de adolescentes participantes do Programa Cientistas do Amanhã[18], uma Iniciação Científica Júnior que busca tornar o conhecimento científico acessível a estudantes no final do ciclo básico de uma escola pública. A Figura 15.5 apresenta uma publicação do perfil @umtempocomenatureza no Instagram, com a presença dos "Embaixadores e-Natureza".

Baseando-se nos projetos desenvolvidos na temática saúde e natureza, seria imprescindível apresentar aos adolescentes a importância e os benefícios da natureza para a saúde humana, usando o máximo da sensibilização possível; e qual a melhor forma de alcançar o interesse dos jovens, se não colocando-os como protagonistas das mudanças? Por isso, surgiu a ideia de convidá-los para serem "embaixadores", ou seja, serem representantes do e-Natureza e, dessa forma, também criar um espaço para discussão sobre as mudanças climáticas, seu impacto na saúde humana e qual o papel dos jovens nesse contexto.

O "Embaixadores e-Natureza" reúne esses adolescentes para difundir em suas redes sociais os benefícios da natureza para a saúde humana e a importância de ações pró-conservação, por meio da divulgação do projeto "Um Tempo com e-Natureza" e conteúdos afins. Eles foram incentivados a criar conteúdos próprios e replicar as publicações já existentes utilizando a hashtag #embaixadoresenatureza. O grupo também foi encorajado a convidar seus conhecidos e familiares a conhecer os benefícios da natureza e a buscar momentos de apreciação. Inclusive, participaram deste capítulo dois dos jovens que apresentaram maior engajamento no programa, como forma de reconhecimento e inspiração para outros tão necessários jovens protagonistas.

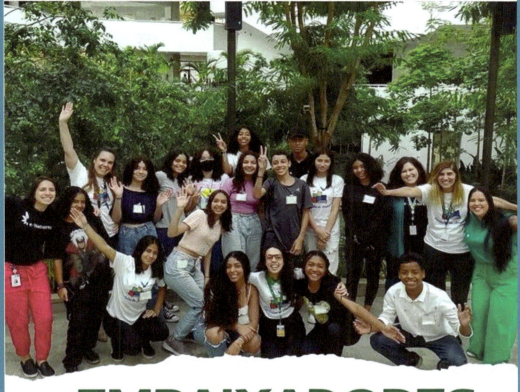

Figura 15.5 Publicação dos Embaixadores e-Natureza no perfil do Instagram @umtempocomenatureza.

Fonte: Leticia Bernardes

RELATOS DOS "EMBAIXADORES E-NATUREZA"

Para ilustrar as impressões dos "Embaixadores e--Natureza" a respeito do uso das redes sociais e sua influência, são apresentadas as respostas dos embaixadores, João Gabriel (JG) e Luiz Felipe (LF), coautores do presente capítulo, para as quatro perguntas a seguir.

1 Qual o impacto das redes sociais no seu cotidiano, como e para que você usa as redes? Quais redes sociais você mais usa?

JG: Atualmente, a internet e as redes sociais me ajudam em quase tudo, como para comunicação, estudos e pesquisas, por exemplo.

LF: As redes sociais como Instagram, Twitter, Youtube têm um impacto muito forte, porque sou um adolescente que viveu a pandemia e, naquela época, não tínhamos um outro lazer, então fui buscar outra forma de me divertir. Para mim, usar as redes é uma forma de sair um pouco da realidade, como se a internet fosse um mundo alternativo.

2 Quando souberam que seriam "Embaixadores do e-Natureza", como imaginaram que poderiam influenciar as pessoas? E como as redes sociais poderiam te ajudar?

JG: Ao saber que seria um Embaixador e-Natureza, pensei que poderia influenciar as pessoas fazendo caminhadas, conversando com pessoas na rua, falando sobre o que é o projeto e quais são seus objetivos, por exemplo. Acredito que ações, associadas ao uso das redes sociais, que são acessíveis a muitas pessoas, pode ajudá-las a entender um pouco mais sobre o mundo em que vivemos.

LF: Quando soube que seria um Embaixador e-Natureza, imaginei que daria as informações para as pessoas, igual a um influenciador digital. A partir disso, pensei que as redes sociais poderiam me ajudar muito, já que hoje em dia, em todo lugar, tem uma pessoa mexendo em um celular ou computador, fazendo com que as informações cheguem mais rápido.

3 Isso funcionou? Teve interações de quem não conhecia o programa? Sentiu que seus seguidores passaram a buscar mais a natureza?

JG: Sim, a divulgação do projeto no meu perfil funcionou muito. Tiveram alguns seguidores que me perguntaram coisas acerca do projeto e dos benefícios do contato com a natureza, e eu soube respondê-los porque havia aprendido sendo um Embaixador.

LF: A divulgação do projeto pelas minhas redes sociais funcionou bastante. Por meio da descrição na biografia do meu perfil, tive muitas interações sobre o e-Natureza, muitas pessoas vinham me perguntando "O que é isso que está na sua biografia?", "Você é embaixador do quê?". Eu penso que depois de conhecerem o projeto, meus seguidores passaram a buscar mais a natureza, porque os vejo postando que estão em um parque, estão tendo um tempo com a natureza.

---

4 Como acha que podemos, juntos, dar continuidade e ter os embaixadores por perto no longo prazo?

JG: Penso que podemos, juntos, fazer passeios com os interessados no projeto, interações pela internet e manter os Embaixadores por perto, para atingir também o público jovem.

LF: Na minha opinião, podemos, juntos, chamar alguns seguidores para um encontro do e-Natureza, e que esses seguidores levem acompanhantes, para que uma grande comunidade possa ser criada.

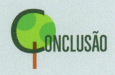

Conclusão

No panorama contemporâneo, em que as redes sociais influenciam nossas interações e modo de vida, a relação ser humano-natureza e redes sociais se apresenta como uma área de estudo crescente.

Neste trabalho, relatamos as experiências do projeto "Um Tempo com e-Natureza" nas redes sociais Youtube, Facebook e, em especial, Instagram, por ser particularmente direcionada ao compartilhamento de imagens[19].

O uso estratégico das redes sociais pode não apenas proporcionar apreciação virtual da natureza, mas também criar comunidades engajadas que buscam momentos de conexão com o ambiente natural. O relato dos "Embaixadores e-Natureza", coautores do presente capítulo, demonstra a importância de envolver a geração mais jovem nesse diálogo.

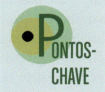

Pontos-chave

- O uso das redes sociais e plataformas digitais pode ser considerado como opção para o contato indireto com a natureza.
- Experiências do projeto "Um Tempo com e-Natureza" nas redes sociais são um exemplo prático que pode ser facilmente incorporado por outras instituições de saúde e de outros segmentos para fomentar a discussão sobre natureza saúde.
- Os Relatos dos "Embaixadores e-Natureza" sobre a participação nas redes sociais do projeto podem inspirar outros jovens no engajamento com a temática natureza, saúde e mudanças climáticas.

REFERÊNCIAS BIBLIOGRÁFICAS

1. Cardoso G, Lamy C. Redes Sociais: comunicação e mudança. Janus.net, e-journal of International Relations. 2022;2(1): 6.
2. We Are Social, Meltwater. Digital 2023 Global Overview Report. 2023.
3. Frumkin H, Bratman GH, Breslow SJ, Cochran B, Khan Jr PH, Lawler JJ, et al. Nature Contact and Human Health: A research agenda. Environ Health Perspect. 2017;125(7):075001.

4. Song C, Ikei H, Miyazaki Y. Physiological Effects of Visual Stimulation with Forest Imagery. Int J Environ Res Public Health. 2018;15(2):213.

5. Dal Fabbro D, Catissi G, Borba GB, Lima L, Hingst-Zaher E, Rosa J, et al. e-Nature Positive Emotions Photography Database (e-NatPOEM): affectively rated nature images promoting positive emotions. Sci Rep. 2021; 11:11696.

6. Catissi G, Oliveira LB, Victor ES, Savieto RM, Borba GB, Hingst-Zaher E, et al. Nature Photographs as Complementary Care in Chemotheraphy: A Randomized Clinical Trial. Int J Environ Res Public Health. 2023;20(16):6555.

7. Šmelhausová J, Riepe C, Jarić I, Essl F. How Instagram users influence nature conservation: A case study on protected areas in Central Europe. Biol Conserv. 2022;276.

8. Silk M, Correia R, Verissimo D, Verma A, Crowley S. The implications of digital visual media for human-nature relationships. People Nat. 2021;3(6):1130-7.

9. Nascimento LS, Hara CS, Nogueira Júnior M, Nornberg MA. Instagram como fonte de dados alternativa no monitoramento da #caravelaportuguesa (Physalia physalis, Cnidaria). IV Sustentare e VII Wipis; 2022 Nov 16-18.

10. Rizgalla J, Crocetta F. First record of Phyllorhiza punctata von Lendenfeld, 1884 (Cnidaria: Scyphozoa: Rhizostomeae) in Libya through social media data mining. Bionvasions Rec. 2020;9(3):490–5.

11. Palomino M, Taylor T, Göker A, Isaacs J, Warber S. The Online Dissemination of Nature-Health Concepts: Lessons from Sentiment Analysis of Social Media Relating to "Nature-Deficit Disorder". Int J Environ Res Public Health. 2016;13(1):142.

12. Song XP, Richards DR, Tan PY. Using social media user attributes to understand human-environment interactions at urban parks. Sci Rep. 2020;10(1):808.

13. iNaturalist [Internet]. San Rafael, CA;2008.Disponível em: https://www.inaturalist.org/

14. Aristeudou M, Herotodou C, Ballard HL, Higgins L, Johnson RF, Miller AE, et al. How Do Young Community and Citizen Science Volunteers Support Scientific Research on Biodiversity? The Case of iNaturalist. Diversity. 2021;13(7):318.

15. WikiAves [Internet]. Brasil;2008. Disponível em: https://www.wikiaves.com.br

16. Um Tempo com e-Natureza [Internet]. São Paulo, SP;2022. Disponível em: https://www.enatureza.com/

17. We Are Social, Meltwater. Digital 2022 Brazil Report. 2023.

18. Ensino Einstein. Projeto "Cientista do Amanhã" proporciona imersão em ciências para 37 jovens de Paraisópolis. Disponível em: https://fiquepordentro.ensinoeinstein.com/projeto-cientista-do-amanha-proporciona-imersao-em-ciencias-para-37-jovens-de-paraisopolis/. Acesso em: 19 ago 2023.

19. Arts I, Fischer A, Duckett D, Van der Wal R. The Instagrammable outdoors – Investigating the sharing of nature experiences through visual social media. 2021. People Nat. 2021;3:1244–56.

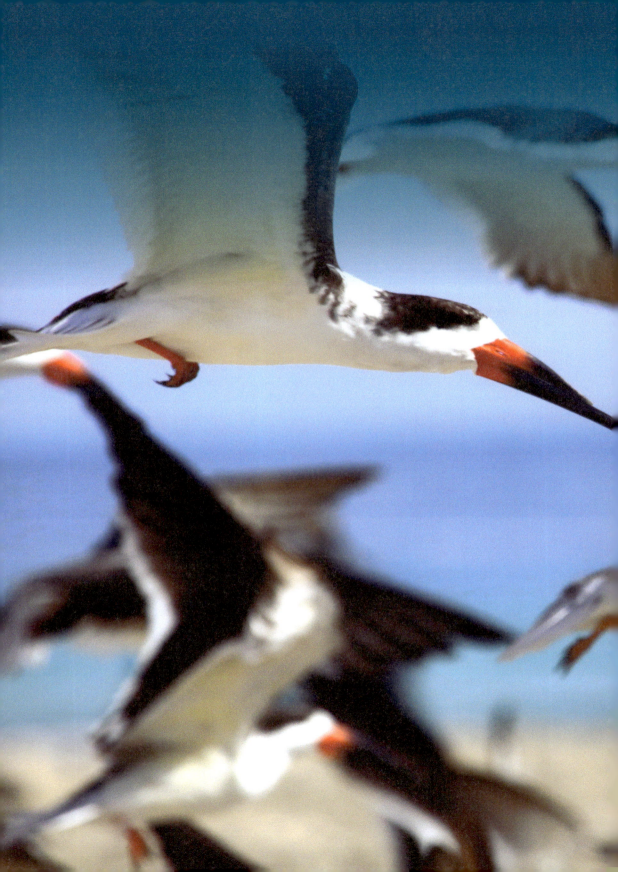

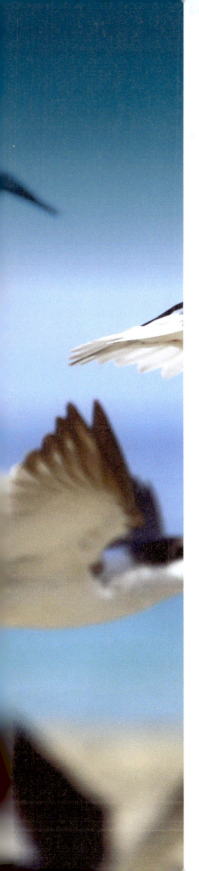
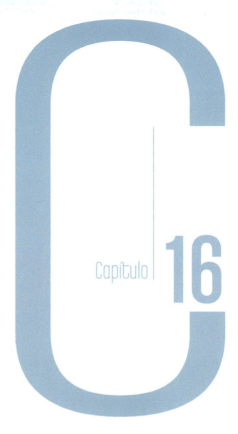

Capítulo 16

A Fotografia como Promotora de Bem-estar e da Conservação

Lis Leão

João Marcos Rosa

INTRODUÇÃO

> *A câmara, entretanto,*
> *Ajuda a ver e rever, a multiver*
> *O real nu, cru, triste, sujo.*
> *Desvenda, espalha, universaliza.*
> *A imagem que ela captou e distribui.*
> *Obriga a sentir,*
> *A drasticamente, julgar,*
> *A querer bem ou a protestar,*
> *A desejar mudança.*
> (Carlos Drummond de Andrade)

A fotografia é muito mais do que uma imagem técnica. Na visão de Vilém Flusser, ela está muito além do conceito clássico de representação de algo, pois para ele as imagens técnicas se apresentam como resultado de um gesto que procura "conferir significado" ao mundo[1].

Da primeira fotografia feita em 1822, pelo francês Joseph Nicéphore Niepce[2], de uma mesa no jardim, disposta para uma espécie de ceia, que levou oito horas de exposição e um complexo procedimento para torná-la algo durável, até as milhares de imagens digitais feitas por celulares diariamente por todo o planeta, os gêneros fotográficos foram se ampliando, tais como retrato, fotografia de natureza, de vida selvagem voltada à conservação ou não, de esportes, de moda, fotografia de rua, dentre outros. Não só os gêneros e técnicas empregadas cresceram, como também os contextos e as finalidades para as quais a fotografia tem sido produzida, caracterizando-as como documental, artística ou publicitária. Contudo, a fotografia tem sido utilizada também para fins educativos e terapêuticos.

Este capítulo aborda algumas possibilidades inerentes à fotografia: no contexto natureza e saúde; a fotografia terapêutica e a conservacionista, além da possibilidade de utilização como recurso na realização de pesquisas, em particular, a metodologia *photovoice*.

A fototerapia, ou o uso da fotografia como uma forma de terapia, tem suas raízes no final do século XIX e início do século XX. No entanto, a prática ganhou mais destaque e reconhecimento nas décadas mais recentes[3]. A ideia de usar a expressão visual, incluindo a fotografia, como uma ferramenta para o bem-estar mental e a exploração emocional, expandiu-se à medida que a compreensão da terapia artística cresceu.

O *photovoice* é uma metodologia de pesquisa participativa, alicerçada na abordagem de Paulo Freire, sobre a educação para a consciência crítica que permite que as pessoas compartilhem suas perspectivas e experiências por meio de imagens fotográficas, tornando-as protagonistas na produção de conhecimento e soluções para problemas[4].

A fotografia conservacionista, por sua vez, tem raízes na segunda metade do século XIX, quando os primeiros fotógrafos começaram a capturar imagens de paisagens naturais e animais selvagens para documentação e conscientização. Entretanto, foi durante o século XX que a fotografia conservacionista se consolidou como um meio poderoso para destacar questões ambientais. Fotógrafos como Ansel Adams nos Estados Unidos e Yann Arthus-Bertrand na França desempenharam papéis significativos ao elevar a fotografia de natureza e conservação a um nível artístico e de sensibilização global[5].

A FOTOGRAFIA COMO RECURSO TERAPÊUTICO

Quando pensamos na fotografia como recurso terapêutico, podemos pensá-la em duas modalidades: a produção de imagens e a exposição a imagens.

A produção de imagens conhecida como fototerapia (não confundir com o tratamento físico de exposição à luz) é um conceito que surge na década de 1970, proposto pela psicóloga Judy Weiser, para descrever o efeito que a fotografia (e outras ações com fotos) causam nos indivíduos. Um recurso para processos psicoterápicos, portanto, trata-se de uma prática terapêutica mediada por um profissional de saúde mental treinado. Para ela, a fotografia é mais do que uma impressão por emulsão em um papel, mas é veículo também de uma emoção inspirada ou atribuída por quem a vê[6].

Uma fotografia tem a qualidade especial de ser simultaneamente uma ilusão realista e uma realidade ilusória, um momento capturado – mas nunca totalmente capturado, em uma tentativa de parar o tempo, que não pode ser parado. Esses aspectos são cruciais para entender por que (e como) a fototerapia funciona: permite o exame complexo de uma fatia de tempo congelada como um "fato" e permite que uma variedade infinita de "realidades" seja revelada a partir de cada um e de forma diferente. Cada fotografia tem histórias para contar, segredos para compartilhar e memórias para trazer à tona. A pessoa que tira uma foto está tentando fazer um registro permanente de um momento especial (é especial porque o observador o vê como tal, talvez ninguém mais o faria). O conteúdo visual da própria imagem fotográfica é importante, mas o significado desses conteúdos para cada pessoa é o que fundamenta o trabalho na fototerapia.

O termo "fotografia terapêutica" é utilizado para atividades baseadas em fotos que são autoiniciadas e conduzidas por si mesmo (ou como parte de um grupo ou projeto organizado), mas onde nenhuma terapia formal está ocorrendo e nenhum terapeuta ou conselheiro precisa estar envolvido[6]. Trata-se de uma prática de autocuidado. Contudo, temos observado que na prática, os termos Fototerapia, Fotografia Terapêutica e Fototerapia Artística são intercambiáveis no uso terapêutico e clínico da fotografia.

Nesse contexto, experiências com atividades na produção de fotografia têm sido realizadas tanto em atendimentos individualizados por profissionais especializados e/ou profissionais de saúde mental. Atualmente existe um curso de especialização no Reino Unido e outros cursos livres e iniciativas que têm ocorrido, principalmente, em Centros de Atenção Psicossocial onde têm sido implementadas.

Uma dessas iniciativas resultou na formação de um coletivo fotográfico (Grupo Phoenix) que permitiu aos participantes não só um valioso auxílio no processo de constituição de si mesmo enquanto sujeito, a partir da produção de sentido sobre a própria história de vida, como resultou, ainda, em reflexões importantes sobre como essas atividades podem ser inseridas em espaços rígidos que podem persistir em algumas unidades de saúde mental. Sobretudo, ao vencer algumas barreiras, o sucesso das exposições internas e a vontade dos participantes de outras oficinas da unidade de expor trabalhos repertcutiram em motivação para

procurar um espaço para que exposições externas fossem realizadas, além da participação em exposições organizadas por outras instituições, como a Coordenação Municipal de Saúde Mental e a Mostra de Arte Insensata, desenvolvida em Minas Gerais e tornada presente em diversos estados[7].

É uma técnica que tem aumentado o bem-estar e se mostrado útil fora de instituições de saúde também. Técnicas de fotografia terapêutica têm aumentado o bem-estar de estudantes universitários, observando-se redução de depressão e ansiedade em indivíduos com alto nível de depressão[8]. Evidências preliminares sugerem que uma intervenção fotográfica orientada para a positividade e a esperança, realizada em meio à pandemia de COVID-19, pode produzir efeitos benéficos no bem-estar e no crescimento pós-traumático[9].

Por outro lado, à exposição a imagens também tem se constituído em uma ferramenta útil no âmbito da saúde. A literatura sobre o tema tem crescido, e tornou-se imperativo explorar se o contato indireto, por meio da fotografia, também não seria valioso para o bem-estar e a saúde das pessoas.

Análises de eletroencefalograma de vistas passivas da janela para áreas verdes mostraram que a quantidade de cobertura verde capturada pela visão em diferentes níveis do piso pode causar um importante efeito de interação nas oscilações cerebrais alfa frontal e beta temporal enquanto os participantes visualizam as fotografias. Esses resultados sugerem que os padrões de ondas cerebrais comumente associados a estados emocionais positivos, motivação e mecanismos de atenção visual podem ser aumentados pela extensão da cobertura verde dentro da visão. Paisagens contemplativas capturam mais atenção visual e orientada por estímulos dos espectadores e podem ser ligadas a sistemas de atenção alternados (como descritos na Teoria da Restauração da Atenção de Kaplan & Kaplan), que é compatível com um mecanismo de redução do estresse[10].

Imagens de natureza têm demonstrado ser produtoras de emoções positivas quando contempladas. Pesquisadores do grupo de pesquisa e-Natureza: estudos interdisciplinares sobre conexão com a natureza, saúde e bem-estar validaram o *e-NatPOEM - e-Nature Positive Emotions Photography Database*[11]. Trata-se de um banco de imagens que recebeu mais de 27 mil avaliações nesse estudo de validação, composto por 403 fotografias da natureza, com diferentes conteúdos semânticos (aves coloridas, aves brancas, água, mar, paisagem, insetos, árvores e flores), sendo o único banco de dados dedicado a imagens positivas, belas, relaxantes, específicas de natureza, de livre acesso e com seu poten-

cial terapêutico confirmado para uso clínico relatado na literatura. O estudo demonstrou que elementos naturais ainda que promotores de bem-estar podem apresentar escores de valência e de alerta diferenciados e, mais do que isso, podem desencadear emoções diferentes, que foram categorizadas em Beleza, Emoções positivas, paz/tranquilidade e um grupo denominado miscelânea por reunir expressões dos participantes como curiosidade, desafios, por exemplo, que foram reunidos em quatro vídeos para continuidade de novos estudos.

O impacto clínico dessas imagens foi, então, avaliado mediante a realização de um ensaio clínico randomizado em ambulatório oncológico[12], com 173 participantes, maiores de 18 anos, em tratamento quimioterápico. A intervenção consistiu na exibição de um dos quatro vídeos mencionados em uma única sessão. Foram investigados dados sociodemográficos e clínicos, bem como o vínculo dos participantes com a natureza. A Escala de Afeto Positivo/Afeto Negativo (PANAS) e o Sistema de Avaliação de Sintomas de Edmonton (ESAS) foram aplicados pré e pós-intervenção. Foram observadas fortes evidências de redução do afeto negativo para o grupo intervenção em relação ao grupo controle que recebeu apenas o cuidado padrão. Também houve redução significativa no grupo intervenção para dor, cansaço, tristeza, ansiedade e melhorou o apetite. O vídeo Beleza teve o melhor desempenho, enquanto o vídeo Tranquilidade não apresentou melhora significativa em nenhum dos sintomas avaliados, o que foi um resultado surpreendente, mas compreensível tendo em vista que quando experimentamos uma emoção negativa, sua transição para uma emoção positiva deve ser feita mediante uma modulação gradual. Interessante notar que a beleza é vista por alguns pesquisadores, como Rhett Diessner, como fundamental não só para elevar e produzir bem-estar aos seres humanos, como também pode fazê-los perceber e abraçar a beleza da unidade na diversidade da natureza como um caminho extremamente importante para o futuro da humanidade[13].

Os achados, entretanto, demonstraram que as imagens da natureza do e-NatPOEM em vídeos podem ser um recurso útil para ajudar no controle de sintomas clínicos e psicológicos em pacientes com câncer em tratamento quimioterápico[12]. Novo estudo sobre o impacto dessas imagens sobre o sistema imunológico segue em andamento; tem despertado, ainda, o interesse da comunidade científica internacional; e profissionais de saúde têm implementado sua utilização em instituições de longa permanência, na cidade de Salvador, Bahia.

A FOTOGRAFIA COMO RECURSO METODOLÓGICO NA PESQUISA CIENTÍFICA

A fotografia também tem sido útil como instrumento metodológico na pesquisa científica.

Registros fotográficos etnográficos são instrumentos amplamente utilizados em estudos etnográficos por permitirem reter vários aspectos daquilo que se pretende estudar, conduzindo o pesquisador a obter maior conhecimento do universo pesquisado. Essa é uma prática antiga que remete às primeiras expedições científicas e à realização pioneira do trabalho de campo. A câmera fotográfica acompanhou quase sempre os pesquisadores em seus deslocamentos.

Já a origem do *photovoice* é muito mais recente, remonta ao início da década de 1990 pelas investigadoras Caroline Wang, da Universidade de Michigan, e Mary Ann Burris, da Universidade de Londres e apresenta potencial para ser utilizada em pesquisas sobre saúde e natureza. Trata-se de um método para conduzir pesquisas que permite aos participantes compartilhar fotografias a partir de sua perspectiva. É frequentemente usado para descobrir informações descritivas valiosas que permitem uma melhor compreensão e capacidade de identificação com outras pessoas. Permite também que as pessoas obtenham uma perspectiva diferente do mundo do ponto de vista de outra pessoa que de outra forma não teriam obtido. É uma ferramenta projetada para pesquisa participativa com três objetivos principais: 1) fazer com que os indivíduos considerem e registrem ativos e preocupações de sua comunidade ou de si mesmos; 2) para encorajar discussões de questões críticas na comunidade, ou de si mesmos, documentadas em fotografias; e 3) pode ser útil na luta pela influência entre os formuladores de políticas[14].

Estudo realizado com universitários texanos revelou que quando se pede aos indivíduos que considerem e pensem sobre a natureza e o seu impacto global no humor e na saúde, há uma percepção e um conhecimento claros de que a natureza afeta positivamente a ambos[15]. O *photovoice* permitiu a esses estudantes compartilhar instantâneos da perspectiva e das emoções de seu ambiente e, assim, identificar relações entre os espaços verdes, o conhecimento dos participantes sobre seus benefícios para a saúde e sua percepção de suas condições emocionais, mentais, físicas e saúde social quando comparado aos ambientes internos construídos do campus.

De forma semelhante, essa metodologia utilizada com jovens indígenas ilustrou que o envolvimento e a conexão com a natureza, seja por meio de estar presente na natureza ou de vê-la em seu contexto urbano local, foi um aspecto central das fotos dos participantes desse estudo e de suas histórias sobre essas fotos, no qual três principais temas emergiram da fotografia e das entrevistas de acompanhamento: 1) a natureza como um lugar calmo; 2) a construção de metáforas de resiliência; e 3) e o fato de proporcionarem uma sensação de esperança. Os resultados demonstraram importantes percepções de processos locais que ao ser exploradas revelaram potencial para ajudar esses jovens indígenas a lidar com o estresse, a raiva, o medo e outras situações difíceis gerais que podem encontrar e enfrentar no seu cotidiano[16].

A FOTOGRAFIA COMO INSTRUMENTO DE CONSERVAÇÃO

O explorador Jacques Costeau (1910-1997) foi um dos pioneiros na utilização da imagem como ferramenta de conservação em meados do século XX por acreditar que as pessoas só conservam aquilo que conhecem. Costeau, assim como diversos profissionais da comunicação que o antecederam, se valeu da universalidade da imagem para transmitir ao mundo sua mensagem de encantamento diante da beleza de lugares intocados pelo ser humano.

A representação da natureza por meio da imagem está na origem do surgimento da cultura humana. Desde os primórdios, o homem experimenta o conflito entre exaltar a natureza ou dominá-la. Das pinturas rupestres aos mais avançados drones da atualidade, a curiosidade e a vontade de registrar o tema observado alimentam a busca do ser humano por entender seu caminho no planeta[17].

Quando as grandes navegações tiveram início, as imagens trazidas dos novos continentes por artistas viajantes desempenharam função crucial no desenvolvimento da ciência. A ilustração naturalista serviu não só para registar a fauna, a flora e as paisagens, mas também para estudá-los de forma documental. Assim, a imagem passa a ser um importante instrumento para a ciência e sua difusão.

Com o advento da fotografia, essa objetividade requerida pelo mundo científico ganha ainda mais força. Com o passar do tempo, distintos usos são atribuídos à fotografia, que passa a ser vista como uma ferramenta em prol da conservação, principalmente a partir das constatações da urgência da proteção ambiental do nosso planeta. A fotografia, além de documentar o que desaparece, também pode ser a ferramenta que apoia na manutenção do meio ambiente.

A fotografia pode atuar em prol da conservação de diversas maneiras. Desde a geração de empatia proporcionada por uma bela imagem até na revolta causada por uma cena que demonstre a destruição da natureza. Como define Carlton Ward: "Fotografia de conservação é simplesmente a fotografia que fortalece a conservação."[18]

No entanto, nem sempre foi assim. A fotografia de natureza durante muitos anos, foi vista simplesmente como algo associado à beleza estética, e pouco se imputava a ela um valor ligado à educação e conservação ambiental. Pelo contrário, no início do século XX, um dos maiores fotógrafos de todos os tempos, Cartier Bresson, diminuía o trabalho de outro gigante da fotografia, Ansel Adams. Bresson, conhecido por seu trabalho documentando conflitos, minorias e povos isolados, considerava o trabalho de Adams inútil. Mal sabia ele que os principais problemas da humanidade, em algumas poucas décadas depois, estariam conectados à destruição do meio ambiente associados à falta de conhecimento da natureza e dos nossos impactos sobre ela.

É senso comum do que se trata a fotografia de esportes, a fotografia de casamento, a fotografia de moda, entre outras. Mas a fotografia de conservação ainda carece de uma difusão maior sobre o seu conceito, e mesmo uma conceituação que suporte sua existência.

Para John Kaplan, conservação e fotografia são duas palavras que representam campos distintos que, quando reunidos, ganham um novo significado. Assim sendo, como a fotografia de conservação poderia evoluir para uma disciplina reconhecida e influente? Para ele, a fotografia de conservação é simplesmente a fotografia que capacita a conservação. A sua importância é cada vez mais reconhecida nas comunidades científica e fotográfica como uma ferramenta poderosa para sustentar a diversidade da vida na Terra

A necessidade de conservação nos é mostrada a todo tempo pela ciência; porém, as informações são entregues, na maioria das vezes, de forma indigesta, gerando ruído e falta de compreensão do público leigo.

No que tange a comunicação, a fotografia documental em questões sociais sempre se mostrou uma ferramenta contundente, gerando consternação pública e atingindo tomadores de decisões. Imagens de guerras e tragédias humanitárias quase sempre acabam por pressionar autoridades a tomar partido para mudar aquelas realidades. Da mesma maneira, a fotografia de conservação pode (e deve) atingir esse patamar, demonstrando a necessidade urgente de mudarmos nossa forma de relação com nosso planeta.

Neste contexto em que a comunicação para a conservação se faz mais do que necessária, organizações tentam desenvolver a incentivar a produção de qualidade de informações ambientais.

No âmbito da fotografia, umas das associações com maior capilaridade e representatividade no mundo é a ILCP (*International League of Conservation Photography* - Liga Internacional da Fotografia de Conservação). Fundada em 2005, a organização reúne os principais fotógrafos da conservação espalhados pelos quatro cantos do mundo.

Associações como a ILCP estão apoiando a capacitação dos fotógrafos para que eles possam se especializar e se concentrar, cada vez mais, em questões de sustentabilidade. Essas organizações ajudam a alinhar a fotografia com as urgências globais da conservação, em muitas ocasiões conectando as comunidades científicas e de conservação com fotógrafos disponíveis para projetos colaborativos.

E essas redes que vão se formando, alimentam cada vez mais os meios de comunicação de hoje, que se diversificaram de uma maneira extraordinária, fazendo com que a capilaridade desses conteúdos aumentasse de forma exponencial. Aliado a isso, o acesso ao aprendizado e aos dispositivos fotográficos, tem potencializado o alcance da fotografia de conservação.

Com isso, o ato fotográfico entra não apenas como um meio de informação, mas também gera a oportunidade da aplicação das imagens como forma de mudança de atitude em relação às questões ambientais.

A fotografia de conservação tem o papel fundamental de despertar a humanidade para a urgência da fragilidade do mundo em que vivemos, seja mostrando a beleza, seja expondo as catástrofe e os crimes cometidos contra o meio ambiente. Com sua linguagem universal, a fotografia tem a força de cativar e alcançar mentes e corações de forma arrebatadora. Reconhecer essa categoria da comunicação e principalmente fazer um bom uso dela é acrescer à nossa vida mais uma ferramenta em prol da vida na Terra.

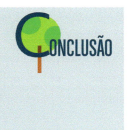

Conclusão

O universo fotográfico é fascinante, e as fotografias de natureza, portanto, podem ser consideradas uma ferramenta útil para o bem-estar humano em diversos contextos ao cumprir esse papel de diversas formas, seja pela contemplação das imagens, por sua produção, por seu uso terapêutico em diferentes modalidades, ou, ainda, como recurso metodológico nas pesquisas em saúde, mas podem atuar, sobretudo, em prol da conservação da própria natureza alimentando, assim, um círculo virtuoso.

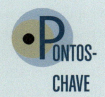

PONTOS-CHAVE

- A fotografia vai além de uma imagem técnica, pois tem a capacidade de conferir significado a um olhar sobre o mundo.
- A utilização terapêutica da fotografia está atrelada tanto ao ato de registrar um momento considerado especial por quem capta a imagem quanto à observação de imagens fotográficas com potencial restaurados e benéfico para saúde
- Dentre diversas modalidades consagradas de fotografia, as imagens de natureza, alinhadas às necessidades ambientais, são capazes de despertar encantamento, ser terapêuticas e contribuir para sensibilização das pessoas e promoção da conservação.

REFERÊNCIAS

1. Reis RPS. Vilém Flusser: uma reflexão acerca da imagem na sociedade pós-histórica. Universidade de Brasília. 2022. 30p.
2. Willfried B. "Photography: An illustrated historical overview." Nova Iorque: Barron's; 1997.
3. Weiser J. Phototherapy Techniques: Exploring the Secrets of Personal. Phototherapy Centre Press; 1999.
4. Snapshots and Family Albums. San Francisco: Jossey-Bass; 1993.
5. Alves KYA, Rodrigues CCFM, Salvador PTCO, Fernandes SDM. Uso da fotografia nas pesquisas qualitativas da área da saúde: revisão de escopo. Ciênc saúde coletiva. 2021;26(2):521–9.
6. Kennedy N. Coming of Age of Photograph Conservation. Issues in Conservation of Photographs, Edinburgh: James & James (Science Publishers); 1996.
7. Weiser J. Phototherapy techniques: Exploring the secrets of personal snapshots and family albums. Routledge; 2018.
8. Levy VLDS. A terapêutica de um "CAPS AD" em um coletivo de fotografia. Fractal: Revista de Psicologia. 2018;30:310-13.
9. Tourigny L, Naydenova I. Using Therapeutic Photography Techniques to Increase the Wellbeing of College Students. J Couns Psychol. 2020;3(1).
10. Read R, Mason O, Jones CJ. A randomised controlled trial (RCT) exploring the impact of a photography intervention on wellbeing and posttraumatic growth during the COVID-19 pandemic. Arts Health. 2022;15(3):275-91.

11. Olszewska-Guizzo A, Escoffier N, Chan J, Puay Yok T. Window view and the brain: effects of floor level and green cover on the alpha and beta rhythms in a passive exposure EEG experiment. Int J Environ Res Public Health. 2018;15:2358.

12. Dal Fabbro D, Catissi, G., Borba, G. Lima L, Hingst-Zaher E, Rosa J, et al. e-Nature Positive Emotions Photography Database (e-NatPOEM): affectively rated nature images promoting positive emotions. Sci Rep.2021;11,11696.

13. Dal Fabbro D, Catissi, G., Borba, G. Lima L, Hingst-Zaher E, Rosa J, et al. e-Nature Positive Emotions Photography Database (e-NatPOEM): affectively rated nature images promoting positive emotions. Sci Rep.2021;11,11696.

14. Diessner R, Niemiec RM. Can Beauty Save the World? Appreciation of Beauty Predicts Proenvironmental Behavior and Moral Elevation Better Than 23 Other Character Strengths. Ecopsychology. 2023;15(2):93-109.

15. Saita E, Tramontano M. Navigating the complexity of the therapeutic and clinical use of photography in psychosocial settings: a review of the literature. Res Psychother. 2018;21.

16. Migl W, Mathis H, Spencer M, Hernandez R, Maddock JE. Undergraduate college students' awareness and perception of nature - a photovoice study. BMC Public Health. 2023;23(1):2515. doi: 10.1186/s12889-023-17455-0.

17. Hatala AR, Njeze C, Morton D, Pearl T, Bird-Naytowhow K. Land and nature as sources of health and resilience among Indigenous youth in an urban Canadian context: a photovoice exploration. BMC Public Health. 2020;20(1):538.

18. Fortes H. Problematizações acerca da imagem enquanto conhecimento da natureza.. Prometeica Revista de Filosofía y Ciencias. 2018.

19. Ward C. Conservation photography [dissertation]. Gainesville (FL): University of Florida; 2008.

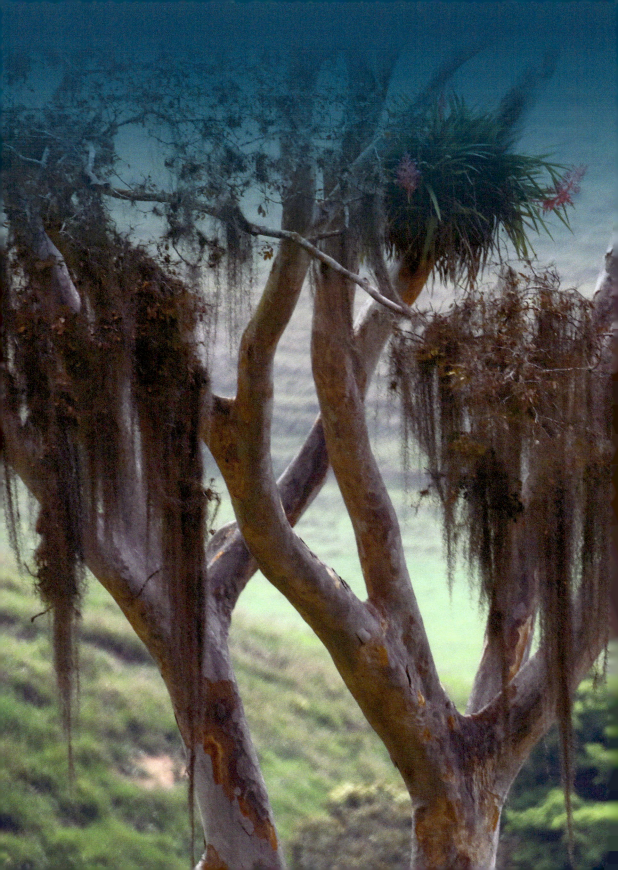

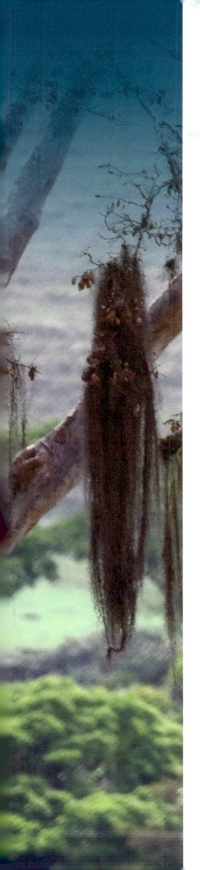
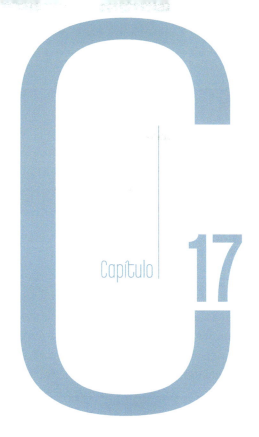

Capítulo 17

Legislação Ambiental Brasileira e Saúde Planetária: Aproximações e Distanciamentos

Lucas Hernandes Corrêa

Marina Martins Siqueira

INTRODUÇÃO

SAÚDE PLANETÁRIA, MEIO AMBIENTE E SAÚDE

O relatório de 2023 do *Intergovernmental Panel on Climate Change* (IPCC) – Painel Intergovernamental para a Mudança de Clima, em português – afirma que o desenvolvimento econômico dos países e os avanços observados na saúde global foram acompanhados por uma exploração sem precedentes dos recursos do planeta. A deterioração contínua dos sistemas naturais, com consequente perda de biodiversidade, degradação da qualidade do ar, água e solo, acabam por erodir os sistemas fundamentais de suporte à vida e constituem perigo iminente à sobrevivência de todas as populações, impactando especialmente as populações e os ecossistemas mais vulneráveis em termos socioeconômicos e demográficos[1].

Esta constatação ilustra a ideia por trás do conceito de Saúde Planetária, que, impulsionado pelos movimentos de saúde holística e ambiental, emergiu nas décadas de 1970-1980 e denota a interconexão entre saúde do meio ambiente e das pessoas. Em 1980, a rede de organizações ambientais *Friends of the Earth International (FOEI)* chegou a sugerir a ampliação da definição de saúde do preâmbulo da Constituição da Organização Mundial da Saúde (OMS) para um *"estado de completo bem-estar físico, mental, social e ecológico e não apenas a ausência de doença – a saúde pessoal envolve a saúde planetária"* [2-6].

Não por acaso, os Objetivos de Desenvolvimento Sustentável (ODS), da Agenda 2030 das Nações Unidas, pactuados em 2015, trazem ações e metas relacionadas à sustentabilidade na produção de alimentos, na gestão da água, na produção de energia, na urbanização das cidades, nos padrões de produção e de consumo, no uso dos recursos terrestres e hídricos e nas ações contra a mudança global do clima[7]. Por outro lado, apesar de haver cada vez mais políticas públicas buscando gerar impactos positivos, de forma sinérgica, entre meio ambiente e saúde, o nível de maturidade das discussões e dos compromissos assumidos varia consideravelmente entre países e regiões do planeta[1,8]. Por entrelaçar desafios de setores "distintos", as respostas públicas em saúde planetária devem se pautar em processos colaborativos e intersetoriais, quebrando a fragmentação e os silos político-institucionais das estruturas de governo. Entretanto, isso confere complexidade ao desenho e à implementação das políticas públicas[8].

Nesse sentido, alguns autores defendem o protagonismo do sistema de saúde e da saúde pública, que, por natureza, guarda conexão com diversas áreas e dimensões da vida, como ilustra a ideia de seus Determinantes Sociais de Saúde (DSS). A diretriz "Saúde em Todas as Políticas Públicas" (*Health in All Policies*) propõe uma abordagem na qual todas as políticas públicas sejam avaliadas na perspectiva do seu impacto na e para a saúde da população, de forma que, caso tais impactos existam, sejam mitigados[9]. Projeções da Agência Internacional de Energia Renovável destacam, por exemplo, os custos de doenças respiratórias e cardiovasculares para o setor de saúde decorrentes da exposição à poluição atmosférica, considerando o uso de combustíveis fósseis[10].

Diante desse cenário, este capítulo tem por objetivos: a) contextualizar, de forma sintética, a evolução da pauta ambiental no Brasil; b) mapear e caracterizar a legislação federal que surgiu na última década, voltada à proteção do meio ambiente e a forma como a saúde é (ou não) abordada, incluindo outras lacunas identificadas; c) trazer considerações finais relativas a alguns movimentos pró-intersetorialidade e os seus desafios. As análises visam identificar barreiras e oportunidades para a apropriação, pelas instituições de governo, daquilo que propugna a Saúde Planetária.

A EVOLUÇÃO DA PAUTA AMBIENTAL NO BRASIL

No mundo, as discussões sobre temas ambientais começaram no início do século XX, com os primeiros encontros e acordos entre países, a exemplo do I Congresso Internacional para a Proteção da Natureza (1923) e o Tratado da Antártica (1959). Eles contribuíram para colocar a questão ambiental na agenda internacional, culminando com a Conferência das Nações Unidas sobre o Meio Ambiente Humano (1972), e, em 1983, com a instituição da Comissão Mundial sobre Meio Ambiente e Desenvolvimento (CMMAD) visando reavaliar a interrelação entre ambos, com vistas à elaboração de uma Agenda Global. O seu relatório final, *Nosso Futuro Comum*, de 1987, direcionou a organização da Conferência das Nações Unidas sobre Meio Ambiente e Desenvolvimento (CNUMAD), realizada no Rio de Janeiro (Rio-92). A Convenção sobre Diversidade Biológica (CDB), pactuada na Rio-92, passou a inspirar políticas públicas nacionais relacionadas ao meio ambiente, com destaque para[11-12]:

- Programa Nacional da Diversidade Biológica (Pronabio), que fomenta parcerias entre o poder público e a sociedade civil em favor da preservação da biodiversidade, sua exploração sustentável e a justa repartição dos benefícios dessa utilização [Decreto Nº 1.354/1994].

- Sistema Nacional de Unidades de Conservação da Natureza (SNUC), que estabelece normas e critérios para a criação, implantação e gestão de Unidades de Conservação [Lei Nº 9.985/2000].

- Política Nacional de Biodiversidade (PNB), que institui princípios e diretrizes oriundos daqueles estabelecidos na CDB e no Rio-92 [Decreto Nº 4.339/2002].

- Comissão Nacional de Biodiversidade (Conabio), que promove a implementação dos compromissos assumidos pelo Brasil junto à CDB e a identificação de áreas e ações prioritárias para pesquisa, conservação e uso sustentável da biodiversidade [Decreto Nº 4.703/2003].

- Plano Estratégico Nacional de Áreas Protegidas (PNAP), que orienta ações para o estabelecimento de um sistema abrangente de áreas protegidas [Decreto Nº 5.758/2006].
- Metas Nacionais de Biodiversidade, que visa mitigar as pressões diretas sobre a biodiversidade e promover seu uso sustentável [Resolução Conabio Nº 6/2013].
- Estratégia e Plano de Ação Nacionais para a Biodiversidade (EPANB), que acompanha as ações decorrentes dos compromissos nacionais previstos no Plano Estratégico para a Biodiversidade de 2011-2020.

A relevância da construção desse arcabouço normativo está no fato de que o Brasil concentra a maior proporção da biodiversidade global, com ao menos 13%, liderando o *ranking* dos países megadiversos. Embora representem apenas cerca de 10% da superfície da Terra, os 17 países megadiversos concentram, pelo menos, 70% da diversidade biológica do planeta, incluindo espécies animais e vegetais. O Brasil ocupa, portanto, lugar de destaque na agenda global de biodiversidade, com relevante papel nas discussões sobre desenvolvimento sustentável, o que também gera pressões para que os recursos sejam preservados e utilizados de forma adequada[12].

Contudo, as discussões sobre a proteção ao meio ambiente envolvem múltiplos atores e setores com interesses econômicos, políticos e geopolíticos distintos, gerando disputas que podem barrar ou atrasar avanços na área, com consequências diretas para a saúde. Uma pesquisa recente mostra que, apesar dos avanços da agenda de biodiversidade nas últimas décadas, é crescente a oposição aos objetivos de conservação de áreas protegidas, inclusive com tentativas de desmonte do arcabouço normativo e institucional existente. Isso aumenta a relevância do papel das organizações da sociedade civil, da academia e da mídia, de informar e alertar a sociedade para os riscos dessas agendas que tendem a se apoiar no argumento do desenvolvimento econômico[12]. Nesse sentido, a Declaração de São Paulo sobre Saúde Planetária traz uma extensa lista de atores que deveriam estar envolvidos na discussão, inclusive no setor de saúde[13].

MAPEAMENTO DA LEGISLAÇÃO FEDERAL

A partir da constatação do avanço da pauta ambiental no Brasil, ao menos na perspectiva normativa, decidiu-se aprofundar esse entendimento por meio do mapeamento da legislação federal com o intuito de:

a) Ter um retrato do arcabouço legal existente, com foco nos aspectos ambientais e/ou recursos naturais mencionados e os mecanismos de ação a que fazem referência;

b) Identificar a presença de aspectos relacionados à saúde, com foco na articulação com Ministério da Saúde e suas unidades vinculadas, nas ações de mensuração e/ou mitigação de impactos ambientais na saúde humana, entre outros.

Para examinar a legislação, foi realizada uma busca no site da Câmara dos Deputados, em agosto de 2023. Na ferramenta de pesquisa, foi selecionada a opção avançada, permitindo aplicar os seguintes filtros de abrangência: legislação federal; tipo de norma: leis ordinárias e complementares; situação: sem revogação expressa; período de publicação da norma: 2014 a 2023. Termos relacionados a aspectos ambientais foram inseridos no campo "assunto" (conforme descrito no **Quadro 17.1**), permitindo capturar leis que contivessem, em sua ementa ou inteiro teor, pelo menos um deles. Os termos foram selecionados em consideração a revisões sistemáticas de literatura no âmbito ambiental.

Para caracterizar o processo legislativo subjacente, foi observado o perfil das proposições originárias, antes de sua conversão em lei: tipo de proposição, partido e Unidade Federal (UF) dos autores, tempo decorrido entre a data de apresentação do projeto e a da publicação da lei.

Quadro 17.1 Termos de busca incluídos no site: <https://www.camara.leg.br/legislacao/pesquisa-avancada>

• ambiental, • ambiente, • clima, • climática/o, • biodiversidade, • ecossistema, • ecológico/a, • sustentável, • sustentáveis, • sustentabilidade, • carbono, • estufa, • reciclagem, • poluição, • poluente/s, • desflorestamento, • desmatamento, • florestal, • floresta/s, • agrotóxico/s, • aquecimento, • renovável, • renováveis, • fóssil, • fósseis.

CARACTERIZAÇÃO DAS PROPOSIÇÕES ORIGINÁRIAS

A busca retornou 132 leis federais. Após a triagem de pertinência dos textos ao objetivo do mapeamento, 63 foram excluídas, como as que tratavam de ambiente de trabalho ou de sustentabilidade econômica. As 69 leis restantes, publicadas entre fevereiro de 2014 e julho de 2023 foram analisadas e categorizadas.

Quanto à origem das leis, 18 (26%) tiveram como proposição originária Medidas Provisórias (MPV), 04 delas assinadas na gestão de Dilma Rousseff, 08 na de Michel Temer e 06 na de Jair Bolsonaro. As 51 restantes (74%) tiveram origem em Projetos de Lei (PL), sendo 01 de Lei Complementar (PLP) e 08 de Lei do Congresso Nacional (PLN). Quanto ao poder de origem, 29 (42%) tiveram origem na Câmara dos Deputados, 18 (26%) na Presidência da República, 15 (20%) no Senado Federal e 08 (12%) no Congresso Nacional, denotando, assim, uma atuação relevante do Executivo na proposição de normas ambientais.

Quanto à filiação partidária dos autores dos PL, o PSDB foi o partido mais atuante (06), seguido de PT, PSB, PMDB e PP (04 cada), e do PR, PV, PRB e Republicanos (02 cada), enquanto a maior parte dos partidos (n = 10) esteve na autoria de apenas 01 PL. As proposições partiram de autores das 05 regiões do país: Sul e Sudeste (09 cada uma); Nordeste (08), Norte (06) e Centro-Oeste (05), contemplando 17 das 27 unidades da federação, sendo as mais frequentes: São Paulo (05), Rio Grande do Sul (04), Amazonas, Santa Catarina e Sergipe (03 cada).

Com relação ao tempo decorrido entre a apresentação da proposição originária e a data de publicação da lei, com exceção das MPV e PLN, cujo prazo de conversão é determinado por sua natureza e função, o tempo de conversão dos PL variou: 06

foram convertidos em Licença de Operação (LO) em menos de 01 ano, 19 em até 05 anos, 13 em até 10 e 05 em mais de 10 anos. O PL Nº 9.086/2017 foi convertido na Lei Nº 13.576/2017, que dispõe sobre a Política Nacional de Biocombustíveis, em 42 dias. Já o PL Nº 2.546/1992 foi convertido na Lei Nº 13.156/2015, que altera aspectos do Fundo Nacional de Meio Ambiente, após mais de duas décadas.

Sobre o ano de publicação das leis analisadas, não parece haver uma tendência de aumento ou de queda de volume ao longo da última década **(Figura 17.1)**.

ANÁLISE DE CONTEÚDO DA LEGISLAÇÃO MAPEADA

Em relação ao recurso natural endereçado nas leis, são os mais presentes:

a) Florestal (35%):
    - Agroecologia e práticas sustentáveis na agropecuária e agricultura;
    - Combate a incêndios florestais e práticas de preservação da biodiversidade e da vegetação nativa em áreas florestais, na Amazônia Legal, em imóveis rurais;
    - Regularização fundiária e estabelecimento de unidades de conservação.

b) Hídrico (25%):
    - O consumo racional e sustentável da água;
    - Projetos de irrigação e de mitigação da seca/desertificação;

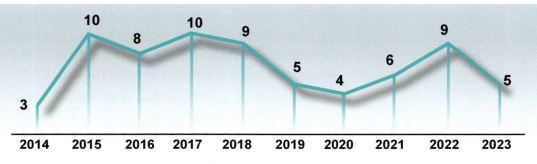

Figura 17.1 Quantidade de leis publicadas por ano relacionadas ao meio ambiente.
Fonte: Elaborada pelos autores.

- Dessalinização; transporte hidroviário, aquaviário e de cabotagem;
- Tratamento/aproveitamento e drenagem de águas pluviais e esgoto sanitário (saneamento);
- Rede nacional de hidrometeorologia.

c) Energético (12%):
- Eficiência energética e transição/fomento de/para fontes de menor impacto ambiental – solar, eólica, biomassa e cogeração qualificada.

d) Animal (4,5%):
- Controle de endemias e apreensão de animais no comércio ilegal.

e) Resíduos/Lixo (4,5%):
- Práticas com menor impacto ambiental para armazenagem, descarte e reciclagem de lixo/resíduos, incluindo equipamentos eletrônicos e materiais contaminados.

f) Múltiplos (16%)
- Preservação e mitigação da degradação de mais de dois recursos naturais.

Em relação aos instrumentos de ação propostos para a proteção e mitigação de danos aos recursos naturais, destaca-se o de gestão/controle (52%), com regras de atuação e organização de entidades e órgãos do meio ambiente e diretrizes de fiscalização e preservação ambiental. Em grande medida, a sua efetividade depende da capacidade institucional da máquina pública – monitoramento, identificação de irregularidades, concessão de incentivos e imposição de penalidades financeiras, administrativas ou de direito.

Em segundo lugar estão as leis dispondo sobre recursos financeiros (n = 29) para a proteção ambiental. Dispõem tanto de recursos novos quanto de alocação de recursos já existentes (multas, incentivos tributários ou creditícios). A Lei Nº 14.248/2021, por exemplo, estabelece incentivos fiscais concedidos pelo Governo Federal à produção de energia à base de biomassas, visando à sustentabilidade da aviação brasileira e a destinação de recursos para projetos na área.

Em terceiro, estão as leis que instituem política pública ou programa nacional, a exemplo da Lei Nº 13.724/2018, que cria o Programa Bicicleta Brasil (PBB) para incentivar o uso da bicicleta como instrumento de melhoria das condições de mobilidade urbana e redução dos índices de emissão de poluentes; e da Lei Nº 13.576/2017, que institui a Política Nacional de Biocombustíveis (RenovaBio), que contribui para o atendimento aos compromissos do país no Acordo de Paris/Convenção-Quadro das Organizações das Nações Unidas (ONU) sobre Mudança do Clima.

Em quarto lugar, estão as leis que abordam educação/conscientização socioambiental da população ou de atores sociais pertinentes às questões ambientais de que tratam (13%). Em grande parte, instituem datas ou campanhas públicas: Dia Nacional da Agroecologia, Dia Nacional das Reservas Particulares do Patrimônio Natural, Campanha Junho Verde, Dia Mundial da Água, Semana Nacional do Uso Consciente da Água.

Cerca de 7% das leis criam ou atualizam os perímetros ou regras de gestão de áreas de conservação ambiental, a exemplo da Lei Nº 13.479/2018, que

prevê recursos para apoio à criação, à gestão e à implementação das unidades de conservação federais. Outras 7% abordam capacitação, formação ou treinamento de recursos humanos, bem como criação de novos cargos, como a Lei Nº 13.186/2015, que prevê a capacitação de professores para a inclusão do consumo sustentável nos programas de educação ambiental do ensino médio e fundamental. Quase 6% versam sobre aspectos de Ciência, Tecnologia e Inovação (CT&I), inclusive Pesquisa & Desenvolvimento (P&D) nos aspectos ambientais tratados. A Lei Nº 13.123/2015, por exemplo, dispõe sobre P&D associados ao patrimônio genético.

Com apenas uma lei cada, estão os mecanismos associados a medidas emergenciais e a indicadores/dados de recursos e impactos ambientais. A Lei Nº 13.684/2018 dispõe sobre medidas de assistência emergencial para acolhimento a pessoas em situação de vulnerabilidade decorrente de fluxo migratório provocado por desastres ambientais ou crise humanitária. A Lei Nº 13.493/2017 estabelece o Produto Interno Verde (PIV) a ser divulgado, preferencialmente, anualmente, considerando o patrimônio ecológico nacional e iniciativas nacionais e internacionais semelhantes, como passo inicial para a adoção futura de um sistema oficial de contas econômicas ambientais no país.

Em relação aos Ministérios, órgãos ou entidades responsáveis/envolvidos na implementação das leis, o Ministério do Meio Ambiente e Mudança do Clima é o mais frequente (39%), incluindo suas unidades e órgãos colegiados vinculados. Também são citados os Ministérios de: Minas e Energia; Ciência, Tecnologia e Inovação; Saúde; Relações Exteriores; Fazenda/Economia; Cidades; Planejamento, Desenvolvimento e Gestão; Indústria, Comércio Exterior e Serviços; Agricultura, Pecuária e Desenvolvimento. Em 07 das 69 leis, há o envolvimento de múltiplos Ministérios, como, por exemplo, a Lei Nº 13.755/2018, que criou o Programa Rota 2030 – Mobilidade e Logística, que visa apoiar desenvolvimento tecnológico, proteção do meio ambiente, eficiência energética, competitividade, inovação, qualidade e segurança de automóveis, caminhões, ônibus e outros.

Em relação à saúde, 75,4% (52) das leis identificadas não mencionam ou integram a saúde nas suas estratégias, menos ainda como uma medida de efetividade, mesmo quando as relações de interdependência entre saúde e meio ambiente já estão bem estabelecidas, a exemplo das leis relacionadas à emissão de poluentes e à arborização das cidades. As demais leis (17-24,6%), de maneira geral, citam aspectos de saúde-doença, mas sem o estabelecimento de responsabilidades ao Ministério da Saúde e seus órgãos e entidades vinculadas. Por exemplo, o PBB estabelece a melhoria da qualidade de vida nos centros urbanos e das condições de saúde da população como uma de suas diretrizes. Porém, não traz métricas para acompanhar o impacto do Programa na redução do sedentarismo e sobrepeso ou à geração de bem-estar.

LACUNAS IDENTIFICADAS

Considerando a legislação federal mapeada, sua implementação fica a cargo dos órgãos e entidades ligadas ao meio ambiente, com atuação secundária de áreas como a da saúde, mesmo quando há relações claras entre elas. Essa falta de articulação poderia ser mais profundamente discutida e explorada, inclusive com a utilização de incentivos para que a articulação de fato aconteça.

Os recursos naturais mais frequentemente endereçados são os florestais, hídricos e energéticos, parecendo haver espaço para abordar a preservação de recursos animais e minerais e de descarte/reciclagem de resíduos/lixo. Além disso, a justificativa por novas legislações ambientais poderia vir acompanhada de justificativas amparadas nos seus impactos para a saúde humana, já demonstrados no âmbito científico.

Os instrumentos de ação mais empregados nas leis estão relacionados à capacidade institucional do Estado, com restrições à aplicação das regras existentes, sendo importante que barreiras à implementação sejam identificadas e endereçadas. Desta forma, parece haver espaço para explorar questões ligadas a sistemas de informação e indicadores que amparem a avaliação dos impactos das mudanças propostas tanto na saúde humana quanto no meio ambiente.

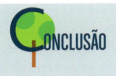

Conclusão

A referência normativa à saúde ambiental no Brasil consta na própria Constituição Federal, de 1988. O art. 23 estabelece a competência comum da União, estados, Distrito Federal e municípios de cuidar da saúde, proteger o meio ambiente, promover a melhoria das condições habitacionais e de saneamento básico, combater a poluição em qualquer de suas formas e preservar as florestas, a fauna e a flora. No art. 225 assegura-se o direito ao meio ambiente ecologicamente equilibrado, cabendo ao Poder Público e à coletividade a sua defesa e preservação. O art. 200 estabelece as ações de vigilância sanitária e epidemiológica e a colaboração na proteção do meio ambiente como algumas das atribuições do SUS[14].

Em 1997, o Ministério da Saúde formulou o Projeto VigiSUS, em que a Vigilância Ambiental em Saúde (VAS) passou a integrar as áreas da vigilância sanitária, epidemiológica e de saúde do trabalhador. Desde 2003, a legislação que dispõe sobre a organização da Presidência da República e dos Ministérios (Lei Nº 14.600/2023) atribui a saúde ambiental como uma das competências do Ministério da Saúde.

Ainda que a base legal existente entrelace meio ambiente e saúde, parece existir um longo caminho a percorrer para que ambos sejam tratados de forma combinada na prática e atinjam o seu potencial. A atenção ao meio ambiente não compete somente ao setor ambiental. Por sua vez, a saúde impacta e é impactada por outros setores da política pública, tal como se reconhece no art. 196 da Constituição e no art. 2º, §1º, da Lei Nº 8.080/1990. Por esse motivo, o Ministério da Saúde, no âmbito de sua competência, poderia ocupar posição privilegiada para estimular a colaboração na construção de políticas públicas intersetoriais – inclusive porque todo o sistema de saúde se organiza com base territorial, pressupondo a criação de vínculo entre população e profissionais de saúde[14].

Estratégias intersetoriais e em diversas frentes podem ser combinadas em iniciativas agregadoras, como ilustra o Plano Nacional de Adaptação à Mudança do Clima, estabelecido pela Portaria Nº 150/2016. O Plano atribuiu ao Ministério da Saúde a responsabilidade pela meta de, entre 2016 e 2019, ampliar para 85% o percentual de municípios brasileiros com o Programa Nacional de Vigilância da Qualidade da Água para Consumo Humano (Vigiagua). Visando à ampliação do conhecimento técnico-científico sobre clima e saúde, também foram estabelecidas metas, sob responsabilidade da Fiocruz/MS, ligadas a uma rede de estudo, pesquisa, monitoramento e comunicação, com inclusão de indicadores ligados à elaboração de protocolo de monitoramento de emergência em saúde pública, integrado com análises de risco climático, ambiental e socioeconômico; a criação de Painel de Informações Estratégicas sobre Clima e Saúde e o Centro de Integração de Tecnologias em Saúde, Ambiente e Sustentabilidade[14].

A necessidade de se ter informações técnico-científicas para direcionar as ações está posta. Na esfera ambiental, isso se reflete nas atividades do Instituto Nacional de Pesquisas Espaciais (INPE), do Centro Nacional de Monitoramento e Alerta de Desastres Naturais (CEMADEN), do Centro Nacional de Gerenciamento de Risco e Desastres (CENAD), do Painel Brasileiro de Mudança do Clima (PBMC), dentre outros. Na área da saúde há diversas bases de dados do Sistema de Informações do SUS (DATASUS), com informações ambulatoriais, hospitalares, de mortalidade, de estabelecimentos e recursos humanos de saúde, além de pesquisas nacionais, como a Pesquisa Nacional de Saúde (PNS) e a Vigilância de Fatores de Risco e Proteção para Doenças Crônicas por Inquérito Telefônico (Vigitel). É necessário, contudo, um olhar transversal e integrativo para todas essas informações[14].

Em 2009, a partir de discussões ocorridas durante o I Seminário da Política Nacional de Saúde Ambiental, em 2005, o Ministério da Saúde divulgou um documento reunindo subsídios para a elaboração da Política Nacional de Saúde Ambiental (PNSA), justamente com o propósito da integração de políticas públicas, posicionando a saúde ambiental como motor da integração, dado o seu potencial de identificar e avaliar mudanças nos fatores determinantes e condicionantes do meio ambiente, que interferem na saúde das populações, com vistas à propositura de ações de prevenção e controle[11]. A PNSA, entretanto, não foi, até a presente data, efetivamente implementada.

Mais recentemente, a Secretaria de Vigilância em Saúde passou a ser denominada Secretaria de Vigilância em Saúde e Ambiente – SVSA (Decreto Nº 11.358/2023). A inclusão do termo "ambiente" diz respeito à concepção da Saúde Única que conecta a saúde humana, animal e ambiental. A mudança de nomenclatura, porém, não garante mudanças no sentido da cooperação intra e interministerial, mas pode indicar uma mudança nessa direção.

Por fim, é importante enfatizar que implementar mudanças fundamentais na forma como vivemos na Terra, visando à promoção de saúde e sustentabilidade dos recursos naturais do qual dependemos, exigirá romper silos de atuação e catalisar parcerias sistêmicas em toda a sociedade[13]. A comunidade de Saúde Planetária enfatiza a intrínseca conexão entre as dimensões de saúde e bem-estar humanos e mudanças ambientais e que a garantia de um futuro saudável e sustentável na Terra requer ações imediatas de diferentes setores, na esfera pública, privada e civil. Para isso, a Saúde Planetária deve estar prevista nos orçamentos nacionais, nos planos e políticas – especialmente econômicas, ambientais e sanitárias.

Ao setor de saúde cabe posicionar, no centro da Grande Transição, os benefícios ligados à prevenção de doenças e à promoção da saúde; incorporar os conceitos e valores de Saúde Planetária na formação e na capacitação da força de trabalho e reorganizar toda a cadeia de valor e seus processos nesse sentido. Ao setor ambiental, é imprescindível que garanta que o desenvolvimento econômico esteja vinculado ao uso sustentável dos recursos naturais, não delegando a segundo plano o impacto ambiental de atividades produtivas do setor energético, agrícola, agropecuário, dentre outros[13]. Nesse sentido, existe muito espaço para o aperfeiçoamento da legislação federal brasileira.

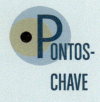

PONTOS-CHAVE

- O Brasil possui o maior sistema público e universal de saúde do mundo e concentra parte considerável da biodiversidade do planeta. Apesar disso, a Saúde Planetária é negligenciada em sua legislação ambiental federal, ainda que os seus impactos para a saúde sejam evidentes.
- Articulações intra e intersetoriais não estão refletidas na legislação mapeada e nem na organização político-administrativa do Estado brasileiro, bem como as justificativas para a legislação existente não se amparam em dados e evidências científicas.
- O Ministério da Saúde, em 2009, deu início a um movimento para a criação de uma Política Nacional de Saúde Ambiental que acabou perdendo força, mas que tem possibilidade de ser retomada com a criação da Secretaria de Vigilância em Saúde e Ambiente.

REFERÊNCIAS BIBLIOGRÁFICAS

1. Intergovernmental Panel on Climate Change - IPCC. AR6 Synthesis Report: Climate Change 2023. Disponível em: https://www.ipcc.ch/report/ar6/syr/. Acesso em: 16 jul 2023.

2. Horton R, Lo S. Planetary health: a new science for exceptional action. The Lancet. 2015;386(10007):1921–2

3. Prescott SL, Logan AC, Albrecht G, Campbell DE, Crane J, Cunsolo A, et al. The Canmore Declaration: Statement of Principles for Planetary Health. Challenges. 2018;9(2):31.

4. Prescott SL, Logan AC. Planetary Health: From the Wellspring of Holistic Medicine to Personal and Public Health Imperative. EXPLORE. 2019;15(2):98–106.

5. Demaio AR, Rockström J. Human and planetary health: towards a common language. The Lancet. 2015;386(10007):e36–7.

6. Clark H. Governance for planetary health and sustainable development. The Lancet. 2015;386(10007):e39–41.

7. United Nations. Global Sustainable Development Report – GSDR 2019. The future is now: Science for achieving sustainable development. Disponível em: https://sdgs.un.org/sites/default/files/2020-07/24797GSDR_report_2019.pdf. Acesso em: 09 set 2023.

8. Gill SR, Benatar SR. Reflections on the political economy of planetary health. Review of International Political Economy. 2020;27(1):167–90.

9. Greer SL, Falkenbach M, Siciliani L, McKee M, Wismar M, Figueras J. From Health in All Policies to Health for All Policies. The Lancet Public Health. 2022;7(8):e718–20.

10. Irena. The post-COVID recovery: An agenda for resilience, development and equality, International Renewable Energy Agency, Abu Dhabi, 2020. https://www.irena.org/publications/2020/Jun/Post-COVID-Recovery. Acesso em: 13 abr 2023.

11. Brasil. Ministério da Saúde. Conselho Nacional de Saúde. Subsídios para construção da Política Nacional de Saúde Ambiental. Disponível em: https://bvsms.saude.gov.br/bvs/publicacoes/subsidios_construcao_politica_saude_ambiental.pdf. Acesso em: 13 abr 2024.

12. Irving MA, Oliveira E, Lima MAG. Decodificando Tendências de políticas públicas de proteção da Natureza no brasil. Desmonte e reconfiguração de políticas públicas (2016-2022). Brasília: IPEA ; INCT/PPED, 2023. 564 p. Disponível em: https://repositorio.ipea.gov.br/bitstream/11058/11939/1/Desmonte_e_Reconfiguracao.pdf. Acesso em: 13 abr 2024.

13. Declaração de São Paulo sobre Saúde Planetária. Universidade de São Paulo e Planetary Health Alliance. Disponível em: https://drive.google.com/file/d/1KhsdAHbsKPdupXUow1mimzmW8JYKtbEu/view. Acesso em: 13 abr 2024.

14. Brasil. Ministério do Meio Ambiente. Plano Nacional de Adaptação à Mudança do Clima: Disponível em: https://www.gov.br/mma/pt-br/assuntos/ecossistemas-1/biomas/arquivos-biomas/plano-nacional-de-adaptacaoa-mudanca-do-clima-pna-vol-i.pdf. Acesso em: 09 abr 2024.

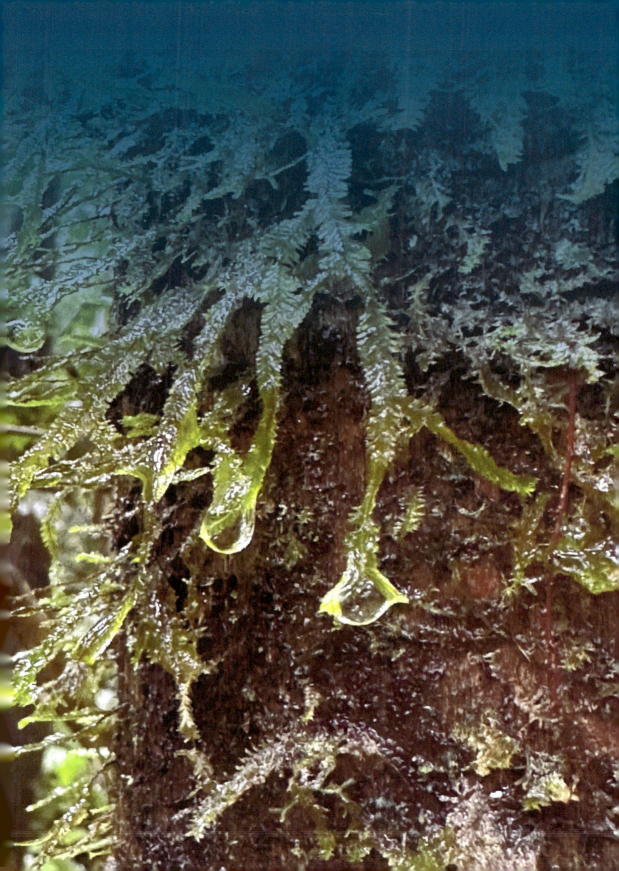

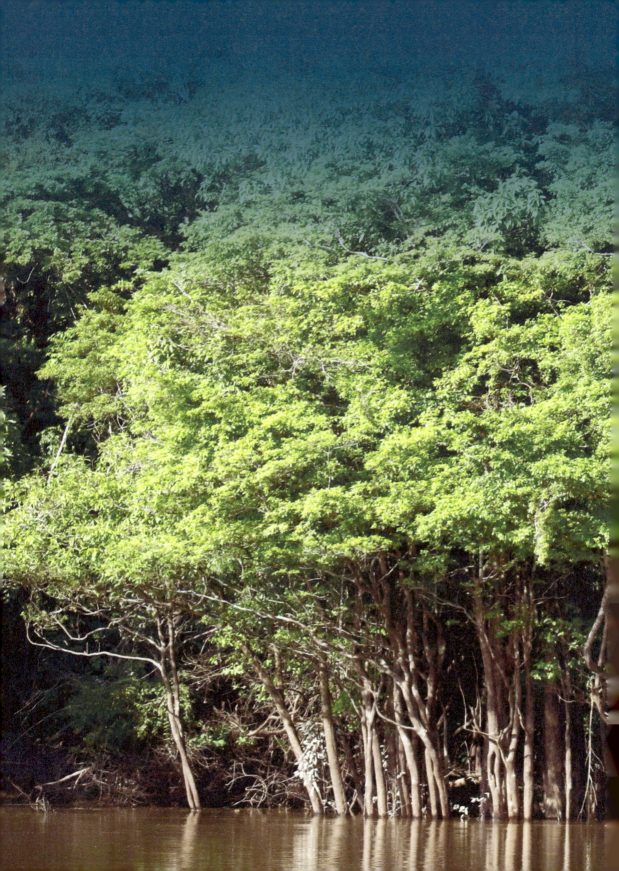

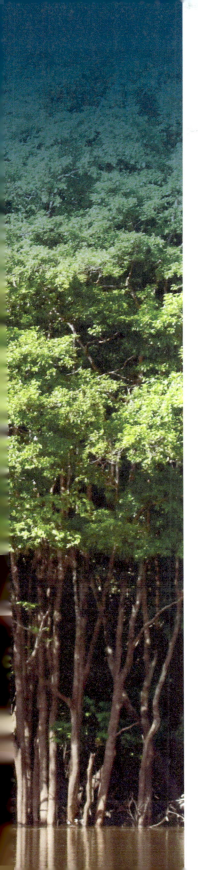
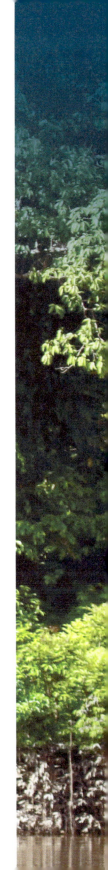

Capítulo | C 18

Clima, Inteligência Artificial e Saúde

Edson Amaro Júnior

Denise Rahal

Gabriela Xavier

João Ricardo Sato

Ligia Vizeu Barrozo

Sara Lopes de Moraes

João Renato Rebello Pinho

Nathália Villa dos Santos

Pedro Vasconcelos Maia do Amaral

INTRODUÇÃO

A Organização Mundial de Saúde (OMS) elegeu, em 2019, a poluição do ar e a mudança do clima como um dos dez principais eixos da agenda global, tendo em vista que a poluição atmosférica é considerada o maior risco ambiental para a saúde humana[1]. O Brasil possui um número elevado de pessoas vivendo em centros urbanos, nos quais há regiões críticas com níveis de poluentes acima do que é preconizado pela OMS – em consequência, estima-se aumento significativo da mortalidade. A prevalência de doenças em ambientes urbanos é, em grande parte, determinada pelos altos níveis de poluição atmosférica tecnogênica[2]. Mais recentemente, a relação entre doenças cardiovasculares e índices de poluição tem sido demonstrada em grandes estudos epidemiológicos, cujo impacto é relevante, uma vez que esta é a principal causa de morbimortalidade na maior parte dos países.

Ainda, estudos têm mostrado não apenas o impacto de poluentes como também de algumas variáveis climáticas, como a temperatura do ar[3], em doenças cardiovasculares, respiratórias e mentais[4]. Este impacto é maior em áreas menos favorecidas da sociedade, onde a organização urbana também oferece desafios à modelagem climática e de dispersão de poluentes atmosféricos.

Observamos carência na geração de conhecimento que permita a conexão *em tempo e espaço* destas variações em microambientes, particularmente em regiões de aglomerados urbanos com populações em situação de fragilidade. A disponibilização de dados em regime de "tempo real" com integração das informações sobre clima/tempo, condições socioeconômicas e atendimento à saúde pode ser utilizada para alimentar modelos preditivos que permitam a tomada de decisões de equipes de saúde que atuam na linha de frente do cuidado.

O Brasil, por outro lado, tem uma comunidade científica bastante ativa e com extensa produção, referenciada por grupos de vários países, com publicações em revistas de alto impacto, de forma a constituir base para as ações planejadas pela Política Nacional de Vigilância em Saúde (PNVS-Resolução nº 588/2018).

Acreditamos que trabalhar com dados relacionados ao território, pessoas e grupos populacionais mais vulneráveis é fundamental. A análise destes dados poderá contribuir para subsidiar e indicar ações que reduzam a desigualdade social, promoção e a proteção da saúde, prevenção de doenças e agravos, bem como a redução da morbimortalidade, vulnerabilidades e riscos decorrentes das dinâmicas de produção e consumo nos territórios (PNVS – Art.4º).

INTERNAÇÕES HOSPITALARES E ASPECTOS CLIMÁTICOS E SOCIOECONÔMICOS NO TERRITÓRIO

No cenário global atual, o debate em torno das mudanças climáticas está em ascensão, não apenas como questão ambiental, mas também como um desafio crítico para a saúde pública. Esta seção propõe-se a explorar a intrincada relação entre internações hospitalares e os fatores climáticos e socioeconômicos que permeiam o território, com foco especial no contexto brasileiro.

As mudanças climáticas não são apenas uma ameaça futura, mas já têm implicações tangíveis para a saúde em todo o mundo. Os países e regiões de baixa e média renda são particularmente vulneráveis a esses impactos. As mudanças climáticas têm desencadeado uma série de eventos que afetam direta e indiretamente a saúde das populações, com reflexos heterogêneos em seus territórios. Isso inclui redução do acesso à água potável e ao saneamento básico, aumento de vetores e reservatórios de agentes patogênicos, poluição atmosférica crescente, insegurança alimentar e agravamento da pobreza.

Essas mudanças nos determinantes de saúde têm levado ao aumento das doenças transmitidas por vetores, infecções relacionadas à água e alimentação, doenças respiratórias e casos de desnutrição. Além disso, é cada vez mais evidente o impacto psicossocial das mudanças climáticas na saúde mental das populações. A crescente demanda por serviços de saúde resultante dessas condições representa um desafio adicional, colocando pressão sobre os sistemas de saúde já sobrecarregados[5].

Não podemos ignorar que esses impactos afetam desproporcionalmente grupos vulneráveis dentro de cada região. Os pobres, as crianças, os idosos e aqueles com condições médicas preexistentes enfrentam riscos significativamente maiores. A OMS já alertou sobre a necessidade de medidas urgentes para proteger esses grupos vulneráveis[1].

No contexto brasileiro, o Sistema Único de Saúde (SUS) se organiza com base em princípios fundamentais, como universalidade, integralidade e equidade, com forte ênfase na participação social[6]. O SUS opera em uma estrutura hierarquizada, em que a Atenção Primária à Saúde (APS) desempenha papel central, atuando como porta de entrada para o sistema de saúde.

A APS no Brasil adota um modelo de base territorial e comunitária, tornando-se uma estratégia indispensável para fornecer assistência à saúde e melhorar a qualidade de vida da população. Nesse contexto, o Ministério da Saúde (MS) introduziu métodos e indicadores para avaliar os resultados da APS, incluindo o indicador de Internações por Condições Sensíveis à Atenção Primária (ICSAP). Este indicador tem como objetivo medir a eficácia do primeiro nível de atenção à saúde, identificando problemas de saúde que deveriam ser controlados nesse nível. Um alto número de internações relacionadas às ICSAP pode indicar desafios no sistema de saúde, seja devido a dificuldades de acesso ou desempenho inadequado[7-8].

Uma vez que a relação entre condições climáticas e socioeconômicas desempenha um papel fundamental na saúde da população brasileira, o acompanhamento da dinâmica e evolução do indicador ICSAP coloca-se como instrumento de fundamental importância para atuação nesse cenário, dado que diversas morbidades associadas às mudanças climáticas estão refletidas nesses dados. Ao analisar conjuntamente os aspectos climáticos, socioeconômicos e padrões de internação, podemos compreender mais holisticamente as condições de saúde em determinado território.

EFEITOS DE EVENTOS CLIMÁTICOS EXTREMOS DE TEMPERATURA DO AR

Eventos climáticos extremos, tais como ondas de calor e de frio, são responsáveis pelo aumento da morbidade hospitalar e mortalidade[9] por doenças crônicas e problemas respiratórios. As populações mais vulneráveis são crianças de zero a quatro anos e pessoas acima de 60, em condições de vulnerabilidade socioeconômica e moradia precária. Em particular, as comunidades mais carentes não contam com sistemas de avaliação climática e de poluição atmosférica, o que dificulta a adoção destas tecnologias para guiar políticas públicas de atenção básica. É fundamental identificar áreas urbanas de maior vulnerabilidade aos extremos climáticos e conhecer a carga de internações atribuível aos eventos extremos. A análise de dados a respeito deste tema pode contribuir para a prevenção de desfechos em saúde a partir da previsão de eventos extremos pelos serviços meteorológicos e orientações às populações. Além disso, conhecer a carga de internações atribuível aos eventos extremos pode contribuir para a organização e atuação do serviço de saúde e também da vigilância em saúde ambiental.

IMPACTO DAS MUDANÇAS CLIMÁTICAS NA SAÚDE MENTAL

Ao se questionar indivíduos sobre os principais impactos das atuais mudanças climáticas na Saúde, os pontos mais mencionados são sobre doenças respiratórias, desidratação, doenças infecciosas e, no caso de catástrofes naturais, ferimentos e afogamentos. Contudo, considerando todo o contexto biopsicossocial no Brasil, há um impacto que não pode ser menosprezado: o efeito na saúde mental.

Uma metanálise recente mostrou que o aumento de eventos climáticos extremos no Reino Unido está associado ao aumento no risco de problemas de saúde mental. Foram avaliados desfechos de depressão, transtorno de estresse pós-traumático e ansiedade em populações expostas a estes eventos. A prevalência estimada de transtorno de estresse pós-traumático foi de 30%,

21% para depressão e 19% para ansiedade. Portanto, os autores concluem que estas altas prevalências indicam a necessidade de ações de prevenção de riscos à saúde mental nas populações expostas e que estas deveriam ser uma das principais prioridades em saúde pública no Reino Unido.

Nesta mesma linha, em junho de 2022, a OMS publicou o relatório *Mental Health and Climate Change: Policy Brief*, em que aponta as mudanças climáticas como amplificadoras de muitos fatores de risco sociais, econômicos e ambientais para problemas de saúde mental. Mais ainda, os autores apontam que em muitos países há um enorme déficit na disponibilidade dos sistemas e serviços de saúde para lidar com este problema. Por fim, oferecem algumas recomendações, como: considerar as mudanças climáticas nas políticas públicas em saúde mental (para preparar e responder às crises), apoiar-se em compromissos e acordos globais, implementar abordagens multissetoriais e comunitárias para reduzir as vulnerabilidades e impactos psicossociais, aumentar as iniciativas de financiamento para responder a estes problemas em saúde.

De forma particular para o Brasil, já se sabe que mudanças climáticas afetam a saúde mental de forma diferente nos grupos populacionais diretamente expostos e mais vulneráveis geografica-

mente[10]. Em especial, naqueles para os quais falta acesso a recursos, informações e proteção. Em nosso país ainda são escassos estudos mais estruturados a respeito da interação e impacto de variações extremas de clima e dos efeitos de longo prazo na saúde mental. Além disso, os vários fatores de risco descritos no relatório da OMS estão em sua maioria presentes em larga escala no Brasil. Desta forma, considerando-se que as mudanças climáticas irão intensificar estes fatores de risco, conclui-se que haverá um considerável aumento nos problemas de saúde mental nas próximas décadas.

A obtenção de dados de mapeamento dos contextos regionais no Brasil é fundamental para a prevenção e o planejamento estrutural de serviços de apoio psicossocial nas populações de maior vulnerabilidade às mudanças climáticas. Em particular, preparo e resiliência dos sistemas locais para o provimento de primeiros cuidados psicológicos em catástrofes são de grande importância para evitar o agravamento de sintomas e o desenvolvimento de transtornos mentais associados ao evento. Em complemento, são necessários estudos de larga escala utilizando com o objetivo de mapear as relações entre percepção de vulnerabilidade às consequências de mudanças climáticas, fatores cognitivos e afetivos individuais e desfechos de saúde mental. Este mapeamento é útil para a avaliação da distribuição, em nível populacional, de recursos psicológicos e sociais promotores de resiliência a eventos ou situações desafiadoras. Já existem instrumentos adequados para a investigação desta percepção de vulnerabilidade às consequências de mudanças climáticas, como as escalas *Climate Change Risk Perception e Climate Change Awareness*[11-12].

Por fim, enfatizamos que as atuais tecnologias de Ciência de Dados e *Big Data* só serão úteis para o posicionamento estratégico e o planejamento de recursos, se estes dados de mapeamento estiverem disponíveis e atingirem um nível de qualidade suficiente para extração de informações confiáveis **(Figura 18.1)**.

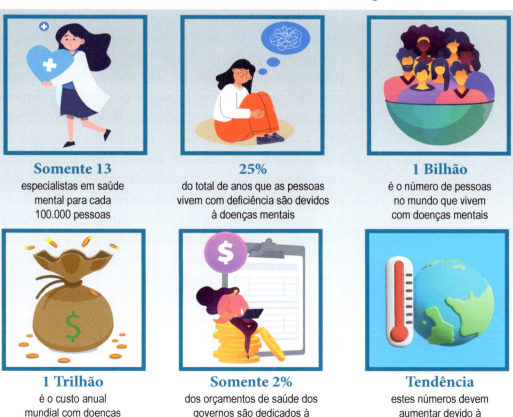

Figura 18.1 Efeitos de Mudanças Climáticas em Saúde Mental.
Fonte: Adaptada de: Mental Health and Climate Change: Policy Brief, OMS, 2022.

MICROBIOMAS E DOENÇAS INFECCIOSAS

A poluição do ar no Brasil é um problema de saúde pública, dadas as concentrações que extrapolam o que é preconizado pela OMS e o número elevado de pessoas vivendo em centros urbanos, e é responsável por um aumento significativo na mortalidade anualmente em todo o mundo. Além dos efeitos diretos dos componentes da poluição do ar em diferentes órgãos e sistemas, a exposição à poluição do ar aumenta a suscetibilidade e a gravidade de infecções respiratórias e outros problemas. Além de fatores como dieta e exercícios físicos, a poluição do ar também é incluída como um fator correlacionado com distúrbios metabólicos.

Os efeitos da poluição sobre as infecções respiratórias já foram descritos há 70 anos[13], quando foi relatado sua associação com o aumento da mortalidade por pneumonia, particularmente entre os mais jovens e os mais idosos. O aumento de infecções respiratórias agudas (IRA) em crianças menores de dois anos durante uma semana com PM 2,5 elevado deve ser semelhante para crianças maiores[14], com manutenção do risco aumentado por três semanas após o evento. Associação entre exposição e risco aumentado de IRA também foi encontrada em crianças pequenas com infecção pelo vírus sincicial respiratório (VSR) – em 2015, 33 milhões de episódios de IRA decorrentes de infecção por VSR resultaram em 3 milhões de internações e 60.000 óbitos hospitalares em crianças menores de 5 anos[15]. Na infecção por rinovírus humano (RV), a exposição de células epiteliais nasais humanas primárias ao NO2 *in vitro* aumenta a expressão da molécula-1 de adesão intercelular do receptor de entrada do RV[16].

A exposição a poluentes pode afetar diferentes estágios do ciclo de vida viral, incluindo inibição da depuração mucociliar, alteração de receptores virais e proteases necessárias para entrada, alterações na produção de interferon antiviral e replicação viral, alterações na montagem viral mediada por autofagia, prevenção de captação pelos macrófagos e promoção da disseminação viral pelo aumento da permeabilidade epitelial. A exposição a poluentes distorce as respostas imunes adaptativas em direção às respostas imunes bacterianas/alérgicas, em oposição às respostas antivirais. A exposição a poluentes do ar também pode predispor as populações expostas ao desenvolvimento de imunopatologia associada ao COVID-19, aumentando a inflamação e o dano tecidual induzido por vírus[17].

A poluição do ar permite que microrganismos associados invadam as vias aéreas, levando à diminuição do nível de defesa do hospedeiro, e pode alterar o epitélio tanto das vias respiratórias como do trato gastrointestinal, bem como os respectivos microbiomas[18-19], com possibilidade de aumento dos riscos não só de infecções locais, como também de síndrome metabólica, como diabetes, obesidade e esteato-hepatite não alcoólica, especialmente em idosos[20]. O efeito da poluição e das diferentes infecções virais e respiratórias sobre a expressão gênica pode ser realizada por meio da análise do transcriptoma[21].

A identificação dos agentes etiológicos responsáveis pelas infecções respiratórias, da microbiota intestinal e da expressão gênica dos indivíduos estudados é um importante passo para entender o adoecimento da população, assim como a indicação e prescrição medicamentosa, com maior segurança aos pacientes e economia financeira ao sistema de saúde.

Desta maneira, a avaliação precisa da população exposta à poluição e a esses microrganismos é fundamental para estabelecer uma relação de causa e efeito entre exposição a fatores ambientais e doença, como base para o desenvolvimento de políticas de saúde pública e programas preventivos.

ESTRUTURA DE DADOS E COMUNICAÇÃO:
OPORTUNIDADES PARA INOVAÇÃO

Eventos climáticos e exposição a agentes ambientais, bem como suas conexões com a saúde, requerem um ambiente computacional comum e ágil para entender os dados de fontes distintas. Desafios para implementar velozmente sistemas de coleta, análise e visualização de dados dificultam os esforços para disseminação oportuna de informações precisas para afetar o planejamento de saúde pública e o gerenciamento clínico. O advento de tecnologias de maior velocidade de banda

(p. ex.: 5G) é um importante ativo para estes sistemas.

Apesar de grande e qualificado volume de informações na literatura científica a respeito de relações causais de poluentes e variações climáticas em diversas dimensões da saúde, há raros exemplos de dados *colocalizados* a respeito do *microambiente climático e ambiental* e de informações de saúde que permitam análise acionável para tomada de decisões no nível do cuidado. Há necessidade urgente de uma plataforma adaptável de captura de dados em tempo real para coletar de forma rápida e prospectiva dados acionáveis de alta qualidade que englobem o espectro de fatores de clima/tempo e poluição, bem como apresentações subclínicas e agudas, e identifiquem disparidades no diagnóstico, no tratamento e nos resultados clínicos. A correta abordagem destes problemas permitirá gerar dados para estimativas mais precisas da incidência de doenças, informar as estratégias de mitigação de risco, facilitar a alocação de recursos de teste escassos e incentivar a abordagem e o tratamento adequados das pessoas afetadas.

Atualmente, sistemas de coleta de informação com utilização de microssensores para informar algoritmos preditivos integrados a bases multidimensionais (*Big Data Analytics*) têm sido desenvolvidos[22]. Estes sistemas compreendem monitoramento ambiental capaz de registrar diversos parâmetros, como concentrações de poluentes (Material Particulado Fino – MP2.5) e variáveis meteorológicas[23]. Desta maneira, os dados e informações gerados podem ser conectados diretamente ao sistema computacional desenvolvido implementado em nuvem[24].

A tecnologia 5G é outra que trará benefícios para a saúde, principalmente em relação à cirurgia robótica, pois permite fazer isso por conexão sem fio, já que sua baixa latência possibilita levar a informação de uma ponta a outra sem *delay*, o que não ocorre com o 4G. É fundamental que o braço do robô responda imediatamente ao comando do médico que o está manipulando remotamente. Alguns milissegundos de atraso podem colocar em risco a vida do paciente.

Outras soluções já disponíveis serão beneficiadas pela alta capacidade de transmissão de dados e tendem a se expandir, como o monitoramento remoto de pacientes por meio de dispositivos baseados em *Internet of Things* (IoT) que transmitem os dados (de pressão arterial, por exemplo) para uma central **(Figura 18.2)**.

O mesmo acontecerá com as soluções baseadas em *Big Data* e inteligência artificial, como as que dão suporte à decisão médica ou agilizam o diagnóstico. Os próprios hospitais, que hoje dependem de redes internas de

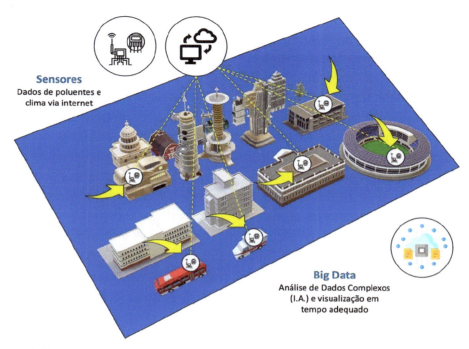

Figura 18.2 Estrutura de dados e sensores para monitorização de efeitos de clima e poluição em saúde: conexão e análise em tempo adequado para tomada de decisão.

fibra ótica para garantir conectividade segura para os grandes volumes de transmissão de dados e os muitos dispositivos conectados, poderão adotar uma estrutura sem fio.

Ambulâncias 5G que conseguem transmitir para o setor de emergência do hospital os sinais vitais do paciente ou dados de um exame realizado a bordo por equipamento portátil; soluções de "hospital em casa", que permitiriam liberar um leito hospitalar e monitorar o paciente em sua residência; realidade aumentada para planejar uma cirurgia ou treinar um cirurgião.

O ecossistema de inovação do Einstein usando a tecnologia 5G introduz e estimula a exploração de serviços e soluções baseadas em IoT, viabilizando tomadas de decisões mais estratégicas, a partir do uso de ferramentas de *Big Data* e Inteligência artificial embarcadas em dispositivos conectados. Podendo, assim, atuar em áreas remotas do país, como a Amazônia.

Na região Norte, o Einstein também mantém outros projetos de inovação que impulsionam o acesso à saúde de qualidade, como o TeleAmes, realizado em parceria com o Ministério da Saúde, por meio do programa Proadi-SUS

(Programa de Apoio ao Desenvolvimento Institucional do Sistema Único de Saúde), que consiste em fortalecer o atendimento da atenção primária por meio de teleinterconsultas e já beneficiou mais de 75 mil pessoas. Além disso, recentemente, a organização anunciou a construção de um Centro de Inovação em Manaus, para o desenvolvimento de projetos que tragam soluções para problemas de saúde por meio da tecnologia.

Estes projetos envolvem inteligência artificial, telemedicina e *Big Data*, com execução por meio da Lei da Informática na Amazônia (8.387/1991), cuja fiscalização é de responsabilidade da Superintendência da Zona Franca de Manaus (Suframa). A ideia é desenvolver a tecnologia para ações que variam desde o auxílio em diagnósticos de câncer até programas de animação para paciente. Doenças tropicais e mortalidade materna estão entre os temas prioritários da pauta pesquisada, além da adaptação de infraestrutura para regiões isoladas como alternativas de ambulância por transporte fluvial. Essa iniciativa tem como objetivo potencializar as ferramentas de inovação: fomentos, metodologias de inovação centrada no usuário, tecnologia, a fim de endereçar problemas do sistema de saúde e dos próprios pacientes, de forma a propor soluções que ficarão como legado para a Amazônia.

A realização desses projetos oferece desafios tecnológicos em áreas distantes e em grandes centros, principalmente para coleta, transmissão, análise e visualização de dados representativos das complexas interações entre humanos e meio ambiente. Desta maneira torna-se claramente um tema fértil para que surjam iniciativas de inovação tanto da sociedade aberta quanto fomentadas em programas de incentivo por agências governamentais ou privadas.

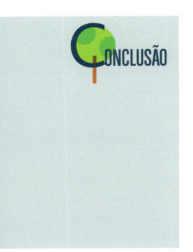

Conclusão

O Brasil é um dos países mais desiguais na área da saúde. Sua grande extensão territorial com difícil acesso e a distribuição assimétrica de recursos médicos de qualidade estão entre os principais motivos. As disparidades sociais também são acompanhadas pela falta de saneamento básico, acesso à água potável e insegurança alimentar, fatores com impacto direto na saúde, principalmente nas populações mais vulneráveis. O desenvolvimento de soluções tecnológicas reduz essas discrepâncias, especialmente quando se fala em levar acesso e compartilhar expertises nas mais diversas regiões. Alguns projetos criados e trabalhados pelo Einstein, que têm a tecnologia como solução de promoção à saúde de qualidade, abarcando diferentes frentes, podem melhorar esse acesso, como: telemedicina para populações vulneráveis na região da Amazônia; consultoria médica digital para Unidades de Terapia Intensivas (UTIs) públicas; plataforma colaborativa para mapear e reduzir infecções multirresistentes em UTIs públicas; pesquisa, cruzamento de dados e intervenções sobre saúde mental na comunidade de Paraisópolis, em São Paulo; criação de um centro de inovação na Amazônia focado em biotecnologia e na relação entre saúde e meio ambiente. A compreensão dessa complexa rede de interações entre internações hospitalares e os fatores climáticos e socioeconômicos é fundamental para o fortalecimento do SUS no Brasil.

Em um contexto de clima instável e em constante mutação, essa compreensão permite que o sistema de saúde se adapte, proteja e melhore a saúde da população, garantindo que nenhum grupo seja deixado para trás. É imperativo que as políticas de saúde pública considerem essas conexões intrincadas para enfrentar os desafios de saúde que as mudanças climáticas trazem consigo. Ressalta-se, ainda, a necessidade de estudos mais aprofundados e ações políticas informadas que permitam atingir eficiência na atuação territorial visando maior equidade de condições de saúde para a população brasileira.

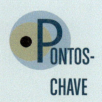

PONTOS-CHAVE

- Sabendo que eventos climáticos extremos afetam a saúde humana em seu aspecto físico e mental, a relação do número de Internações por Condições Sensíveis à Atenção Primária (ICSAP) com aspectos ambientais podem subsidiar ações tecnológicas que ofereçam suporte para que a rede de saúde torne-se cada vez mais preparada para lidar com efeitos causados por transtornos climáticos.
- Há necessidade urgente de uma plataforma adaptável de captura de dados em tempo real que englobem fatores de clima/tempo e poluição, bem como apresenta-

ções subclínicas e agudas, e identifiquem disparidades no diagnóstico, no tratamento e nos resultados clínicos.

- O Einstein lidera alguns projetos embasados em soluções tecnológicas para promoção à saúde, que podem facilitar o acesso da população à assistência qualificada.

REFERÊNCIAS BIBLIOGRÁFICAS

1. Barbosa A, Rebelo M. Uma abordagem transdisciplinar do papel da água como pilar da natureza e da saúde e bem-estar. Cad Téc Eng Sanit Ambient. 2023; 3(2):39-47.
2. European Commission. Directorate-General for Research and Innovation Final Report of the High-Level Panel of the European Decarbonisation Pathways Initiative, Publications Office, 2018.
3. The World Bank. Disponível em: https://data.worldbank.org/indicator/SP.URB.TOTL.IN.ZS. Acesso em: 10 de jun 2023.
4. Boateng E A, Asibey M O, Cobbinah P B, Adutwum I O, Blija D K. Enabling nature based solutions: Innovating urban climate resilience. J Environ Manag. 2023; 332:117433.
5. Viti M, Lowe R, Sørup H J D, Ladenburg J, Gebhardt O, Iversen S, McKnight U S, Arnbjerg-Nielsen K. Holistic valuation of Nature-Based Solutions accounting for human perceptions and nature benefits. Journal of Environmental Management. 2023; 334:117498.
6. Harper N, Doherty T, Gabrielsen L, Segal D, Taylor D, Rose K, et al. Nature & Health(care): Readings in Outdoor Therapies. Wyld. Kindle Edition; 2021.
7. European Environmental Agency (EEA). Disponível em: https://www.eea.europa.eu/publications/ air-quality-in-europe-2022/air-quality-in-europe-2022. Acesso 02 julho de 2023.
8. Zhan C, Xie M, Lu H, Liu B, Wu Z, Wang T, et al. Impacts of urbanization on air quality and the related health risks in a city with complex terrain. Atmos. Chem. Phys. 2023; 23, 771–88.
9. An M, Colarelli S M, O'Brien K, Boyajian M E. Why We Need More Nature at Work: Effects of Natural Elements and Sunlight on Employee Mental Health and Work Attitudes. PLOS ONE. 2016; 11(5), e0155614.
10. Meng Q, Lee PJ, Ma H. Editorial: Sound Perception and the Well-Being of Vulnerable Groups. Front Psychol. 2022;13:836946.
11. Jornal Oficial das Comunidades Europeias. Directiva 2002/49/CE do Parlamento Europeu e do Conselho relativa à avaliação e gestão do ruído ambiente; 2002.
12. Neugarten R A, Langhammer P F, Osipova E, Bagstad K J. et al. Tools for measuring, modelling, and valuing ecosystem services: guidance for Key Biodiversity Areas, natural World Heritage sites, and protected areas. IUCN Best Practice Protected Area Guidelines Series, 2018.

13. Douglas ANJ, Irga PJ, Torpy FR. Investigating Vegetation Types Based on the Spatial Variation in Air Pollutant Concentrations Associated with Different Forms of Urban Forestry. Environments, 2023;10(2):32.

14. Frost R H, Murtagh N. Encouraging planting in urban front gardens: a focus group study. Perspec Public Health. 2023;143(2).

15. Spielberger CD, Gorsuch RL, Lushene R, Vagg PR, Jacobs GA. Manual for the State-Trait Anxiety Inventory. Palo Alto: Consulting Psychologists Press; 1983.

16. World Health Organization. Wellbeing Measures in Primary Health Care/The Depcare Project. Copenhagen: WHO Regional Office for Europe, 1998.

17. Beck AT, Ward CH, Mendelson M, Mock J, Erbauch J. Beck Depression Inventory (BDI) [Database record]. APA PsycTests; 1961.

18. Rosenberg M. Society and the adolescent self-image. Princeton: Princeton University Press; 1965.

19. Patton JH, Stanford MS, Barratt ES. Factor structure of the Barratt Impulsiveness Scale. Journal of Clinical Psychology. 1995;51:768–74.

20. Connor KM, Davidson JRT. Development of a new resilience scale: The Connor-Davidson resilience scale (CD-RISC). Depression and Anxiety. 2003;18(2):76-82.

21. Cepeda-Benito A, Gleaves DH, Fernández MC, Vila J, Williams TL, Reynoso J. The development and validation of Spanish versions of the state and trait food cravings questionnaires. Behav. Res. Ther. 2000;38:1125–38.

22. Torrubia R, Ávila C, Moltó J, Caseras X. The Sensitivity to Punishment and Sensitivity to Reward Questionnaire (SPSRQ) as a measure of Gray's anxiety and impulsivity dimensions. Personality and Individual Differences. 2001;31(6):837-62.

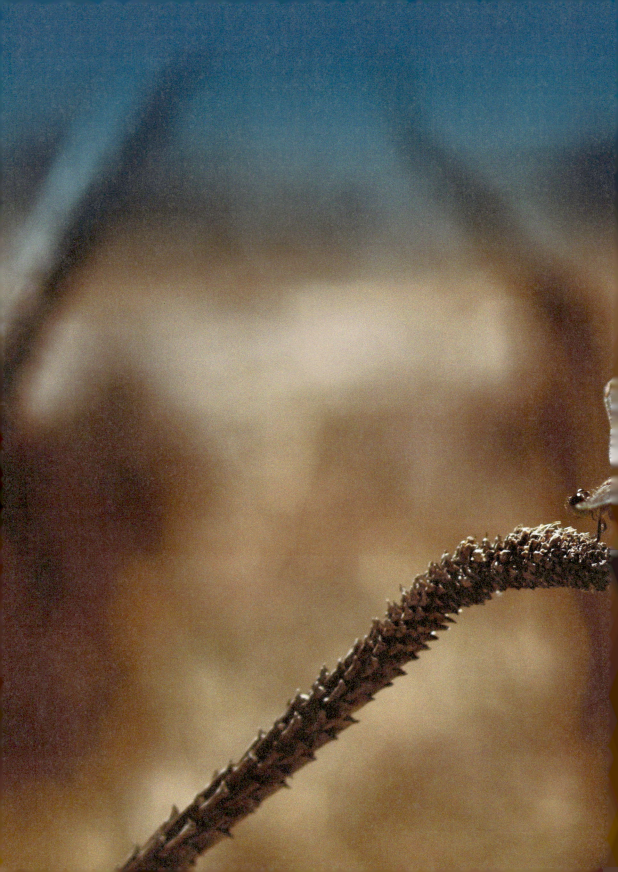

Capítulo 19

Qualidade, Segurança e Boas Práticas na Natureza

Lital Moro Bass

Edgar Joseph Kiriyama

Claudia Garcia de Barros

INTRODUÇÃO

A conservação da natureza é um compromisso individual e global, à medida que enfrentamos desafios ambientais crescentes, como as mudanças climáticas, a perda de biodiversidade e a degradação dos ecossistemas. Parques e reservas ecológicas desempenham um papel crucial para a proteção da vida selvagem, a manutenção de ecossistemas saudáveis e a saúde da vida humana. Para garantir a continuidade dessas áreas protegidas, é fundamental promover a qualidade, a segurança e as boas práticas na gestão, na utilização e na convivência com elas. Qualidade, segurança e boas práticas nesses locais são necessárias para assegurar a preservação da biodiversidade e a manutenção do equilíbrio ecológico.[1-3]

Apesar de parecer um conceito intuitivo e de ser utilizado com frequência, definir "Qualidade" é, por vezes, complexo; e, ao tentarmos explicá-la, podemos encontrar algum grau de dificuldade. Isso porque embora o conceito de qualidade já seja bem estabelecido, ela é percebida com certa diferença entre as pessoas e depende de referenciais, expectativas e experiências vividas individualmente. Segundo a NBR ISO 9001:2000, na Seção 3, "Qualidade é definida como o grau em que um conjunto de características inerentes satisfaz requisitos".[1]

No contexto de preservação do meio ambiente, a qualidade está diretamente relacionada à condição e à integridade dos elementos naturais, como ar, água, solo, biodiversidade e ecossistemas, com ênfase na sua pureza, saúde e capacidade de sustentar a vida de forma equilibrada, garantindo a manutenção das funções ecológicas e a segurança e proteção da saúde humana e dos seres vivos. A qualidade ambiental é medida com base em parâmetros que indicam a presença de poluentes, a diversidade biológica, a estabilidade dos ecossistemas e a capacidade de regeneração dos recursos naturais, visando à conservação e ao bem-estar das pessoas.

A segurança é um conceito amplo que se refere à condição de estar protegido contra riscos, danos, perigos ou ameaças que possam afetar a integridade, a saúde ou o bem-estar de pessoas, bens ou o meio ambiente. Adotar medidas de segurança para proteger os ecossistemas vulneráveis e minimizar riscos à saúde humana, promoverá um equilíbrio sustentável entre os seres humanos e a natureza.

A qualidade e segurança são conceitos fundamentais para a preservação da natureza, desempenhando um papel crítico tanto na preservação do nosso planeta quanto na proteção da saúde pública.

Preservar a natureza está relacionado, portanto, a garantir que o meio ambiente natural seja mantido em um estado saudável e equilibrado, de modo a sustentar a vida humana e de todas as outras formas de vida no planeta. Já conservar o meio ambiente é o conjunto de práticas e medidas destinadas a proteger, gerir e utilizar de forma sustentável os recursos naturais e os ecossistemas do planeta.

Nós, seres humanos, temos que buscar a preservação dos ecossistemas constituintes no planeta Terra. Isso envolve a qualidade da água que consumimos, a qualidade do ar que respiramos e a diversidade da vida que nos cerca. A manutenção dos recursos naturais está intimamente ligada à preservação da biodiversidade e à minimização da poluição.

A conservação e a preservação ambiental desempenham um papel crítico na promoção da saúde dos seres humanos. Ao proteger e gerenciar de forma responsável os recursos naturais e os ecossistemas, garantimos a disponibilidade de ar puro, água limpa e alimentos saudáveis. Isso, por sua vez, reduz o risco de doenças respiratórias causadas pela poluição do ar, doenças transmitidas pela água contaminada e a escassez de alimentos nutritivos. Além disso, a conservação da biodiversidade e a manutenção de ecossistemas saudáveis contribuem para a prevenção de surtos de doenças transmitidas por vetores, como a malária, ao manter o equilíbrio ecológico. Assim, a conservação e a preservação ambiental não apenas protegem o planeta, mas também salvaguardam a saúde e o bem-estar das populações humanas em todo o mundo.

QUALIDADE DA NATUREZA

A qualidade dos recursos naturais, como ar, água, solo e biodiversidade, é fundamental para a sustentabilidade de nosso planeta e para a saúde das comunidades humanas e ecossistemas. A preservação da qualidade desses recursos naturais não apenas garante nossa sobrevivência, mas também promove um ambiente saudável e próspero para as gerações presentes e futuras. Recursos naturais são elementos essenciais que organizações, comunidades e ecossistemas requerem para sua sustentação. Assim, esses recursos são intrinsecamente valiosos.[2]

A poluição representa uma ameaça significativa para a saúde pública, desencadeando uma série de problemas graves. A poluição do ar, por exemplo, está ligada a doenças respiratórias, como asma e bronquite, além de aumentar o risco de doenças cardiovasculares. A contaminação da água pode resultar em surtos de doenças transmitidas pela água, colocando em risco o abastecimento de água potável. Além disso, a exposição a produtos químicos poluentes no solo e na água está associada a distúrbios neurológicos, câncer e problemas de desenvolvimento. A poluição também contribui para as mudanças climáticas, que têm impactos negativos na saúde, como ondas de calor mortais e propagação de doenças tropicais. Logo, a poluição se refere a uma modificação indesejável nas propriedades físicas, químicas ou biológicas da atmosfera, litosfera ou hidrosfera que tenha o potencial de prejudicar a saúde, a subsistência ou as atividades das pessoas e de outras formas de vida, bem como deteriorar materiais.[2]

Um exemplo disso é a questão da balneabilidade, que avalia as condições da água do mar em praias. Essa preocupação vem crescendo devido ao aumento notável da poluição ao longo das áreas costeiras. A poluição, muitas vezes originada a partir de despejos de efluentes domésticos, frequentemente contamina as águas próximas à costa, comprometendo sua qualidade e tornando-as inadequadas para atividades recreativas. Essa situação representa uma ameaça para os banhistas, uma vez que a exposição a águas poluídas pode acarretar problemas de saúde, como a gastroenterite, ocasionada pela ingestão involuntária de água contaminada. A principal forma de poluição orgânica que afeta os oceanos é a contaminação fecal, um problema cada vez mais agravado pelo rápido crescimento populacional nas áreas costeiras. A poluição de origem fecal representa uma ameaça substancial para a saúde das pessoas, principalmente crianças e idosos, em que a falta de infraestrutura de saneamento básico é mais eminente em países em desenvolvimento.[3]

SEGURANÇA AMBIENTAL E NA NATUREZA

A segurança é um princípio fundamental que visa proteger a integridade e o bem-estar das pessoas, prevenindo riscos e danos. Abrange diversas áreas, desde a segurança pessoal, no trabalho, em casa, em contatos com o meio ambiente, até a segurança de produtos e serviços que utilizamos diariamente. Aderindo à procedimentos com segurança, podemos prevenir acidentes e minimizar ameaças, contribuindo para a qualidade de vida e a tranquilidade das pessoas.

A segurança ambiental busca garantir que a interação entre seres humanos e o meio ambiente seja realizada de maneira responsável e sustentável, de modo a proteger não apenas a qualidade do ambiente natural, mas também a saúde da população. Isso inclui a regulamentação de atividades industriais, a gestão adequada de resíduos, a conservação da biodiversidade e a promoção de práticas de produção e consumo sustentáveis. Em outras palavras, a segurança ambiental envolve a implementação de medidas e práticas que minimizem ou eliminem riscos ambientais, como a poluição da água e do ar, a degradação do solo, a destruição de habitats naturais, as mudanças climáticas e outros impactos negativos que podem resultar das atividades humanas.[4]

Para garantir as condições de proteção contra riscos, danos e perigos tanto para os humanos quanto para os componentes naturais, são utilizadas medidas como o uso de equipamentos de proteção, regulamentações governamentais, políticas públicas, boas práticas e procedimentos, educação e conscientização sobre riscos potenciais.

A pandemia causada pela Covid-19 e os estudos que comprovam o bem-estar com o contato com a natureza fortaleceram o aumento do turismo e a experiência dos seres humanos em ambientes naturais, reforçando a necessidade de promover condições seguras e saudáveis nestes ambientes. A segurança das pessoas no contato com a natureza é uma preocupação essencial para garantir que essa interação seja enriquecedora e livre de riscos.

Quando as áreas naturais são exploradas, como parques, trilhas, praias ou florestas, o ser humano está imerso em ambientes que, embora belos e inspiradores, também podem apresentar desafios e perigos.[5]

De acordo com a Associação Brasileira das Empresas de Ecoturismo e Turismo de Aventura (ABETA), as empresas de turismo em ambientes naturais eram consideradas precárias, inseguras, desconfortáveis e com alto risco de acidentes. Este cenário vem mudando com a implantação do Programa Aventura Segura – PAS que visa

ao desenvolvimento e à aplicação de normas técnicas (NT) para o seguimento. As Lei Geral do Turismo com seu decreto em dezembro de 2010, no artigo 34, inseriu as NT e definiu que as empresas brasileiras de atividades de turismo de aventura devem implementar o sistema de gestão da segurança. O sistema permite segurança aos amantes do turismo na natureza nos diversos destinos brasileiros.[6]

Para garantir a segurança na natureza, primeiramente, é fundamental estar preparado para a jornada. Isso inclui informar-se sobre as condições locais, como clima, fauna e flora, para entender os riscos potenciais. Vestir-se adequadamente, com roupas, calçados e equipamentos de proteção apropriados, ajuda a evitar desconfortos, acidentes e lesões. Além disso, levar consigo suprimentos essenciais, como água, comida, um kit de primeiros socorros e um meio de comunicação de emergência, é crucial para garantir a segurança pessoal. Respeitar as normas e os regulamentos locais é uma parte importante da segurança ao ar livre. Muitas áreas naturais possuem regras específicas para proteger a fauna, a flora e os ecossistemas. Isso pode incluir restrições quanto à coleta de plantas, à pesca ou ao acampamento. Ignorar essas regras pode resultar em danos ao meio ambiente e em penalidades legais.

Ao caminhar ou praticar atividades ao ar livre, manter-se nas trilhas designadas é uma maneira de minimizar o impacto sobre o ambiente natural e evitar se perder. Além disso, é importante respeitar os limites de sua própria habilidade e não se arriscar desnecessariamente em terrenos perigosos.

A segurança também está intrinsecamente ligada à consciência dos riscos associados à vida selvagem. Animais selvagens são parte integrante de muitos ambientes naturais e devem ser observados à distância, sem tentar se aproximar ou alimentá-los, pois isso pode resultar em comportamentos agressivos ou em danos a ambas as partes.

Por fim, é crucial que qualquer atividade ao ar livre seja compartilhada com alguém. Ir sozinho em áreas remotas aumenta os riscos em caso de acidentes. O livro de Aron Ralston, relata claramente esta experiência vivida pelo autor americano ao sair em uma escalada sem informar seus familiares e amigos do local. Sofreu um acidente e foi necessário realizar a autoamputação de seu braço para garantir sua sobrevivência. Ter um parceiro ou informar a alguém sobre seu itinerário pode ser vital em emergências. [7]

Em resumo, para garantir a segurança na natureza em diferentes situações ao ar livre, é necessário prover itens específicos levando em consideração o tipo de atividade, a duração, as condições locais e climáticas e as experiências pessoais.

A segurança no contato com a natureza é uma combinação de preparação, conscientização, respeito pelas regras e pelo meio ambiente e ações responsáveis. Com essas medidas, podemos desfrutar da perfeição da natureza de forma segura, minimizando os riscos e preservando os ambientes naturais para as gerações futuras.

BOAS PRÁTICAS NA NATUREZA

A natureza, com sua inestimável beleza e diversidade, desempenha um papel fundamental na manutenção da vida em nosso planeta. Entretanto, a interação humana com o ambiente natural frequentemente resultou em impactos adversos, como a degradação de ecossistemas, a poluição e a perda de biodiversidade. Para garantir um futuro sustentável para as próximas gerações, é necessário adotar boas práticas na natureza que promovam a conservação e o uso responsável dos recursos naturais.

A educação ambiental é uma ferramenta de mudança social que promove a aquisição de conhecimentos e a adoção de comportamentos ecologicamente responsáveis. A sensibilização para questões ambientais, por meio de novos conceitos, métodos e práticas, busca efetivar alterações de atitudes em diversos grupos sociais, visando à recuperação, à conservação e à preservação dos recursos naturais, com o objetivo de aprimorar a qualidade de vida.[8]

A adoção de abordagens sustentáveis não apenas resguarda o meio ambiente, mas também ressalta sua importância para a saúde humana e para a resiliência dos ecossistemas. Um exemplo é a preservação de áreas naturais, tais como parques nacionais e reservas ecológicas, já citados, que desempenham um papel vital como refúgios para a biodiversidade e como garantidores de que as gerações vindouras possam apreciar as maravilhas da natureza.

A Promoção da Saúde emergiu como uma questão de destaque em discussões globais, culminando na realização da Primeira Conferência Internacional de Promoção da Saúde em Ottawa, em 1986. Essa conferência surgiu em resposta às crescentes demandas por uma abordagem renovada da saúde pública, uma tendência que estava ganhando espaço em todo o mundo. A Carta de Ottawa delineou cinco campos centrais de ação para promover o avanço da Promoção da Saúde, todas elas voltadas para o objetivo de alcançar equidade: o estabeleci-

mento de políticas de saúde saudáveis, a criação de ambientes propícios, o fortalecimento da participação comunitária, o desenvolvimento de habilidades individuais e a reorientação dos serviços de saúde.[9]

A adoção de boas práticas ambientais desempenha um papel crucial na recuperação da saúde humana e na promoção da inclusão social. Práticas sustentáveis, como o uso de energias limpas e a gestão responsável dos recursos naturais, não apenas preservam o meio ambiente, mas também geram oportunidades de emprego e melhoram o acesso a recursos vitais para comunidades marginalizadas.

Alguns exemplos destas práticas:

- Uso de Energias Renováveis;
- Transporte Sustentável e Comunitário;
- Reciclagem e Redução de Resíduos;
- Agricultura Sustentável;
- Educação Ambiental;
- Acesso à Água Potável;
- Participação Comunitária.

O Instituto Cidades Sustentáveis, vem mapeando programas que deram ou estão dando um retorno extremamente significativo. O projeto Parapraia é um programa que visa possibilitar que indivíduos com deficiência e/ou limitações de mobilidade desfrutem de atividades recreativas, tais como nadar no mar, praticar mergulho e participar de atividades de lazer inclusivas e integradoras. Os principais objetivos são de incrementar a acessibilidade na cidade de Salvador e proporcionar lazer e bem-estar para pessoas deficientes e/ou com mobilidade reduzida.[10]

Outro projeto interessante é a Farmácia Verde de Ipatinga-MG. Esse projeto, que existe desde 1995, não promove apenas o uso de terapias complementares e preventivas, mas também reconhece e preserva a sabedoria tradicional e popular da região, enquanto se compromete com a proteção do ambiente natural. Os principais objetivos desse programa são ofertar uma opção terapêutica no tratamento de saúde, resgatar e valorizar o conhecimento tradicional e popular e incentivar a educação, a promoção da saúde e os cuidados com o meio ambiente.[11]

Essas boas práticas intimamente ligadas ao ambiente não apenas melhoram a saúde das pessoas, mas também promovem a justiça social, proporcionando a todos a oportunidade de viver em um ambiente saudável e sustentável.

QUALIDADE E SEGURANÇA NOS PARQUES, PARQUES ECOLÓGICOS E RESERVAS ECOLÓGICAS

Conforme contextualizado neste capítulo, a conservação da natureza e a proteção dos ecossistemas são fundamentais para a saúde do planeta. Para atingir tais objetivos, governos e organizações não governamentais estabelecem conceitos e regras para diferentes tipos de áreas protegidas, cada uma com características próprias e finalidades específicas. As definições a seguir mostram as principais diferenças entre parques, parques ecológicos e reservas ecológicas, seguidos de medidas essenciais para a qualidade e segurança nestes espaços naturais.

PARQUES

Os parques são áreas destinadas ao lazer, à recreação e à preservação da paisagem natural. Esses espaços são projetados para proporcionar experiências ao ar livre para o público em geral, oferecendo oportunidades para atividades, como caminhadas, piqueniques, esportes e observação da natureza.[4-7] Embora a conservação da natureza seja uma preocupação importante em parques, o foco principal é o uso humano para o contato com a natureza e a beleza natural. Um exemplo notável é o Parque do Ibirapuera, em São Paulo, que combina áreas verdes com a vida urbana. Localizado na cidade de São Paulo, é o maior parque urbano do Brasil. Esse icônico parque abrange uma área de aproximadamente 1.584 hectares e é uma das principais atrações da cidade, oferecendo uma variedade de atividades recreativas, culturais e esportivas para os visitantes. Além dos lagos, fartas áreas verdes, trilhas para caminhadas e áreas para interação, abriga uma série de monumentos e edifícios culturais, incluindo o Museu de Arte Moderna de São Paulo (MAM), o Museu Afro Brasil, o Auditório Ibirapuera e o Pavilhão Japonês. Eventos culturais, exposições e festivais o tornam um espaço multifuncional, importante para o turismo e os negócios da cidade.

O parque Ibirapuera é um exemplo de sistema complexo que requer um programa abrangente e robusto de qualidade, segurança e boas práticas. O uso de tecnologia e inovação, a inclusão da comunidade nas soluções e a gestão participativa são fundamentais em ambientes complexos para que sejam seguros e saudáveis para todas as espécies.

Qualidade não é somente uma questão de "certo ou errado", mas, sim, a capacidade de adaptar o que se tem, utilizando-se da melhor prática como referência para se obter o melhor resultado para todos na perspectiva de melhorar sempre e atingir níveis melhores de desempenho ao longo do tempo.

PARQUES ECOLÓGICOS

Os parques ecológicos são uma categoria de áreas protegidas que priorizam a conservação da biodiversidade e dos ecossistemas. Eles são projetados para minimizar a interferência humana e preservar a flora e fauna nativas.[5-7] A visitação pública em parques ecológicos é geralmente permitida, mas é estritamente controlada para reduzir impactos ambientais. Essas áreas servem como locais de pesquisa científica e monitoramento da natureza. Um exemplo no Brasil é o Parque Nacional da Chapada dos Veadeiros, no estado de Goiás.

A Chapada dos Veadeiros, apesar de não ser o maior Parque Ecológico, é uma área de grande relevância ecológica e um dos destinos mais populares para o ecoturismo no país, e a região foi reconhecida como Patrimônio Natural da Humanidade pela UNESCO em 2001 devido à sua notável biodiversidade e paisagens deslumbrantes.

A Chapada dos Veadeiros abrange uma área de aproximadamente 65.514 hectares e é caracterizada por um relevo montanhoso com formações rochosas, cânions, cachoeiras, rios cristalinos e uma vegetação de cerrado bem preservada. A biodiversidade na região é notável, abrigando uma variedade de espécies de fauna e flora, incluindo plantas endêmicas. Além disso, a Chapada dos Veadeiros também é um excelente local para a observação de aves, com diversas espécies endêmicas e migratórias.

Um dos pontos mais emblemáticos da Chapada dos Veadeiros é o Parque Nacional da Chapada dos Veadeiros, uma unidade de conservação federal que protege uma parte significativa da região. O parque oferece trilhas, estruturas para visitantes e programas de educação ambiental.

RESERVAS ECOLÓGICAS

Reservas ecológicas são áreas protegidas com o mais alto grau de conservação. Seu principal objetivo é a proteção integral da natureza, com pouca ou nenhuma interferência humana permitida. Isso inclui a proibição de atividades como caça, pesca e coleta de recursos naturais. As reservas ecológicas são frequentemente usadas como refúgios para espécies ameaçadas de extinção e para a pesquisa científica de longo prazo.[8-12]

Existem muitas reservas ecológicas importantes em todo o mundo, cada uma com seu próprio valor ecológico e contribuição para a conservação da biodiversidade. Algumas das reservas ecológicas mais importantes do mundo incluem: **Reserva da Biosfera de Galápagos (Equador)**, famosa por sua rica diversidade de espécies, incluindo muitas endêmicas, desempenhou um papel crucial na teoria da evolução de Charles Darwin; **Reserva Natural de Pantanal (Brasil),** é uma das maiores áreas úmidas do mundo e é um importante refúgio para a vida selvagem, incluindo jaguares, capivaras e uma variedade de aves; **Reserva Nacional de Maasai Mara (Quênia e Tanzânia),** conhecida por sua migração anual de gnus e zebras, esta reserva é um dos principais destinos de safári na África; **Reserva Natural Integral de Sian Ka'an (México),** localizada na Península de Yucatán, esta reserva é um Patrimônio Mundial da UNESCO e abriga uma rica biodiversidade, incluindo espécies ameaçadas, como a onça-pintada.

A maior reserva natural do Brasil é a **Reserva Biológica (REBIO) do Jari**, localizada nos estados do Pará e Amapá, na Região Norte do país, abrange uma área de aproximadamente 2,36 milhões de hectares, tornando-se uma das maiores unidades de conservação de proteção integral do país. Essa reserva foi criada com o objetivo de proteger uma vasta área de floresta amazônica e seus ecossistemas associados.

Qualidade na gestão de parques e reservas ecológicas refere-se à capacidade de alcançar os objetivos de conservação estabelecidos para essas áreas. Além disso, diz respeito também à capacidade de proporcionar o ambiente seguro e adequado para a convivência das pessoas com a natureza de forma interativa, prazerosa e segura para todos que trabalham e que frequentam os parques e reservas ecológicas.[13] Isso envolve o cuidado com a inclusão de práticas e medidas eficazes para mitigar riscos de dano à natureza (causados por pessoas), preservar a biodiversidade, restaurar ecossistemas degradados e garantir a sustentabilidade ao longo do tempo.[14-16] O público nem sempre conhece ou reconhece as fragilidades desse ambiente de convivência, a importância da preservação e as atitudes necessárias para sua conservação.

A segurança nas áreas protegidas é essencial tanto para a vida selvagem quanto para os visitantes. Para proteger a fauna e a flora locais, é crucial estabelecer limites de acesso e regulamentações que minimizem o estresse e os impactos negativos sobre os animais e plantas.

A segurança dos visitantes deve ser uma prioridade, com trilhas bem mantidas para a circulação de pessoas, bicicletas e outros dispositivos de mobilidade; áreas destinadas à prática de esportes e lazer das crianças; sinalização adequada que informe caminhos, limites, perigos, riscos e medidas de prevenção de acidentes, a exemplo de quedas, afogamentos, ataques ou ferimentos por animais, princípios de incêndios florestais, entre outros.[15-16]

Um aspecto importante é a comunidade ter consciência de que a poluição do ambiente, do ar e da água também deve ser combatida, por meio das atitude das pessoas, a exemplo do descarte correto de resíduos, em locais designados, protegidos e em estado de manutenção adequado. Serviços de apoio e áreas destinadas para hidratação, alimentação, banheiros e descarte de resíduos devem ser visíveis, em pontos estratégicos e em quantidade suficientes para evitar agressões à natureza por indisponibilidade de acesso ou de recursos. Os parques e as reservas ecológicas, portanto, tem um papel educacional importante, e não pode se isentar desta responsabilidade. As pessoas aprendem a fazer o certo e ter o comportamento adequado a partir da demonstração de organização, informação e bons exemplos.[17]

A gestão eficaz de parques e reservas ecológicas abertas ao público requer a adoção e a promoção de boas práticas. Isso inclui o envolvimento das comunidades locais na conservação, a promoção da educação ambiental estruturada, a implementação de regras e estratégias de turismo sustentável, acordos de parcerias com organizações de conservação e agências governamentais. Além disso, a gestão deve ser adaptativa, permitindo ajustes com base nas mudanças ambientais, climáticas e nas necessidades das espécies frequentes ou sazonais. Orientar o público quanto aos limites de interação com as espécies é fundamental em especial nos riscos e na prevenção de doenças entre as espécies humana e animais.

A qualidade na conservação de parques e reservas ecológicas, portanto, envolve a adoção de práticas de gestão adequadas que visam proteger a biodiversidade e os ecossistemas. Isso inclui:

- A implementação de estratégias de monitoramento contínuo que ajuda a avaliar o estado de saúde dos ecossistemas e a identificar quaisquer ameaças emergentes;
- A pesquisa científica que fornece dados cruciais para orientar as estratégias de conservação e entender como os ecossistemas funcionam;
- A educação ambiental como eixo fundamental para sensibilizar o público sobre a importância da conservação e promover comportamentos responsáveis.[17-18]

Vale lembrar que para manter a integridade das áreas protegidas, é preciso identificar riscos e combater atividades ilegais, como a caça furtiva e a extração ilegal de recursos naturais. Isso requer a comunicação visível e inequívoca nas entradas, nas áreas de circulação e nas saídas de pessoas, a disponibilidade da vigilância constante, a oferta de canais para denúncia, a aplicação da lei e a sensibilização da sociedade para a importância da conservação e do compromisso de todos.

BOAS PRÁTICAS EM QUALIDADE E SEGURANÇA NA NATUREZA, INCLUINDO OS PARQUES, PARQUES ECOLÓGICOS E RESERVAS ECOLÓGICAS

A adoção de práticas sustentáveis nos ambientes naturais controlados não apenas resguarda o meio ambiente, mas também educa a comunidade na interação com a natureza no dia a dia e promove a cultura da preservação da natureza.[18-19]

Visando auxiliar gestores púbicos e privados responsáveis por estas áreas, pontuamos a seguir alguns aspectos a serem considerados na comunicação informativa e educativa em ambientes naturais de convívio público.

Respeite a vida selvagem:

- Mantenha uma distância segura dos animais selvagens e não os alimente, pois isso pode prejudicá-los e torná-los dependentes dos seres humanos;
- Evite fazer barulho excessivo que possa assustar ou perturbar a fauna;
- Não colete plantas, flores ou espécies da vida selvagem, a menos que seja permitido por regulamentos locais.

Não jogue lixo na natureza:

- Carregue todo o lixo que produzir durante sua visita à natureza e descarte-o adequadamente em locais designados e sinalizados para esta finalidade;
- Evite trazer produtos descartáveis para áreas naturais. Opte por recipientes reutilizáveis para alimentos e bebidas;
- Preze pela segurança e respeite os ecossistemas;
- Fique nas trilhas sinalizadas e evite caminhar em áreas sensíveis, como dunas de areia, áreas úmidas ou zonas de proteção;
- Não acampe em áreas não autorizadas e siga as regulamentações de acampamento, incluindo a obtenção de permissões, quando necessário.

Economize recursos naturais:

- Use a água de forma responsável, especialmente em áreas com escassez hídrica;
- Desligue as luzes, apague as fogueiras e evite desperdício de energia em áreas naturais.

Seja um agente de educação e conscientização:

- Aprenda sobre a flora, a fauna e os ecossistemas locais antes de visitar uma área natural. Isso ajudará você a apreciar melhor o que está vendo e evitar danos;
- Compartilhe seu conhecimento sobre boas práticas na natureza com amigos, familiares e outros visitantes para promover a conscientização.

Participe de programas e projetos de conservação:

- Considere voluntariar-se em projetos de conservação locais ou apoiar organizações dedicadas à proteção da natureza;
- Contribua para programas de restauração e reabilitação de áreas naturais degradadas.

Seja exemplo, cumpra as regras locais:

- Respeite as regulamentações e restrições específicas de cada área natural, como limites de velocidade, horários de visitação e áreas de uso restrito.

Fique atento às regras e particularidades de ambientes naturais controlados:

- **Em Parques:** adote medidas adequadas para a segurança e conscientização das pessoas.

A sinalização clara e informativa é fundamental para orientar os visitantes sobre as trilhas, as áreas recreativas, os serviços de apoio aos visitantes e os regulamentos do parque. Mapas atualizados, placas de sinalização e informações sobre os perigos potenciais, como áreas interditadas, íngremes ou pontes frágeis, são essenciais para a segurança de todos. A sinalização de permissão ou proibição de acesso aos lagos, represas, cachoeiras também é recomendável.

A manutenção regular das trilhas, instalações recreativas e pontes é essencial para evitar acidentes. As superfícies devem ser mantidas limpas, em boas condições, e quaisquer perigos potenciais, como árvores caídas ou erosão, devem ser prontamente abordados.

Promover a educação ambiental e a conscientização sobre os perigos naturais é uma abordagem proativa para manter a segurança. Isso pode incluir visitas guiadas, programas de interpretação ambiental, sinalização educativa sobre a flora e fauna locais e informações sobre como os visitantes devem interagir com a natureza de maneira consciente e responsável.

A presença de pessoal de vigilância, como guardas florestais, visa ajudar a garantir o cumprimento dos regulamentos do parque e responder rapidamente a situações de vandalismo ou emergência. Isso inclui a aplicação de regulamentos, como a proibição de acampamentos em áreas não autorizadas ou a exigência de uso de capacetes durante atividades de ciclismo.

Ter um sistema de comunicação de emergência eficaz no parque é crucial. Isso inclui pontos de contato de emergência, como cabines ou telefones de emergência, para que os visitantes possam chamar ajuda em caso de necessidade. Além disso, é importante a sinalização no local para que os visitantes saibam como usar esses recursos.

A gestão do parque deve considerar a previsão de estrutura e recursos necessários para o atendimento a vítimas de acidentes, tais como disponibilidade de materiais e medicamentos para atendimento inicial, desfibriladores (DEA), acordos com serviços médicos locais para eventuais acionamentos, a exemplo dos serviços públicos de resgate.

Os funcionários do parque devem ser treinados em técnicas de primeiros socorros e em como lidar em situações de urgência ou emergência. Isso inclui a capacidade de prestar assistência básica a visitantes feridos, de pedir ajuda e de acionar serviços médicos locais.

- **Em Parques Ecológicos:** a segurança dos visitantes em parques ecológicos que priorizam a biodiversidade e os ecossistemas requer uma abordagem equilibrada e cuidadosa.

A infraestrutura de trilhas e caminhos deve ser projetada e mantida de forma a minimizar os riscos para os visitantes. Isso inclui a construção de passarelas seguras sobre áreas alagadas, trilhas bem demarcadas e manutenção regular de pontes e escadas. Qualquer área que represente um risco potencial deve ser sinalizada adequadamente para alertar os visitantes.

A educação é uma ferramenta poderosa para manter a segurança dos visitantes em parques ecológicos. Isso envolve a criação de sinalizações, visitas guiadas e programas de interpretação ambiental para informar os visitantes sobre os ecossistemas locais, os animais e plantas que habitam o local e os comportamentos responsáveis que devem ser adotados. Visitantes informados são mais propensos a respeitar as regras e evitar comportamentos que possam prejudicar a biodiversidade.

Em parques ecológicos, é comum estabelecer restrições rigorosas para proteger a natureza. Isso pode incluir áreas fechadas ao público para preservar habitats sensíveis, restrições à coleta de plantas ou animais, e a proibição de atividades que possam perturbar a fauna, como a introdução de animais de estimação. A sinalização e a aplicação consistente dessas restrições são fundamentais para a segurança dos ecossistemas.

Sinalizações claras e informativas são essenciais para orientar os visitantes e garantir que eles estejam cientes das regulamentações e dos perigos potenciais. Isso inclui placas indicativas, mapas atualizados e informações sobre a flora e fauna locais. A sinalização também deve alertar os visitantes sobre a importância de não perturbar a vida selvagem e de manter distância segura dos animais. A sinalização de permissão ou proibição de acesso aos lagos, represas e cachoeiras também é recomendável.

Funcionários do parque devem ser treinados para lidar com situações de urgência e emergência, como resgates em trilhas, picadas de insetos venenosos, animais peçonhentos ou encontros com animais selvagens. Ter pessoal equipado, capacitado e bem-informado é essencial para uma resposta eficaz a emergências e incidentes.

Estabelecer sistemas de comunicação de emergência eficazes é fundamental para lidar com situações críticas. Pontos de contato de emergência, como cabines ou telefones de emergência, devem estar disponíveis e bem sinalizados para que os visitantes possam chamar ajuda em caso de necessidade.

- **Em Reservas Ecológicas:** estas áreas de conservação de alto nível, projetadas para proteger integralmente a biodiversidade e os ecossistemas naturais, desempenham um papel fundamental na preservação de espécies ameaçadas e na manutenção de ambientes naturais intocados. Para garantir que os visitantes possam desfrutar desses ambientes com segurança, é necessário implementar medidas cuidadosas de segurança e educação.

Reservas ecológicas frequentemente têm regulamentos rigorosos para minimizar a interferência humana. Isso inclui a proibição de atividades como caça, pesca, coleta de plantas ou animais, e acampamento em áreas não autorizadas. Essas restrições devem ser claramente comunicadas aos visitantes por meio de sinalizações e informações fornecidas na entrada da reserva, incluindo as legislações e penalidades para tais atitudes.

A gestão de acesso é uma parte essencial da segurança em reservas ecológicas. É importante limitar o número de visitantes e controlar a entrada por meio de pontos de acesso monitorados, como portarias, além de estabelecer um programa de visitas agendadas distribuindo a demanda ao longo do dia e da semana. Isso ajuda a evitar a superlotação, minimizando o impacto sobre os ecossistemas sensíveis.

A conscientização dos visitantes sobre a importância da preservação é fundamental. A disponibilidade de informações educativas, de visitas guiadas e de programas de interpretação ambiental podem oferecer informações sobre a fauna, a flora e os ecossistemas locais, incentivando um comportamento responsável. Visitantes educados têm mais probabilidade de respeitar as regras e minimizar os impactos negativos.

Ter pessoal de vigilância, como guardas florestais, é crucial para garantir a segurança nas reservas. Eles podem monitorar o cumprimento dos regulamentos, responder às situações de urgência ou emergência, além de orientar e fornecer informações aos visitantes. O patrulhamento regular ajuda a evitar atividades ilegais e a manter a ordem.

Estabelecer sistemas de comunicação de emergência é vital para lidar com situações críticas. Isso inclui pontos de contato de emergência, como cabines ou telefones de emergência de fácil acesso e devidamente sinalizados, onde os visitantes podem solicitar ajuda em caso de necessidade. O pessoal da reserva deve estar equipado e treinado para responder de forma efetiva às emergências.

A infraestrutura, como trilhas e pontes, deve ser mantida regularmente para garantir a segurança dos visitantes. Superfícies de trilhas devem ser mantidas em boas condições, e qualquer perigo potencial, como árvores caídas ou erosão, deve ser abordado prontamente.

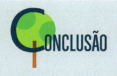

Conclusão

Dentre os diversos pontos apresentados neste capítulo, exploramos os pilares fundamentais sobre a qualidade, a segurança e a adoção de boas práticas na relação entre a humanidade e a natureza. Destacamos como a qualidade dos recursos naturais a ameaça constante da poluição e a importância da segurança nas interações com a natureza, que são aspectos cruciais para preservar nosso planeta e proteger a saúde pública.

É de suma importância ter em mente que a promoção da qualidade, a segurança e a adoção de boas práticas na relação com a natureza não se trata apenas de uma abordagem prudente, mas, sim de uma imperiosa necessidade. Esses elementos constituem o alicerce essencial para enfrentar os desafios decorrentes das mudanças climáticas, bem como para a conservação e a preservação do meio ambiente e a proteção da saúde pública. A qualidade dos recursos naturais desempenha um papel fundamental na garantia da continuidade da vida no nosso planeta, ao passo que a poluição se apresenta como uma ameaça significativa tanto para a saúde humana quanto para o equilíbrio do ecossistema.

A segurança nas interações com a natureza é um componente essencial para garantir que essa relação seja enriquecedora e livre de riscos, assegurando a proteção da vida humana e a preservação da fauna e flora. Além disso, a adoção de boas práticas ambientais não apenas protege o meio ambiente, mas também promove a saúde das pessoas e a inclusão social, criando um equilíbrio necessário entre a sociedade e a natureza.

Gestores públicos e privados de ambientes naturais controlados como parques, parques ecológicos e reservas ecológicas devem assegurar a adoção e promoção de medidas de qualidade e segurança que promovam a educação para a preservação e o convívio consciente das pessoas com a natureza.[7,9-11]

Marcus Nakagawa, em seu livro "101 dias com ações mais sustentáveis para mudar o mundo", destaca como pequenas ações diárias podem somar-se a um grande impacto positivo no meio ambiente e na sociedade como um todo. O autor enfatiza a importância da conscientização e da responsabilidade individual na construção de um futuro mais sustentável para todos.[20]

Em um cenário global em constante evolução e desafios ambientais cada vez mais complexos, é imperativo que todos nós assumamos a responsabilidade de promover a qualidade, a segurança e as boas práticas na natureza como uma abordagem fundamental. Somente dessa forma poderemos enfrentar com sucesso os problemas das mudanças climáticas, da conservação da natureza e da saúde pública, assegurando um futuro mais saudável e sustentável para as gerações presentes e futuras. Portanto, seguem abaixo os princípios que devem guiar nossas ações e políticas em prol do bem-estar do planeta e de todas as formas de vida que nele habitam.

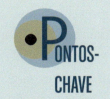

Pontos-chave

- Qualidade e segurança são conceitos fundamentais para a preservação da natureza, com papel crítico tanto na conservação planetária quanto na proteção da saúde pública.
- Para garantir um futuro sustentável para as próximas gerações, é necessário adotar boas práticas na natureza que promovam a conservação e o uso responsável dos recursos naturais.
- Todos somos responsáveis por incluir qualidade e segurança em nossa relação com a natureza, seja na gestão de áreas naturais ou no contato cotidiano com espaços naturais.

REFERÊNCIAS BIBLIOGRÁFICAS

1. Eagles, P. F. J., & McCool, S. F. (2002). Tourism in National Parks and Protected Areas: Planning and Management. CABI Publishing.
2. Miller, G. T., & Spoolman, S. (2017). Environmental Science. Cengage Learning.
3. Primack, R. B. (2017). A Primer of Conservation Biology. Sinauer Associates, Inc.
4. National Park Service. (2014). Safety in the National Park System: A Risk Management Guide. U.S. Department of the Interior.
5. World Commission on Protected Areas (WCPA). (2008). The Benefits Beyond Boundaries: Proceedings of the 2007 IUCN World Parks Congress. IUCN.
6. Equipe editorial de Conceito.de. Conceito de Parque ecológico [Internet]. Conceito.de; 2015 [atualizado 2020 Nov 6; citado 2023 Nov 20]. Disponível em: conceito.de/parque-ecologico.
7. International Union for Conservation of Nature. Categorias de áreas protegidas da IUCN [Internet]. International Union for Conservation of Nature; 2012 [citado 2023 Nov 20]. Disponível em: iucn.org/theme/protected-areas/about/protected-areas-categories.
8. Secretaria de Infraestrutura e Meio Ambiente do Estado de São Paulo. Reservas Ecológicas [Internet]. Secretaria de Infraestrutura e Meio Ambiente do Estado de São Paulo; 2020 [citado 2023 Nov 20]. Disponível em: ambiente.sp.gov.br/reservas-ecologicas/.
9. Ministério do Meio Ambiente. Unidades de Conservação [Internet]. Ministério do Meio Ambiente; 2019 [citado 2023 Nov 20]. Disponível em: mma.gov.br/areas-protegidas/unidades-de-conservacao/.
10. Fundação SOS Mata Atlântica. Reservas Particulares do Patrimônio Natural [Internet]. Fundação SOS Mata Atlântica; 2021 [citado 2023 Nov 20]. Disponível em: sosma.org.br/projeto/reservas-particulares-do-patrimonio-natural/.
11. Instituto Chico Mendes de Conservação da Biodiversidade. Reservas Biológicas [Internet]. Instituto Chico Mendes de Conservação da Biodiversidade; 2021 [citado 2023 Nov 20]. Disponível em: icmbio.gov.br/portal/unidadesdeconservacao/categorias/253-reserva-biologica.
12. World Wildlife Fund. Reservas Naturais [Internet]. World Wildlife Fund; 2022 [citado 2023 Nov 20]. Disponível em: wwf.org.br/natureza_brasileira/areas_prioritarias/amazonia/conheca_a_amazonia/reservas_naturais/.
13. World Conservation Union (IUCN). (1994). Guidelines for Protected Area Management Categories. IUCN.
14. Redford, K. H., & Adams, W. M. (2009). Payment for ecosystem services and the challenge of saving nature. Conservation Biology, 23(4), 785-787.
15. Western, D., Wright, M., & Strum, S. (2015). Natural connections: perspectives in community-based conservation. Island Press.
16. Woodhouse, E., & Sadler, J. P. (2017). Environmental and social impacts of illegal trade in wildlife. In Illegal wildlife trade (pp. 173-186). Springer.
17. Worboys, G. L., Lockwood, M., & DeLacy, T. (Eds.). (2010). Protected Area Governance and Management. ANU E Press.

18. Manning, R. E. (2011). Studies in outdoor recreation: Search and research for satisfaction (3rd ed.). Oregon State University Press.
19. Shelby, B., & Vaske, J. J. (2010). Understanding the relationships among place attachment, recreation experience, and landscape preferences. Environment and Behavior, 42(2), 243-270.
20. Nakagawa MH. 101 dias com ações mais sustentáveis para mudar o mundo. 1ªth ed. São Paulo: Labrador; 2018.

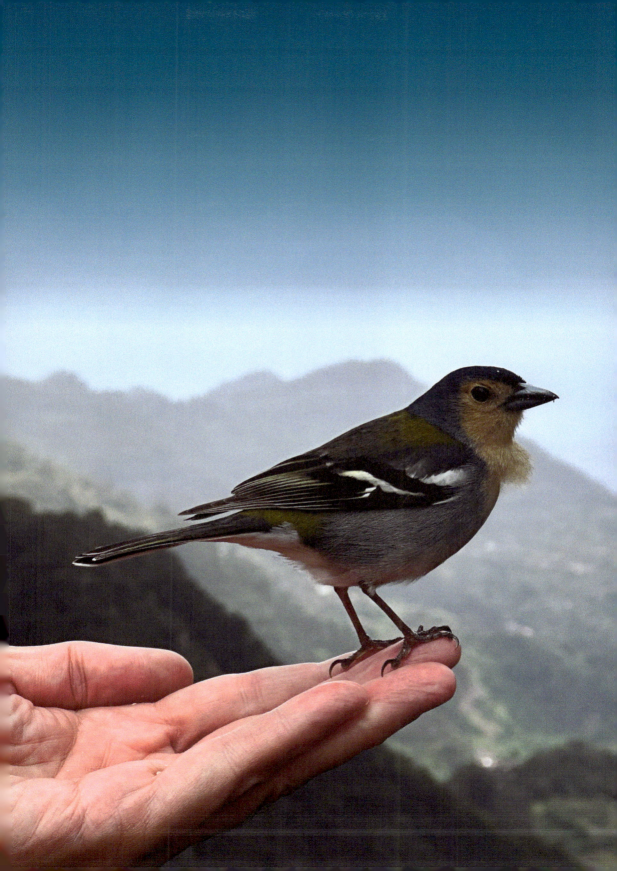

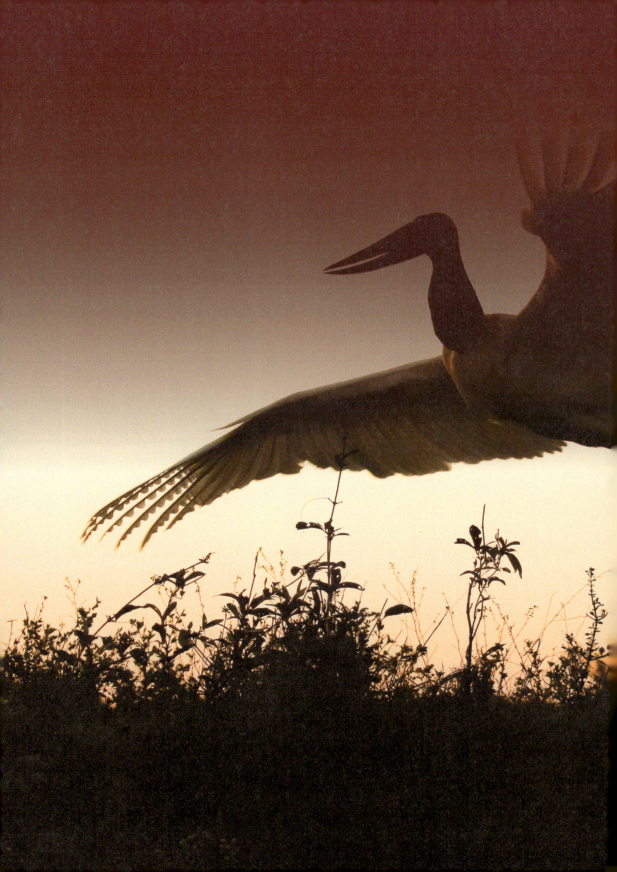

EIXO 3
Experiências

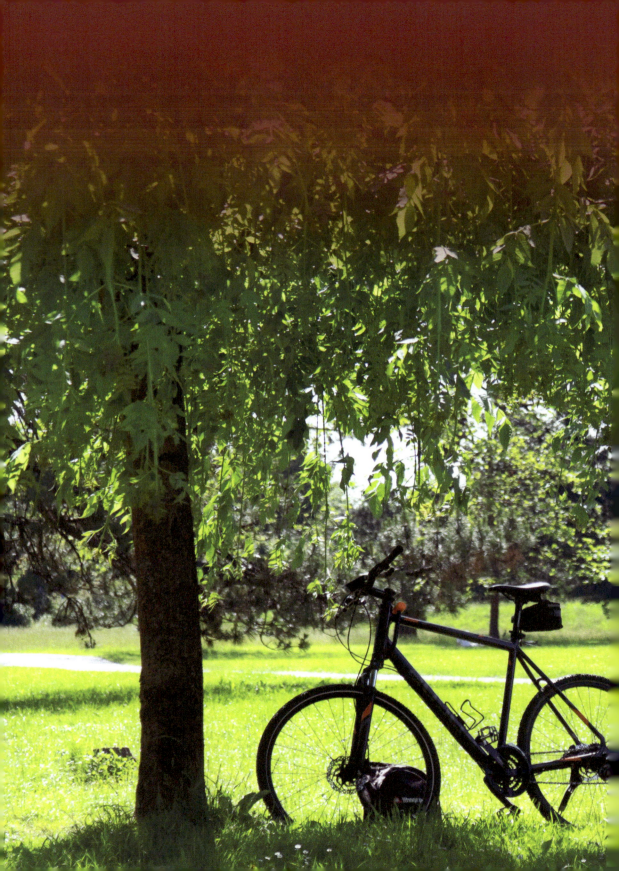

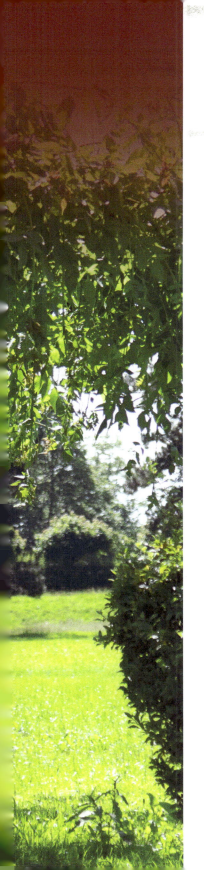
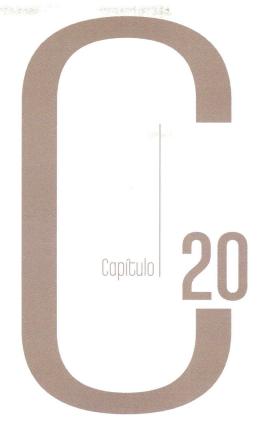

Capítulo 20

Parques Saudáveis, Pessoas Saudáveis:
Parques como Ferramenta para a Promoção de Saúde e Bem-estar

Érika Guimarães

Felipe Feliciani

Mariana Napolitano Ferreira

INTRODUÇÃO

A saúde e o bem-estar humanos dependem da biodiversidade e de ecossistemas estáveis, sobretudo por meio do fornecimento de água limpa, da qualidade do ar, da produção de alimentos e redução do risco de desastres. Além disso, a biodiversidade pode ter efeito sobre a regulação da função imunológica, a saúde mental, o controle de doenças infecciosas e a produção de medicamentos.

No momento em que emergem os estudos que ampliam nossa compreensão sobre a complexa e variada gama de benefícios para a saúde a partir da experiência na naturez, estamos enfrentando um ponto crítico da história da humanidade. A perda de habitat, a crise de biodiversidade em função do aumento da sua exploração pelos humanos, das mudanças climáticas e de um ritmo de desenvolvimento desenfreado seguem aceleradamente[2]. Essas mudanças sociais e ambientais sem precedentes que vêm ocorrendo nas últimas décadas têm colocado em risco a saúde e o bem-estar das populações ao redor do mundo, especialmente com o aumento da urbanização e as mudanças de estilo de vida – em que se investe menos tempo na natureza, com alto grau de sedentarismo e com as pessoas acometidas por elevados níveis de estresse.

Soma-se a isso a pandemia de Covid-19, que é um sintoma de uma grande crise ambiental decorrente de processos econômicos insustentáveis e abusivos da natureza, incluindo degradação e fragmentação de ecossistemas naturais e o comércio de vida selvagem de alto risco[3]. Se por um lado temos uma crise ambiental, climática, pandêmica e, por conseguinte, de saúde pública, por outro temos uma grande oportunidade de desenvolver soluções, conectando todas essas agendas. Qualquer estratégia de resposta a essa crise deve abordar todos os aspectos da degradação ambiental e incorporar mecanismos que possam contribuir para combatê-los, como redes de áreas protegidas e conservadas geridas de forma eficaz e equitativa[3].

Uma revisão liderada pela Convenção da Diversidade Biológica (CDB) em parceria com a Organização das Nações Unidas (ONU), intitulada *Connecting Global Priorities: Biodiversity and Human Health*[1], aponta inúmeras evidências que destacam a importância da natureza para promover uma melhora nos estados de ânimo e bem-estar. O estudo ressalta que a experiência na natureza está associada a um aprimoramento em vários índices de saúde, como a diminuição da pressão arterial, a redução dos hormônios associados ao estresse e a melhora dos batimentos cardíacos, do humor e da função cognitiva, dentre outros aspectos[1]. Outra revisão, realizada pela Fundação Parks Victoria em parceria com a Universidade de Deakin[4], salienta que as evidências que conectam os parques com a saúde são substanciais, aportando uma justificativa consistente para o investimento nos parques como ferramenta de promoção da saúde e do bem-estar social, bem como para "reconstruir" a conexão das sociedades urbanas com a natureza. Essa abordagem tem promovido uma revolução importante na forma de compreender a relevância dos parques e de áreas naturais para o corpo, a mente e a alma[5] e deve colaborar para uma transformação na maneira como os parques e a natureza são vistos e manejados pelos governos e pela sociedade[6].

Essa é a premissa do conceito *Healthy Parks, Healthy People* (HPHP) – em português, Parques Saudáveis, Pessoas Saudáveis – PSPS –, que nasceu na Fundação Parks Victoria, na Austrália, e se tornou um movimento global. Ele vem sendo implementado há mais de 20 anos e tem se mostrado uma ferramenta importante para integrar a agenda de conservação da biodiversidade com a de saúde, incorporando também outros setores como comunicação, educação, planejamento, transportes e economia, de modo a contribuir para um modelo de desenvolvimento mais inclusivo e saudável para as sociedades globais.

Particularmente no Estado de Victoria, o Programa é estruturado a partir de quatro princípios: 1) o bem-estar de todas as sociedades depende de ecossistemas saudáveis; 2) Parques nutrem ecossistemas saudáveis; 3) o contato com a natureza é essencial para melhorar a saúde mental, física, espiritual e o bem-estar e 4) parques são fundamentais para o crescimento econômico e para comunidades vibrantes e saudáveis. Com o avanço dessa iniciativa, os aprendizados e aprimoramentos conduzidos ao longo das últimas duas décadas, a contribuição da natureza para o bem-estar e a saúde humana passaram a ser reconhecidos e incorporados como política pública naquele estado. A estratégia Parques Saudáveis, Pessoas Saudáveis está alinhada com o Plano de Proteção do Meio Ambiente e Biodiversidade de Victoria (2037)[I] e com o Plano de Saúde e Bem-Estar de Victoria (2019-2032)[II], fortalecendo as conexões entre as políticas ambientais e as de saúde.

Nos Estados Unidos, a iniciativa também foi incorporada pelo Natural Parks Service (NPS, em português, Serviço de Parques Americanos), uma grande referência na gestão de parques nacionais em todo o mundo. A iniciativa vem sendo implementada há mais de dez anos e, embora o foco sejam os parques nacionais, o programa atua com parques estaduais e locais, com empreendedores, profissionais de saúde, cientistas, fundações e organizações da sociedade civil, buscando engajar os diferentes setores. Uma das iniciativas que se destacam dentre as tantas promovidas pelo NPS é o ParkrX[III], um programa de "prescrição de parques", que defende a visitação como uma ferramenta de promoção de saúde física e mental baseada nos par-

I Protecting Victoria's Environment – Biodiversity 2037. The State of Victoria Department of Environment, Land, Water and Planning, 2017. Disponível em: https://www.environment.vic.gov.au/__data/assets/pdf_file/0022/51259/Protecting-Victorias-Environment-Biodiversity-2037.pdf

II Victorian public health and wellbeing plan 2019–2023. The State of Victoria, 2019. Disponível em: https://content.health.vic.gov.au/sites/default/files/migrated/files/collections/policies-and-guidelines/v/victorian-public-health-and-wellbeing--plan-2019-2023.pdf

III Desenvolvido em parceria com a Golden Gate National Parks Conservancy, uma organização sem fins lucrativos que apoia a implementação do Parque Nacional Golden Gate, trabalha para aprimorar as experiências dos visitantes do parque e construir uma comunidade dedicada a conservar os parques para o futuro. Disponível em: https://www.parksconservancy.org/about-us, acesso realizado 25/04/2023.

ques. Não se trata de um programa médico, mas de uma abordagem de engajamento de gestores, usuários e profissionais de saúde quanto aos benefícios dos parques. O ParkrX se tornou um *hub* de troca de experiências e evidências da relação saúde e natureza e destina uma cota de ingressos em diversos parques para profissionais de saúde que "prescrevem" parques, isto é, incentivam seus pacientes a passarem um tempo com a natureza.

Além destes, diversos outros países têm aderido ao movimento Parques Saudáveis, Pessoas Saudáveis. Uma contribuição importante neste sentido foi a adoção desta estratégia pela União Internacional para a Conservação da Natureza (IUCN)[IV] em 2012. Em 2014, durante o Congresso Mundial de Parques promovido pela IUCN, o tema dos Parques e Saúde foi incorporado nas diretrizes da instituição, com um conjunto de compromissos e abordagens inovadoras para construir soluções para a crise ambiental que afeta todo o planeta. E desde então, inúmeros países europeus, asiáticos e latino-americanos têm integrado o movimento global Parques Saudáveis, Pessoas Saudáveis.

Por fim, vale destacar que uma das metas do novo Marco Global da Biodiversidade, assinado por 196 países em Montreal em 2022, tem como objetivo aumentar o acesso e os benefícios dos espaços naturais em áreas urbanas, com vistas, dentre outros, a melhorar a saúde e o bem-estar humanos e a conexão com a natureza[V].

IV A UICN foi criada em 1948 e se configura como a maior autoridade mundial sobre o mundo natural e as medidas necessárias para a sua salvaguarda. Ela conta com a parceria de mais de 1400 organizações-membro e uma rede de mais de 18 mil especialistas. Disponível em: https://www.iucn.org/es/acerca-de-la-uicn. Acesso realizado em 07/08/2023.

V https://www.cbd.int/gbf/targets/12/

Parques Saudáveis, Pessoas Saudáveis no Brasil

O Brasil é um dos países com uma das maiores taxas de biodiversidade do mundo e possui uma das maiores redes de áreas protegidas também. Paradoxalmente, tem recebido ataques frequentes ao seu conjunto de áreas protegidas. Tramitam no Congresso Nacional centenas de projetos de lei que visam reduzir, recategorizar ou ainda extinguir áreas protegidas, o que tem sido chamado, internacionalmente, de PADDD (*Protected Areas Downsizing, Downgrading and Degazetting)*. São muitos os desafios para a manutenção e adequada implementação desse conjunto de áreas protegidas, o que passa pela justa dotação orçamentária, pela ampliação da rede de parcerias, pelo controle social e pelo engajamento da sociedade na defesa destas áreas. Nesse sentido, no Brasil, a agenda Parques Saudáveis, Pessoas Saudáveis pode favorecer a aproximação de diferentes grupos sociais com as áreas protegidas e atrair o apoio de outros setores na defesa destas áreas, reconhecendo a sua contribuição para a promoção da saúde e do bem-estar das pessoas e dos ecossistemas.

É importante ressaltar que o termo "áreas protegidas" adotado neste capítulo envolve vários conceitos, que serão brevemente abordados na sequência. De acordo com a IUCN, "Uma área protegida é um espaço geográfico claramente definido, reconhecido, dedicado e gerido, através de meios legais ou outros meios eficazes, para alcançar a conservação a longo prazo da natureza com serviços ecossistêmicos associados e valores culturais"[VI]. No Brasil elas também são denominadas Unidades de Conservação, e estão divididas em dois grandes grupos, aquelas de proteção integral e as de uso sustentável, os quais totalizam 12 categorias diferentes de áreas protegidas legalmente instituídas[8].

VI IUCN – International Union for Conservation of Nature. Guidelines for applying protected area management categories. 2008. Disponível em:https://portals.iucn.org/library/efiles/documents/PAPS-016.pdf .

De acordo com o Painel de Unidades de Conservação Brasileiras[VII], existem no Brasil 2659 áreas protegidas, as quais representam 18,8% do território continental e 26,48% das áreas marinhas brasileiras. Quando se refina essa análise para as áreas de proteção integral, são 6,04% do território continental e 3,31% da área marinha que estão protegidas de forma mais restritiva.

As categorias de Unidades de Conservação existentes no Brasil foram definidas exatamente com o objetivo de permitir diferentes tipos de manejo e usos. Quando falamos dos benefícios para a sociedade, associados à presença dessas áreas, é comum que se utilize o termo "serviço ecossistêmico". São inúmeros os serviços ecossistêmicos prestados pela natureza, e consequentemente pelas áreas protegidas, às pessoas; destacam-se a proteção de mananciais para abastecimento público, a disponibilidade de água e ar de qualidade, a conservação do solo, o turismo, o uso racional de recursos madeireiros e não madeireiros, a preservação de conhecimento tradicionais e a saúde.

É válido destacar que áreas protegidas são essenciais para reduzir a perda de biodiversidade, aumentar o sequestro de carbono e apoiar os meios de subsistência, mas também têm papel importante para diminuir o risco do surgimento de futuras doenças zoonóticas e demais doenças associadas à degradação da natureza, ou seja, são ferramentas únicas para o enfrentamento às mudanças climáticas. Muitas dessas áreas são criadas devido a especificidades de sua localização, o que faz com que elas sejam responsáveis por conservar algumas das áreas mais biodiversas do planeta, em locais com possibilidades ímpares de imersão ambiental e cultural.

Apesar de sua incontestável importância para a manutenção do equilíbrio no planeta, as áreas protegidas, como citado anteriormente, são alvos constantes de processos que têm como objetivo a sua fragilização ou a sua extinção. É fato também que as taxas de visitação em Unidades de Conservação do Brasil vêm crescendo ano após ano, de acordo com dados do ICMBio[VIII], com quedas observadas apenas no ano em que houveram restrições impostas pela pandemia, mas com uma significativa retomada após esse período de fechamento. Isso demonstra que existe um potencial para engajamento cada

---

VII Painel das Unidades de Conservação Brasileiras. Disponível em: https://app.powerbi.com/view?r=eyJrIjoiMGNmMGY3NGMtNWZlOC00ZmRmLWExZWItNTNiNDhkZDg0MmY4IiwidCI6IjM5NTdhMzY3LTZkMzgtNGMxZi1hNGJhLTMzZThmM2M1NTBlNyJ9&pageName=ReportSectione0a112a2a9e0cf52a827 , acesso realizado em 21/08/23.

VIII ICMBio – Instituto Chico Mendes de Conservação da Biodiversidade. 2023. Disponível em:<https://www.icmbio.gov.br/educacaoambiental/politicas/snuc.html>.

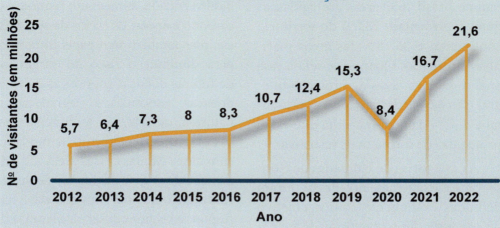

Figura 20.1 Quantidade de visitantes em Unidades de Conservação no período de 2012 a 2022.
Fonte: Painel de Visitação de Unidades de Conservação – ICMBio[1]

vez maior da sociedade na defesa dessas áreas. A **Figura 20.1** apresenta os dados dos últimos anos.

Diante do desafio de integrar a agenda de saúde à de áreas protegidas, em 2021 o WWF-Brasil integrou a Rede Saúde & Natureza, um coletivo criado no mesmo ano, que reúne profissionais da área de saúde, meio ambiente, pesquisa, comunicação, entre outras, e agrega organizações da sociedade civil, instituições de ensino e de pesquisa e profissionais autônomos. A Rede nasceu da necessidade de aproximar as agendas de saúde e meio ambiente no Brasil e vem promovendo um espaço para troca de experiências e diálogo, além de buscar engajar outros setores nesta discussão[10]. No mesmo ano, o WWF-Brasil liderou um processo

---

IX Painel Brasileiro de Unidades de Conservação https://app.powerbi.com/view?r=eyJrIjoiMG-NmMGY3NGMtNWZlOC00ZmRmLWExZWItNTNiNDhkZDg0MmY4IiwidCI6IjM5NTd hMzY3LTZkMzgtNGMxZi1hNGJhLTMzZThmM2M1NTBlNyJ9&pageName=ReportSectio-ne0a112a2a9e0cf52a827]

X Em 2023 a Rede Saúde e Natureza elaborou um Manifesto intitulado "A Importância de Incluir as Relações entre Saúde e Natureza nas Políticas Públicas e nas Ações da Sociedade", advogando em favor de incluir as relações saúde e natureza nas políticas de saúde pública e de conservação da natureza, além de reconhecer o papel dos parques como um recurso de promoção de saúde e bem-estar. Ele contou com a adesão de mais de 440 pessoas e instituições e foi entregue oficial-mente aos Ministérios do Meio Ambiente e da Saúde, em junho de 2023. Disponível em: https://redesaudenaturezabrasil.com/

de diálogo que resultou no desenho de uma estratégia brasileira para a iniciativa Parques Saudáveis, Pessoas Saudáveis (PSPS)[10]. O trabalho compreendeu três etapas: 1) avaliação de experiências de PSPS em países nos quais essa agenda está avançada; 2) entrevistas com especialistas desses países e especialistas brasileiros que trabalham com projetos relacionados ao tema saúde e natureza; 3) condução de *workshops* para a coconstrução da estratégia, com o apoio de especialistas brasileiros. O processo de refletir conjuntamente e de pensar em uma estratégia PSPS para o Brasil buscou engajar agentes e instituições para incorporar essa visão de que os parques são, também, promotores de saúde e bem-estar.

A estratégia foi estruturada a partir das seguintes **premissas**:

PREMISSAS
Protagonismo das áreas protegidas: áreas protegidas como um espaço de conexão entre a sociedade e a natureza.
Progressividade: natureza em todos os lugares, a todo momento: na rua, na praça, no parque.
Conexão: experiências que tragam, por meio da conexão com a natureza, a conexão consigo mesmo, com a família, com as pessoas, com a comunidade, com o território. Natureza como protagonista e lócus de bem-estar e de saúde integral.
Engajamento local: participação ativa da comunidade e dos atores locais no desenho das iniciativas.
Parcerias: atores de diferentes setores e segmentos (meio ambiente, saúde, educação, assistência social, iniciativa provada) engajados com o propósito, trabalhando de forma sinérgica na implantação das iniciativas.
Multivocidade: um propósito, vários caminhos. Ou seja, existem várias maneiras de implementar iniciativas baseadas na abordagem PSPS.
Construção de evidências: pesquisadores, profissionaos da saúde, gestores do território, educadores e universidades monitorando e gerando indicadores sobre os benefícios das experiências, que podem contribuir para sedimentar a estratégia PSPS.

Figura 20.2 Premissas que embasam a estratégia Brasileira de Parques Saudáveis, Pessoas Saudáveis.

Fonte: Adaptada de WWF, 2021.

Dentre elas, está a importância de se construir parcerias e trazer diferentes atores e setores em iniciativas PSPS. A construção de evidências também é vista como uma ação fundamental para subsidiar novas ações, engajar setores (em especial o de saúde) e embasar políticas públicas. A estratégia identificou ainda segmentos estratégicos para a implementação da estratégia, como os usuários (público) que visitam os parques, os gestores dessas áreas e profissionais de saúde. Definiu, também, os principais caminhos de atuação para poder alavancar essa agenda: a comunicação da causa, a capacitação dos gestores de áreas protegidas e de gestores de saúde, para que ambos possam reunir conhecimentos sobre a interface entre a agenda de saúde e a de áreas protegidas e, com isso, desenhar iniciativas dessa natureza em seus contextos específicos. A médio prazo, a estratégia prevê que as instituições possam reunir evidências e outros elementos para incidir em políticas públicas, e, com isso, contribuir para que parques e outras áreas protegidas possam ser reconhecidos como um recurso em saúde pública.

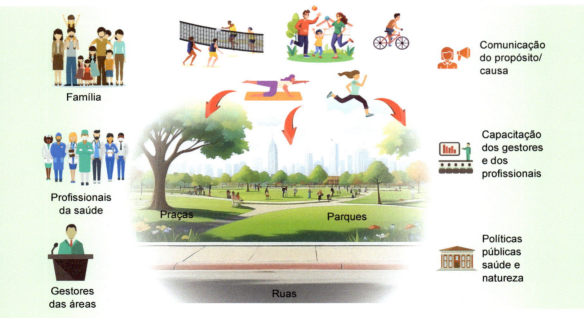

Figura 20.3 Premissas que embasam a estratégia Brasileira de Parques Saudáveis, Pessoas Saudáveis.

CAMINHOS PARA IMPLEMENTAÇÃO DA ESTRATÉGIA BRASILEIRA PSPS

A partir dos aprendizados e articulações geradas com a estratégia, em 2022, o WWF-Brasil desenhou, em colaboração com o Instituto Israelita de Ensino e Pesquisa Albert Einstein (IIEP), uma experiência piloto de implementação de uma iniciativa PSPS. O projeto foi concebido para ser implementado a partir de duas Unidades Básicas de Saúde (UBS) administradas pelo Hospital Albert Einstein, na região Sul de São Paulo, no bairro do Morumbi, e envolveu também o Parque dos Eucaliptos[XI], um parque urbano localizado nas imediações das duas UBS.

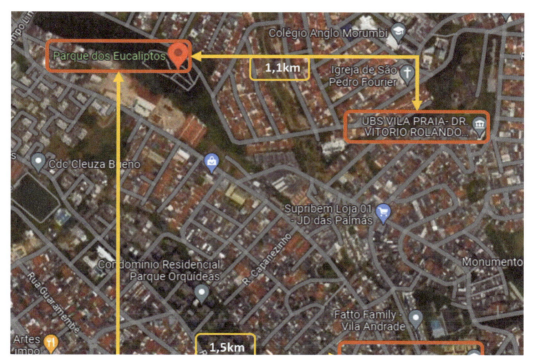

Figura 20.4 Localização do Parque dos Eucaliptos e das UBS Jardim das Palmas e Vila Praia.
Fonte: Google Maps.

XI Parque dos Eucaliptos é um parque urbano criado pela Prefeitura Municipal de São Paulo em 1995, com o objetivo de conservar uma área de 1,5 hectares para a comunidade e para a qualidade ambiental da região. Atualmente ele é administrado, por meio de concessão pela Urbia. Disponível em: https://www.urbiaparques.com.br/parques/eucaliptos, acesso realizado em 08/08/23

A iniciativa consistiu em duas etapas de sensibilização: uma envolvendo profissionais de saúde que atuam nas UBS (médicos, enfermeiros, fisioterapeutas, nutricionistas etc.) para reforçar o papel e a importância da natureza para a promoção de saúde e bem-estar e para posicionar a contribuição do Parque dos Eucaliptos (e outras áreas verdes) como recurso terapêutico para os pacientes; e outra direcionada aos agentes comunitários de saúde e agentes ambientais que atuam com os usuários destas UBS. Os agentes tiveram a oportunidade de vivenciar uma experiência no Parque dos Eucaliptos por meio de uma caminhada pelas trilhas, com dinâmicas que buscaram promover a sensibilização do olhar sobre formas e texturas da natureza, incluindo uma prática meditativa. A vivência foi seguida de uma apresentação sobre aspectos teóricos relacionados à estratégia PSPS e de evidências que conectam os parques à saúde. O encontro foi encerrado com uma discussão sobre as oportunidades identificadas pelos agentes de aplicarem o conceito ao seu dia a dia e de aproximarem a comunidade que frequenta as UBS do Parque. Foram capacitadas cerca de 60 pessoas. Esse processo contribuiu para criar um ambiente permeável para uma pesquisa conduzida com pacientes idosos da UBS, com o objetivo de verificar as alterações sobre os níveis de bem-estar, sofrimento psíquico e vitalidade deste público; além de avaliar a relação entre a conexão e o engajamento com a natureza aos pacientes submetidos a sessões terapêuticas no Parque dos Eucaliptos. A sensibilização dos profissionais das UBS e dos agentes comunitários foi um requisito importante, uma vez que eles têm um papel preponderante de identificar pacientes que participam das atividades e da pesquisa. Com isso, espera-se oferecer insumo para tomadores de decisão e profissionais de saúde na medida em que este estudo contribua para responder como as circunstâncias de tempo e de lugar influenciam a relação saúde-natureza para a pessoa idosa e abre oportunidade para investigar tais efeitos em outras faixas etárias e grupos sociais e em outros parques e áreas protegidas (**Figura 20.5**).

Essa iniciativa piloto reforça a necessidade de seguir investindo no eixo capacitação/sensibilização de profissionais de saúde – conforme indicou a estratégia. Isso deve ser feito por meio de parceiros estratégicos, testando diferentes abordagens e avaliando os impactos das intervenções. Também evidencia que o caminho inverso, em que profissionais de saúde lideram capacitações para profissionais da área ambiental, é algo extremamente necessário, e que esse intercâmbio é fundamental para o sucesso de ações que envolvam esses grupos.

O WWF-Brasil também está desenhando um programa de capacitação direcionado a gestores de parques e outras áreas naturais protegidas, na modalidade

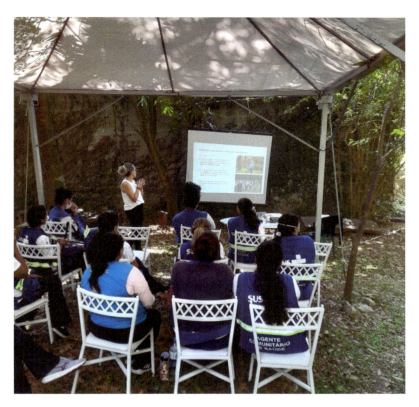

Figura 20.5 Atividade de Capacitação de Agentes Counitária de Saúde no Parque dos Eucaliptos

Fonte: Foto de Chico Schnoor.

Educação à Distância (EaD). Este é um eixo estruturante da estratégia e, portanto, fundamental para que ela possa ganhar lastro entre as áreas protegidas no Brasil, de maneira que os programas de visitação incluam essa perspectiva nos seus roteiros e arranjos.

Os próximos passos dessa iniciativa incluem a ampliação dos pilotos de PSPS em outras unidades de conservação no Brasil, a disseminação das evidências científicas que reforçam o papel da natureza para o bem-estar e saúde humanos e a integração com outros programas, como voluntariado em áreas protegidas e programas estaduais e municipais de saúde preventiva, bem-estar e educação.

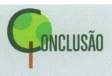

Conclusão

Como toda iniciativa que tem como objetivo uma atuação em escala nacional, a implementação da estratégia PSPS tem alta complexidade, potencializada ainda pela grande diferença de realidades entre as áreas protegidas espalhadas pelo Brasil. Essa reflexão também passa pela variedade de atores envolvidos nas diversas áreas que compõem essas construções.

Os desafios encontrados para o reconhecimento da contribuição das áreas protegidas como promotoras de saúde e bem-estar passam por diversas barreiras, muitas delas que transcendem essa relação, e se aproximam de um tema mais amplo que é opróprio acesso da população a essas áreas, além de outros desafios que foram levantados durante o processo de construção da estratégia PSPS, em momentos de escuta ativa com especialistas e potenciais usuários dessas áreas. Entre esses desafios, podemos destacar a ausência ou a baixa oferta de áreas protegidas/verdes próximas de onde as pessoas moram, a insegurança, a falta de tempo, já que é uma atividade pouco priorizada nas rotinas das pessoas e das famílias, em geral, a falta de infraestrutura e/ou limpeza, a falta de informação sobre as atividades disponíveis nas áreas, a dificuldade de acesso, a relação de desconexão com a natureza, a falta de diálogo e de construções coletivas entre gestores de áreas e populações de entorno, e o grande destaque para a comunicação e sinalização dessas áreas, muitas vezes centrada no que é proibido (nadar, fazer piquenique, caminhar em determinadas áreas, etc.). Esses obstáculos, muitas vezes, contribuem para afastar as pessoas das áreas protegidas e, por conseguinte, da convivência com os ambientes naturais.

No entanto, esses desafios vêm acompanhados de oportunidades igualmente significativas encontradas nesse processo de coconstrução da estratégia, já que muitas são as pessoas que identificam que essas áreas protegidas podem ser um espaço único para a realização de atividades físicas e para momentos de lazer, como encontro com amigos, relaxamento, programas em família e a prática de atividades ao ar livre. A relação com a saúde também é destacada nesses aspectos, com a necessidade de se estar em contato com a natureza, especialmente em um cenário pós-covid-19, a oportunidade de contemplação da fauna e flora, a realização de atividades dirigidas e temáticas. De fato, são inúmeras as oportunidades associadas ao bem-estar que os parques e outras áreas protegidas oferecem, e elas vão desde o silêncio até favorecer a convivência com outras pessoas, como mostra a **Figura 20.6**.

Nesse cenário, a adesão de instituições públicas, privadas e do terceiro setor é vital para a obtenção de sucesso nessa estratégia, pela promoção do engajamento entre os seus membros, pelo direcionamento de recursos para a implementação de ações, pela produção de evidências científicas, pela divulgação de resultados para o público geral.

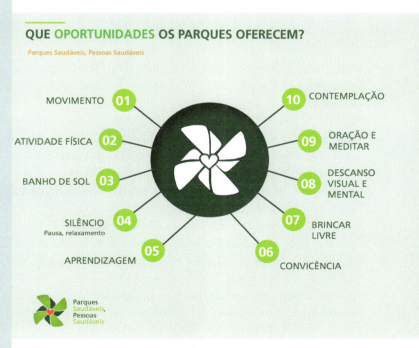

Figura 20.6 Que oportunidades os parques oferecem?
Fonte: Acervo pessoal do autor.

Construir uma comunidade que promova a natureza como uma ferramenta de saúde pública é essencial nesse processo. A conexão entre o Sistema Único de Saúde e o Sistema Nacional de Unidades de Conservação é um aspecto necessário e primordial nesse arranjo, encorajando que cada vez mais profissionais desses dois sistemas possam estar alinhadas aos propósitos e aos impactos positivos resultantes da promoção do bem-estar e da saúde tanto para as pessoas, quanto para as áreas protegidas.

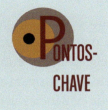

PONTOS-CHAVE

- A saúde humana e a saúde ambiental estão ligadas.
- Parques devem ser reconhecidos como ferramenta de promoção de saúde e bem-estar.
- Ampliar o apoio social aos parques e outras unidades de conservação, reconhecendo sua contribuição para conservar a biodiversidade, enfrentar a emergência climática e promover saúde e bem-estar.

REFERÊNCIAS

1. World Health Organization and Secretariat of the Convention on Biological Diversity. Connecting global priorities: biodiversity and human health: a state of knowledge review. 2015.
2. Sandifer P, Sutton-Grier A E, Ward B P. Exploring connections among nature, biodiversity, ecosystem services, and human health and well-being: Opportunities to enhance health and biodiversity conservation. Ecosystem Services 12 (2015). https://www.sciencedirect.com/science/article/pii/S2212041614001648
3. Hockings M. et al. Editorial essay: COVID-19 and Protected and Conserved Areas. Parks. Vol. 26.1 May. 2020
4. Townsend M, Henderson-Wilson C, Warner E, Weiss L. Healthy Parks Healthy People: the state of the evidence. 2015. https://api.semanticscholar.org/CorpusID:156814279
5. HEALTHY PARKS HEALTHY PEOPLE FRAMEWORK 2020 [Internet]. [cited 2023 Aug 9]. Available from: https://www.parks.vic.gov.au/-/media/project/pv/main/parks/documents/get-into-nature/healthy-parks-healthy-people/200507_hphp-framework_revised-final_compressed.pdf?la=en&rev=345c7e8418e04e58a135d2ae660cd281&hash=A05116EFF35BEE2AD9D21804CC0E06C48FB6C07C

6. Maller CJ, Townsend M, St Leger L, Henderson-Wilson C, Pryor A, Prosser L, Megan M. Healthy parks, healthy people: The health benefits of contact with nature in a park context – A review of relevant literature. 2nd Edition. 2002.

7. IUCN – International Union for Conservation of Nature. Guidelines for applying protected area management categories. 2008. Disponível em:<https://portals.iucn.org/library/efiles/documents/PAPS-016.pdf>.

8. ICMBio – Instituto Chico Mendes de Conservação da Biodiversidade. 2023. Disponível em:<https://www.icmbio.gov.br/educacaoambiental/politicas/snuc.html>.

9. Painel Brasileiro de Unidades de Conservação https://app.powerbi.com/view?r=eyJrIjoiMGNmMGY3NGMtNWZlOC00ZmRmLWExZWItNTNiNDhkZDg0MmY4IiwidCI6IjM5NTdhMzY3LTZkMzgtNGMxZi1hNGJhLTMzZThmM2M1NTBlNyJ9&pageName=ReportSectione0a112a2a9e0cf52a827]

10. WWF-Brasil. Definição de Estratégia de Atuação no tema Saúde e Áreas Protegidas. Relatório Final. 2021.

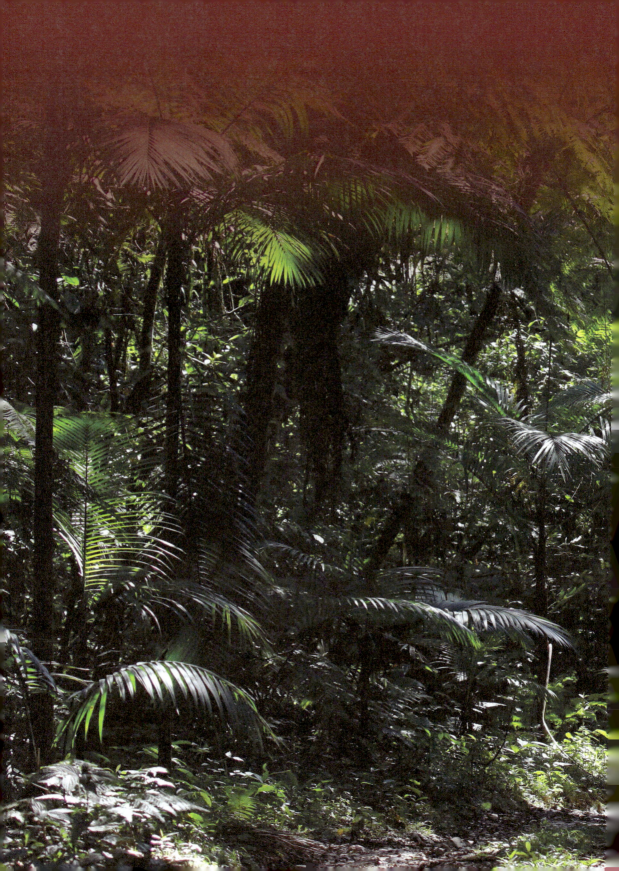

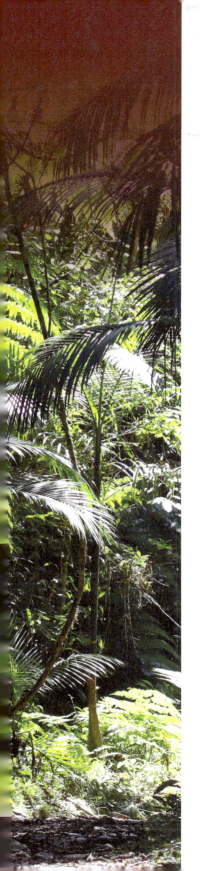
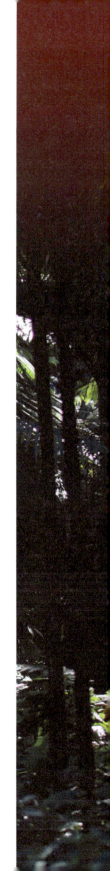

Capítulo 21

Banhos de Floresta e Terapia da Floresta

Alex Gesse

Marta Ayats

INTRODUÇÃO

Nas últimas décadas, a humanidade tem experimentado uma notável desconexão com a natureza devido à visão antropocêntrica de dominação e ao aumento da urbanização. Essa separação tem levado à degradação do ambiente, afetando negativamente a saúde das pessoas e do planeta. No entanto, reconheceu-se a importância de restaurar tal conexão, pois a saúde humana e a Saúde Planetária estão intimamente relacionadas. Com esse propósito, os "Banhos de Floresta" aumentaram sua popularidade em todo o mundo, como uma prática de saúde que promove o bem-estar e a conexão com a natureza. Apesar do seu crescimento global, os desafios da ambiguidade na terminologia e a falta de uma definição consensual e padrões internacionais têm dificultado a investigação e aplicação dessa prática.

O *Forest Therapy Hub* concentra-se em estabelecer uma metodologia baseada em provas científicas, cujo primeiro passo é estabelecer uma definição clara das práticas de Banhos de Floresta e Terapia da Floresta e desenvolver padrões que forneçam diretrizes para organizações públicas e privadas, bem como para profissionais. Para alcançar esse objetivo, criou o Método FTHub e o Modelo de Interações Líquidas (LIM), que integram experiência prática de profissionais com dados científicos recentes sobre os benefícios da exposição a ambientes naturais.

O Método FTHub reconhece que a saúde é um processo dinâmico, influenciado não apenas por fatores biológicos, mas também pelas relações das pessoas com ambientes físico e social, adotando, assim, uma visão holística. Para abordar diferentes aspectos da saúde humana, elenca cinco estados de bem-estar: psicológico, físico, espiritual, social e planetário, e oferece a possibilidade de trabalhar com esses estados por meio de atividades baseadas na natureza. É uma ferramenta prática, que permite projetar atividades de conexão com a natureza, planificadas em sequências específicas, que maximizam os efeitos terapêuticos da exposição à natureza.

As intervenções baseadas no Método FTHub e no Modelo LIM consistem em cinco componentes-chave, que incluem atividades de conexão com a natureza, sequências FTHub, atividades baseadas na natureza, espaços que facilitem a interação social e a coesão e técnicas de artes expressivas integradas nas atividades ao ar livre. O Método FTHub enfatiza as experiências individualizadas, reconhecendo que os efeitos terapêuticos da natureza variam de acordo com a percepção única de cada pessoa. A abordagem capacita as pessoas a agirem e promoverem conexão mais sólida com a natureza, com o objetivo final de alcançar uma relação harmoniosa com o ambiente e promover a "Saúde Planetária".

DESENHANDO O VÍNCULO VITAL: RECONEXÃO COM A NATUREZA PARA O BEM-ESTAR HUMANO E PLANETÁRIO

Nas últimas décadas, temos observado uma crescente visão antropocêntrica, que enfatiza o domínio humano e sua desconexão com a natureza. Os avanços da humanidade, incluindo a saúde, tiveram um alto custo: a degradação do ambiente em que vivemos. No entanto, é crucial compreender que a saúde da humanidade e a Saúde Planetária estão intrinsecamente relacionadas e que existe um limite para a degradação ambiental, além do qual a nossa sobrevivência está em risco. Portanto, é fundamental incluir os serviços essenciais que a Terra nos proporciona ao avaliar o estado de saúde da humanidade.

Paralelamente, a urbanização e o afastamento das áreas rurais têm privado as pessoas do contato direto com a natureza e das valiosas experiências que ela pode proporcionar. Estimativas globais mostram que as pessoas passam apenas uma pequena percentagem do seu tempo ao ar livre, variando entre 1% e 10%[1]. O bem-estar e a saúde das pessoas e do planeta têm sido prejudicados, e reconhece-se a necessidade de reconectar as pessoas com a natureza devido aos múltiplos benefícios para o bem-estar humano[2]. Essa conexão pode trazer maior satisfação com a vida, felicidade, crescimento pessoal e sentido da vida, entre outros benefícios para a saúde. Além disso, o contato com a natureza pode influenciar a interação social, a saúde mental e outros aspectos importantes do nosso bem-estar[3]

O AUGE DO BANHO DE FLORESTA: EXPLORANDO A CONEXÃO COM A NATUREZA NO JAPÃO E A SUA EXPANSÃO GLOBAL

A natureza sempre foi uma parte integral da existência humana, proporcionando-nos sustento, beleza e consolo. No entanto, foi o Japão que liderou a formalização dessa conexão por meio da implementação do Banho de Floresta, uma prática que teve origem em 1982 como parte de um programa nacional de saúde projetado para reduzir os níveis de estresse na população. Tal intervenção de saúde pública tem como objetivo abordar o estresse e as doenças relacionadas ao trabalho[4]. Durante a prática, é enfatizado estar presente sem distrações ou preocupações, inalar o ar da floresta, sentar-se, observar e nutrir uma conexão emocional com a paisagem.

No Japão, foram realizados vários estudos científicos em larga escala para investigar os efeitos dos Banhos de Floresta no bem-estar humano, tanto a nível físico como psicológico[5-6]. Estes estudos contribuíram para estabelecer uma base científica para a prática de Banhos de Floresta, o que levou ao reconhecimento internacional e ao aumento da popularidade fora do Japão. Atualmente, a implementação do Banho de Floresta aumenta internacionalmente, e a atividade de investigação está em crescimento tanto na Ásia[7-8] como na Europa[9-10] e de forma incipiente no Brasil.

Uma definição de Banho de Floresta ou "Shinrin-yoku" é a do Dr. Li, que descreve que não se trata simplesmente de caminhar na floresta, mas de mergulhar nela por meio dos nossos sentidos. Isso envolve inalar os aromas frescos da floresta, ouvir os sons suaves dos pássaros e das folhas ao vento, tocar a casca das árvores e sentir a textura do solo sob nossos pés[4]. Por outro lado, o primeiro artigo científico que menciona especificamente o termo Terapia da Floresta foi publicado em 1990 pela Agência Florestal Japonesa. Song, Ikei e Miyazaki definem a "terapia da natureza" como um conjunto de práticas destinadas a alcançar efeitos médicos preventivos com exposição a estímulos naturais, que proporcionam um estado de relaxamento fisiológico, e reforçam os sistemas imunitários enfraquecidos para prevenir doenças[5].

Na literatura científica, observa-se uma ambiguidade conceitual em relação aos Banhos de Floresta e à Terapia da Floresta. Por exemplo, os grupos de investigação têm utilizado o termo "Terapia da Floresta" para se referir tanto ao exercício verde como à terapia de conversação ao ar livre[6]. Durante este período, a literatura científica e os meios de comunicação adotaram e popularizaram esses termos em outros países da Europa e da América. Como resultado, tem havido uma ambiguidade na comunicação em geral, especialmente na definição dessas práticas e no papel dos profissionais que realizam esse tipo de atividades e intervenções baseadas na natureza, utilizando de forma intercambiável e equiparável os termos Guia de Terapia da Floresta (*Forest Therapy Guide*), Guia de Terapia da Floresta e Natureza (*Nature and Forest Therapy Guide*) e Guia de Banhos de Floresta (*Forest Bathing Guide*).

A ambiguidade no uso dos termos por parte dos profissionais da comunicação e investigação, juntamente com a falta de uma definição consensual e um padrão internacional, dificulta a implementação das práticas e a análise comparativa das investigações. Neste capítulo, utilizaremos o termo "Guia de Banhos de Floresta" (*Forest Bathing Guide*) para nos referirmos aos profissionais que realizam Banhos de Floresta, englobando os três termos mencionados anteriormente, e definiremos como o seu papel tem evoluído. Por outro lado, para os profissionais que projetam e implementam Intervenções de Terapia da Floresta, utilizaremos um termo diferente e não equiparável aos anteriores: "Profissional de Terapia da Floresta" (*Forest Therapy Practitioner*).

BANHOS DE FLORESTA *VS.* TERAPIA DA FLORESTA:

ABORDAGENS E PAPÉIS PARA A CONEXÃO COM A NATUREZA E O BEM-ESTAR

Nos últimos anos, os Banhos de Floresta e a Terapia da Floresta ganharam popularidade. No entanto, embora ambas envolvam passar tempo na natureza, têm abordagens e objetivos distintos. O *Forest Therapy Hub* surge com a missão de estabelecer metodologia e técnicas baseadas em evidências científicas para as duas práticas. O primeiro passo consiste em defini-las de maneira concisa e funcional.

DEFINIÇÃO DE BANHOS DE FLORESTA:

De acordo com o *Forest Therapy Hub*, O Banho de Floresta é uma prática de bem-estar baseada na natureza que melhora a capacidade natural de adaptação às mudanças de maneira mais positiva e saudável, promovendo uma melhor qualidade de vida. Essa prática opera em vários níveis dos cuidados de saúde, abrangendo promoção e prevenção. Na evolução do Banho de Floresta, o *Forest Therapy Hub* incorporou atividades de conexão guiadas e proativas para potencializar os seus efeitos positivos na saúde e na conexão com a natureza. Os guias também facilitam a interação e a coesão social, oferecendo oportunidades para partilhar experiências (sensações, emoções e pensamentos) vivenciadas durante a exposição à natureza.

PAPEL DO GUIA DE BANHOS DE FLORESTA:

Um Guia de Banhos de Floresta oferece atividades de conexão com a natureza estruturadas numa sequência cuidadosamente planificada, com objetivo de criar experiências que impulsionam a conexão com a natureza e fortalecem as relações sociais, aumentando os efeitos terapêuticos e restauradores da natureza para a saúde e o bem-estar. A reconexão com a natureza e como ela afeta o bem-estar e a saúde humana é objeto de uma investigação crescente, políticas públicas e iniciativas que buscam aproximar a população dos espaços verdes e promover o contato com a natureza. Fatores adicionais, como a percepção de segurança e a participação em programas e atividades em ambientes naturais, foram identificados como tendo influência na frequência e na intensidade dos benefícios experimentados. Nesse sentido, o *Forest Therapy Hub* realizou estudos em 21 países, com a participação de 107 profissionais de Banhos de Floresta e Terapia da Floresta, para definir padrões profissionais. Esses padrões têm o propósito de fornecer diretrizes de referência para organizações públicas e privadas, assim como para Guias de Banhos de Floresta e Profissionais de Terapia da Floresta.

PADRÕES PARA BANHOS DE FLORESTA E TERAPIA DA FLORESTA:

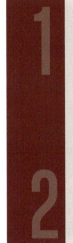

Standard of Essential Characteristics of Healthy Green Spaces
(Padrão de características essenciais de espaços verdes saudáveis)[11]: Conjunto de diretrizes que descrevem as características ideais dos ambientes naturais para realizar estas práticas.

Standard of Key Strategies to Reduce Hazards, Mitigate Risk and Monitor Safety
(Padrão de estratégias-chave para reduzir perigos, mitigar riscos e monitorar segurança)[12]: O objetivo deste relatório é reunir as técnicas e estratégias utilizadas por Guias de Banhos de Floresta e Profissionais de Terapia da Floresta que visam reduzir perigos, mitigar riscos, avaliar e continuar a monitorização da segurança.

DEFINIÇÃO DE TERAPIA DA FLORESTA

Por outro lado, de acordo com o *Forest Therapy Hub*, a Terapia da Floresta é uma prática mais abrangente que engloba diversas técnicas baseadas na natureza, destinadas a melhorar a saúde mental, física e social. Envolve passeios estruturados e intencionais na natureza, guiados por Profissionais de Terapia da Floresta, com uma abordagem holística para promover o bem-estar, levando em consideração as necessidades específicas das pessoas e do ambiente natural e social.

O principal objetivo da Terapia da Floresta é promover estados positivos de saúde mental, melhorar a saúde física, fortalecer as relações sociais por meio do fortalecimento da conexão com a natureza (*nature connectedness*) e das relações interpessoais. Opera em áreas de prevenção terciária de doenças, tratamento e reabilitação.

A prática da Terapia da Floresta é fundamentada numa abordagem multidisciplinar, proveniente de campos como: Saúde Planetária, Medicina Florestal, Sociologia, Psicologia, Trabalho Social, Ecologia Emocional, Ecologia e Silvicultura, entre outros. Com essa base multidisciplinar, a Terapia da Floresta pode complementar os tratamentos e reabilitação convencionais para doenças específicas.

PAPEL DO PROFISSIONAL DE TERAPIA DA FLORESTA

O Profissional de Terapia da Floresta realiza intervenções baseadas na natureza que consistem em atividades de conexão com a natureza, expressão artística e atenção plena, com um propósito de tratamento e reabilitação. Estes profissionais geralmente são assistentes sociais, psicólogos, enfermeiros, professores, pedagogos, conselheiros, entre outros, que receberam formação adicional para conduzir esse tipo de intervenção. Utilizam o poder terapêutico da natureza para ajudar os participantes a superar diversos problemas de saúde. Colaboram, independentemente da sua formação acadêmica, com instituições públicas e privadas focadas em diferentes tipos de população, como grupos de saúde mental, crianças, adolescentes, inclusão social, imigrantes, etc., o que requer diversas habilidades profissionais. Os Profissionais de Terapia da Floresta operacionalizam os Banhos de Floresta em programas estruturados: Intervenções de Terapia da Floresta.

Em conclusão, o Banho de Floresta é uma prática de bem-estar baseada na natureza que busca reduzir estresse e promover bem-estar geral. A Terapia da Floresta vai além disso, focando-se em níveis mais profundos para promover recuperação, e é realizada por profissionais formados em intervenções baseadas na natureza, fortalecendo a conexão dos participantes com a natureza para melhorar o seu bem-estar e sua qualidade de vida, especialmente em casos de transtornos ou vulnerabilidades específicas.

Tanto os Guias de Banhos de Floresta como os Profissionais de Terapia da Floresta partilham o objetivo comum de ajudar as pessoas a conectarem-se com a natureza e experimentar os seus benefícios terapêuticos. Ambos são responsáveis por criar um ambiente seguro e de apoio, guiando atividades que promovam consciência sensorial. O Profissional de Terapia da Floresta enfoca a natureza como ferramenta terapêutica para abordar problemas de saúde específicos. O *Forest Therapy Hub* capacita esses profissionais numa metodologia específica, que inclui o Método FTHub e o Modelo LIM, para desenhar programas baseados na natureza que promovam saúde e bem-estar.

O MÉTODO FTHUB E O MODELO DE INTERAÇÕES LÍQUIDAS (LIM)

UMA ABORDAGEM DE INTERVENÇÃO BASEADA NA NATUREZA PARA ALCANÇAR A SAÚDE PLANETÁRIA. ESTRUTURA CONCEITUAL DO FTHUB: INTEGRAR A NATUREZA NA SAÚDE E BEM-ESTAR HUMANOS

Para estabelecer uma definição funcional das duas práticas, é crucial contar com uma sólida fundação conceitual. Nesse sentido, o primeiro desafio consiste em redefinir o significado de "saudável" e compreender a saúde e o bem-estar tanto das pessoas como do planeta como um todo.

Ao longo do tempo, a definição de saúde e bem-estar evoluiu, passando de uma visão médico-biológica centrada unicamente na ausência de doenças para um enfoque mais amplo que considera fatores sociais, econômicos e ambientais. No entanto, nem o modelo biomédico binário nem o modelo biopsicossocial de Engel incluem o ambiente natural como um determinante importante da saúde. Atualmente, compreende-se que a saúde e o bem-estar são processos multicausais que incluem aspetos comportamentais, sociais, económicos, de acesso a serviços de saúde e qualidade do ambiente. Os modelos que mais se assemelham a essa visão são o "Modelo dos Determinantes Sociais da Saúde" de Dahlgren e Whitehead, que mostra a relação entre a saúde e o ambiente socioeconómico, cultural e ambiental e o "Modelo Integral" de Marcus Grant e Hugh Barton, que integra todos esses fatores e busca incorporar a saúde na planificação espacial. Essas abordagens mais contemporâneas reconhecem que a saúde é o resultado da interação entre as pessoas e o seu ambiente, e que fatores como a condição socioeconômica, cultural e ambiental influenciam a saúde e o bem--estar das pessoas.

A partir desse ponto de partida, o Método FTHub e o Modelo de Interações Líquidas inspiraram-se no conceito de "Modernidade Líquida" do sociólogo polaco--britânico Zygmunt Bauman e na "Teoria do Tornar-se Social" do sociólogo polaco Piotr Sztompka. Além disso, têm em conta o "Modelo Socioecológico da Saúde" e o "Modelo Mapa da Saúde" dos determinantes da saúde e integram as provas científicas mais recentes sobre como a exposição a ambientes naturais promove saúde e bem--estar. Também se baseiam em teorias psicológicas como a "Hipótese Restaurativa da Atenção" de Kaplan e a "Hipótese da Redução do Estresse" de Ulrich, entre outras.

Dessa forma, o método considera fatores de estilo de vida individuais, redes sociais e comunitárias, e condições culturais e ambientais, juntamente com as provas científicas sobre como a exposição a ambientes naturais promove a saúde e o bem-estar. Tudo isso com o objetivo de compreender de forma integral os benefícios que a natureza pode trazer para o bem-estar humano.

O Método FTHub entende a saúde e o bem-estar como fenómenos dinâmicos, relativos e variáveis, que vão além dos determinantes biológicos herdados. Concebe a saúde como um processo adaptativo do ser humano ao seu ambiente físico e social, adotando uma visão holística. Especificamente, o método reconhece que a saúde humana se desenvolve em cinco estados: psicológico, físico, espiritual, social e planetário e fornece um quadro para trabalhar com esses cinco estados por meio de atividades em espaços verdes **(Figura 21.1)**.

Os fatores imutáveis (idade, sexo e fatores genéticos) estão localizados no centro do modelo, sobre os quais se sobrepõem quatro dos cinco estados da saúde, abrangendo os aspectos específicos de cada um que a ciência indica que podem ser melhorados com exposição à natureza.

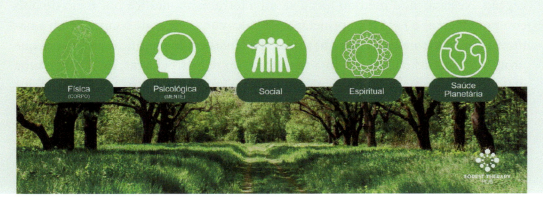

Figura 21.1 Estrutura conceitual do FTHub: 5 Estados da Saúde.

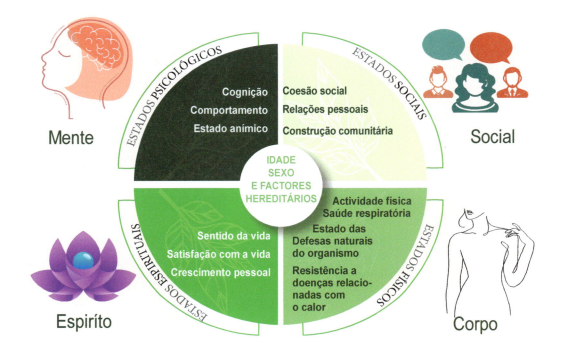

Figura 21.2 Método FTHub.

A área de "interações líquidas com o ambiente" é o espaço onde, com exposição à natureza e por meio dos sentidos, busca-se maximizar as respostas a essa exposição: sensações, emoções e pensamentos, nos quais também intervém a percepção. Nesta área, o método torna-se uma ferramenta prática por meio de dois componentes: a) o LIM para projetar atividades conscientes de conexão com a natureza em ambientes naturais e b) várias sequências para planificar atividades que promovam maior conexão com a natureza. Em outras palavras, desenvolve uma metodologia e uma série de técnicas para maximizar os efeitos terapêuticos dos ambientes naturais nas microinterações humano-natureza e como estas afetam o componente social. A ampla base teórica dota o LIM de flexibilidade para implementar e ajustar as diferentes atividades do método FTHub às características e necessidades específicas de diferentes grupos e ambientes.

Neste sentido, é essencial reconhecer que nem todas as pessoas percebem os benefícios potenciais da natureza da mesma forma e, consequentemente, o efeito terapêutico dessa conexão com a natureza depende de cada pessoa. O modelo considera os determinantes da saúde como oportunidades e capacita as pessoas

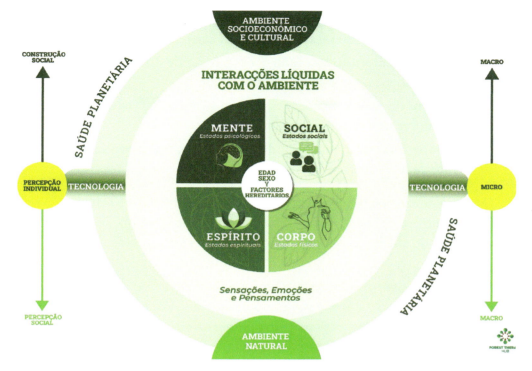

Figura 21.3 Modelo de Interações Líquidas.

a agirem em relação à sua conexão com a natureza, à sua própria saúde e à configuração das suas próprias sociedades. Para maximizar os benefícios para o seu bem-estar e o da natureza, cada pessoa deve buscar sintonizar e desenvolver uma maior conexão com a natureza. O equilíbrio dessas relações determinará o quinto estado da saúde, a "Saúde Planetária".

INTERVENÇÕES DE TERAPIA DE BOSQUE: ALCANÇAR OBJETIVOS TERAPÊUTICOS POR MEIO DO MÉTODO FTHUB E DO MODELO LIM.

Neste trecho, abordamos as intervenções de Terapia de Bosque, seguindo o Método FTHub e o Modelo LIM. Estas intervenções utilizam atividades baseadas na natureza para alcançar objetivos terapêuticos. O desenho destas intervenções considera vários aspectos, sendo:

a) **Análise da intervenção:** a quem se dirige a intervenção, avaliação de suas necessidades, prioridades e o porquê da sua realização.

b) **Nível de intervenção:** prevenir a ocorrência de doenças, controlar o impacto da doença, tratamento e reabilitação.

c) **Objetivos da intervenção:** pressupõe projetar as mudanças esperadas em indicadores mensuráveis e avaliáveis.

d) **Método:** selecionar o método de intervenção, seus componentes e o ambiente da intervenção são etapas essenciais.

Os profissionais formados pelo FTHub utilizam o Método FTHub e o Modelo LIM, enquanto consideram a localização (bosque urbano, parque, jardim, etc.) e as características do ambiente. A intervenção é composta por cinco componentes chave:

1 **Atividades de Conexão com a Natureza:** projetar atividades de conexão com a natureza seguindo o modelo LIM, que considera como os elementos naturais percebidos podem afetar saúde e bem-estar[13], maximizando os benefícios da exposição à natureza para os participantes. Embora os benefícios tenham uma componente multifatorial de fomentar a conexão com a natureza e o uso dos sentidos, os temas das atividades são alinhados com a consecução de cada um dos objetivos, bem como sua adequação a um grupo específico em particular.

2 **Sequências do FTHub:** embora o programa de intervenção e as sequências sejam padronizados (sequenciamento de atividades) e os temas das atividades sejam definidos, há flexibilidade na realização da intervenção. Enquanto a sequência básica dos Banhos de Floresta consiste em três partes: "fase inicial", que se concentra nos sentidos; "fase intermediária", que se concentra na conexão com o ambiente; "fase final", que visa integrar todas as experiências[13], a sequência de uma Intervenção consiste em quatro partes[14]. Nas intervenções com várias sessões, é possível oferecer uma diversidade de abordagens para o mesmo objetivo, incluindo diferentes possibilidades para as atividades da sequência.

3 **Atividades Baseadas na Natureza:** enquanto as atividades de conexão com a natureza são embasadas por evidências científicas, outros elementos são incorporados para promover hábitos saudáveis relacionados com essa conexão.

4 Espaços: que facilitem a interação social, oferecendo oportunidades para partilhar experiências (sensações, emoções e pensamentos) vividas durante a exposição à natureza.

5 Artes Expressivas: técnicas específicas que misturam as artes expressivas com as atividades ao ar livre, complementando e integrando a intervenção.

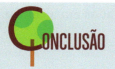

Conclusão

Nas últimas décadas, a humanidade tem enfrentado notável desconexão com a natureza, devido à visão antropocêntrica de domínio e ao aumento da urbanização. Essa separação tem levado à degradação do meio ambiente, afetando negativamente a saúde das pessoas e do planeta. No entanto, reconheceu-se a importância de restaurar essa conexão, uma vez que a saúde humana e a Saúde Planetária estão intimamente relacionadas.

Para enfrentar esses desafios, o *Forest Therapy Hub* adotou uma abordagem proativa e estabeleceu uma metodologia fundamentada em provas científicas. O primeiro passo é definir de forma clara as práticas de Banhos de Floresta e de Terapia de Bosque, e desenvolver padrões que forneçam orientações para organizações públicas e privadas, bem como para profissionais. O *Forest Therapy Hub* criou o Método FTHub e o Modelo LIM, integrando a experiência prática de profissionais e as provas científicas mais recentes sobre os benefícios da exposição a ambientes naturais. Em última análise, o objetivo é capacitar as pessoas para desenvolverem uma conexão mais forte com a natureza e promover a Saúde Planetária.

O *Forest Therapy Hub* aspira restabelecer o vínculo vital entre a humanidade e a natureza, reconhecendo que o bem-estar humano e a Saúde Planetária são interdependentes. A metodologia baseada em evidências científicas, que inclui o Método FTHub e o Modelo de Interações Líquidas, serve como um guia para que os profissionais e organizações conduzam intervenções baseadas na natureza de forma eficaz.

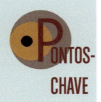

PONTOS-CHAVE

- O "Banho de Floresta" é uma prática que promove o bem-estar por meio da conexão com a natureza e tem abordagem e objetivos distintos da Terapia de Floresta.
- O Método FTHub e o Modelo LIM proporcionam um quadro teórico prático para maximizar os efeitos terapêuticos da natureza, promovendo a "Saúde Planetária".
- As intervenções de Terapia da Floresta, seguindo o Método FTHub e o Modelo LIM, consistem em cinco componentes de intervenção focados em alcançar objetivos terapêuticos.

REFERÊNCIAS BIBLIOGRÁFICAS

1. Klepeis NE, Nelson WC, Ott WR, Robinson JP, Tsang AM, Switzer P, Behar JV, Hern SC, Engelmann WH.. The National Human Activity Pattern Survey (NHAPS): a resource for assessing exposure to environmental pollutants. J Expo Anal Environ Epidemiol. 2001 May-Jun;11(3):231-52. doi: 10.1038/sj.jea.7500165. PMID: 11477521.
2. Hartig T, Mitchell R, de Vries S, Frumkin H. Revisión anual de salud pública. Rev Salud Publica. 2014 Mar 18;35(1):207-228.doi: 10.15446/rsap.v16n1.49741.
3. PritchardA, RichardsonM, SheffieldD,McEwanK. The relationship between nature connectedness and eudaimonic well-being: A meta-analysis. J Happiness Stud.2019;, 21(3):1145-1167. doi: 10.1007/s10902-019-00118-6.
4. Li Q. Shinrin-yoku: The art and science of forest bathing. EIn: Forest Bathing: How Trees Can Help You Find Health and Happiness. London, UK: Penguin Random House; 2018. p. 224.
5. Song C, Ikei H, Miyazaki Y. Physiological Effects of Nature Therapy: A Review of the Research in Japan. Int J Environ Res Public Health. 2016;13(8):781..doi:10.3390/ijerph13080781. Note that from the first issue of 2016, this journal uses article numbers instead of page numbers.
6. Sung J, Woo JM, Kim W, Lim SK, Chung EJ. The Effect of Cognitive Behavior Therapy-Based "Forest Therapy" Program on Blood Pressure, Salivary Cortisol Level, and Quality of Life in Elderly Hypertensive Patients. Clin Exp Hypertens. 2012;34(1):1-7.doi: 10.3109/10641963.2011.618195.
7. ChunM.H; Chang MC; Lee SJ. The effects of forest therapy on depression and anxiety in patients with chronic stroke. Int. J Neurosci. 2017; 127(3): 199–203. doi: 10.3109/00207454.2016.1170015

8. Zhou C, Yan L, Yu L, Wei H, Guan H, Shang C, Chen F, Bao J. Effect of short-term forest bathing in urban parks on perceived anxiety of young adults: A pilot study in Guiyang, southwest China. Chin Geogr Sci. 2019; 29: 139–150. doi: 10.1007/s11769-018-0987-x

9. Bielinis E, Takayama N, Boiko S, Omelan A, Bielinis L. The effect of winter forest bathing on psychological relaxation of young Polish adults. Urban For Urban Green. 2018; 29:276–283.doi:10.1016/j.ufug.2017.12.006.

10. Muro A, Mateo C, Parrado E, Subirana-Malaret M, Moya M, Garriga A, Canals J, Chamarro A, Sanz A.. Forest bathing and hiking benefits for mental health during the COVID-19 pandemic in Mediterranean regions. Eur J For Res. 2023; 142: 415–426. doi: 10.1007/s10342-023-01531-6.

11. Gesse A, Altuna G, Camacho A, Ayats M, Ferraro R, Filgueira L. Standard of Essential Characteristics of Healthy Green Spaces. Conclusions of the Study on the Characteristics of Forest Bathing and Forest Therapy Itineraries. Almada, Portugal: Forest Therapy Hub; 2022. p. 55.

12. Gesse A, Camacho A (México), Filgueira L. Standard of Key Strategies to Reduce Hazards, Mitigate Risk, and Monitor Safety. Conclusions of the study of Key Strategies to reduce hazards, mitigate risk and monitor safety for Physical and Psychological Safety in Forest Bathing and Forest Therapy. Almada, Portugal: Forest Therapy Hub; 2022.

13. Subirana-Malaret M, Miró A, Camacho A, Gesse A, McEwan K. A Multi-Country Study Assessing the Mechanisms of Natural Elements and Sociodemographics behind the Impact of Forest Bathing on Well-Being. Forests. 2023;14:904. Academic Editors: Qing Li, Won Sop Shin, and Christos Gallis.doi:10.3390/f14050904.

14. Bermejo-Martins E, Pueyo-Garrigues M, Casas M, Bermejo-Orduna R, Villarroya A. A Forest Bathing Intervention in Adults with Intellectual Disabilities: A Feasibility Study Protocol. Int J Environ Res Public Health. 2022;19(20):13589.doi:10.3390/ijerph192013589.

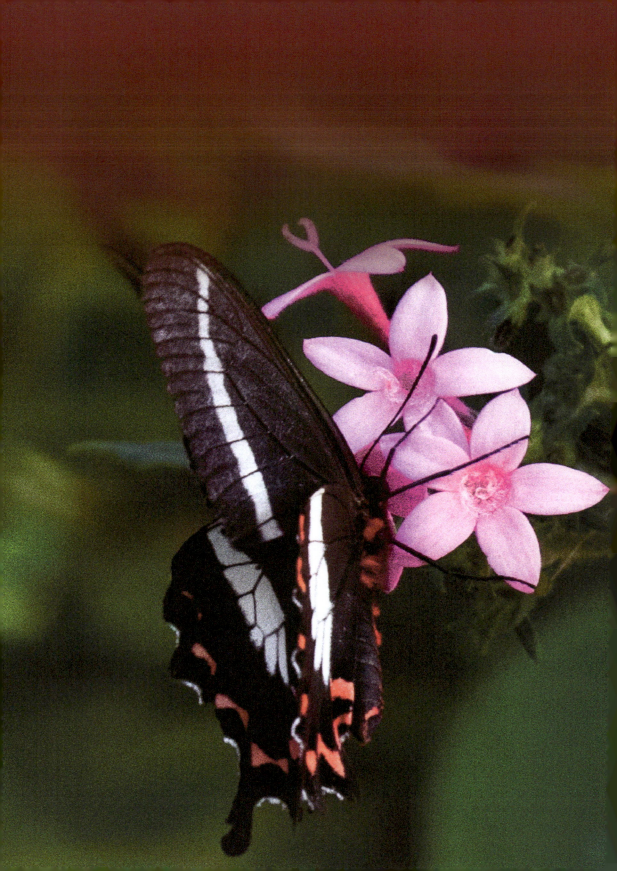

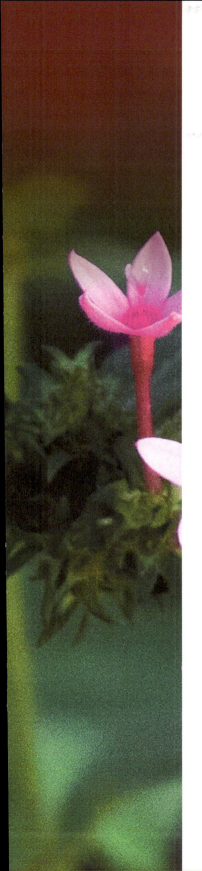
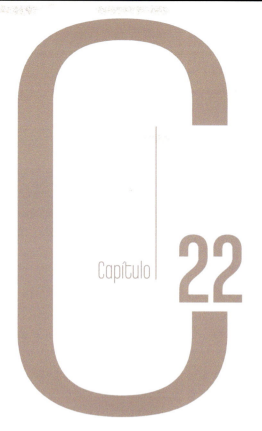

Capítulo 22

NATURELAB
Soluções Baseadas na Natureza para a Melhoria da Saúde e do Bem-estar e Resiliência do Território Face a Eventos Climáticos Extremos

Ana Estela Barbosa

Maria Margarida da Costa Rebelo

INTRODUÇÃO

O potencial das zonas naturais com a presença de vegetação e água - onde se encontram valores como a biodiversidade, os corpos de água, espaços para atividades de lazer, desporto e descanso – tem merecido crescente atenção da academia, do setor político e da sociedade.

A investigação tem permitido validar a relação existente entre as características naturais destes espaços e a melhoria da saúde e do bem-estar da população, incluindo o sentimento de conexão com a natureza e pertencimento. Existem, todavia, muitas lacunas de conhecimento e barreiras a serem ultrapassadas antes que a sociedade possa usar este recurso de saúde e bem-estar de forma abrangente, integrada e com embasamento científico[1].

O projeto de investigação NATURELAB (https://naturelab-project.eu/) obteve financiamento do programa *Horizon* Europa da União Europeia, com classificação de excelente. Com início em junho de 2023 e quatro anos e meio de duração, o projeto propõe uma abordagem inovadora e transdisciplinar ao investigar e potencializar a utilização de soluções de base natural – espaços verdes e azuis – para múltiplos fins, incluindo a sustentabilidade ambiental e social das cidades e comunidades, a resiliência às alterações climáticas, a melhoria da saúde e bem-estar das populações e a promoção de serviços de ecossistemas.

O objetivo deste capítulo é apresentar as metodologias de investigação do projeto, estabelecidas para dar respostas concretas a desafios sociais e a melhorar conhecimento científico, prática e políticas educacionais, territoriais e sanitárias, com possibilidade de inspirar atividades em qualquer parte do mundo.

AMBIENTE, SUSTENTABILIDADE E SAÚDE

Mais da metade da população mundial vive em cidades; e estima-se que, até 2050, dois terços dela (6,5 bilhões de pessoas) vivam em grandes centros urbanos[2]. De acordo com indicadores do Banco Mundial, em 2022, 72% do total da população da União Europeia vivia em centros urbanos, assim como 82% na América Latina e Caribe e 83% na América do Norte[3].

As comunidades que vivem em áreas urbanas apresentam uma predisposição para diversos problemas de saúde, nomeadamente, estresse, ansiedade e depressão, fruto de estilos de vida sedentários e do impacto de níveis significativos de poluição do ar e de ruído, elevada estimulação do sistema neuro-cognitivo, sentimento de insegurança e ocorrência de criminalidade. O impacto social e econômico de determinadas doenças – como problemas cardio-vasculares e circulatórios, obesidade e transtornos mentais - é elevado.

O aumento das áreas azuis e verdes das cidades tem sido uma ação com vista à mitigação e à adaptação às alterações climáticas, nomeadamente promovendo a redução do impacto das ondas de calor e dos eventos extremos de precipitação. As Soluções Baseadas na Natureza (SBN) são também utilizadas para a gestão da água pluvial em meio urbano, incluindo tratamento e reutilização. Todavia, esta prática não só tem marcadas assimetrias em todo o globo, como ainda carece de soluções, como exemplos de Gana[4] e Dinamarca[5] demonstram.

Os urbanistas, arquitetos e paisagistas, bem como os responsáveis pelo projeto de espaços urbanos e por políticas municipais desconhecem, de uma forma geral, o potencial das áreas naturais para apoiar os cuidados primários de saúde e para a prevenção de problemas de saúde pública. Se, por um lado há que garantir a existência destas zonas verdes, isentas de ruído, poluição do ar e outros estressores do bem-estar humano, há também que ter disponíveis programas terapêuticos validados cientificamente para apoiar as pessoas a conectarem-se com a natureza, de maneira a responder às suas necessidades específicas.

O NATURELAB vai contribuir para o aumento do reconhecimento desse potencial e para a promoção e utilização de espaços verdes e azuis, enquanto prestadores de cuidados de saúde, investigando os benefícios das Terapias de Base Natural (TBN) na promoção do bem-estar e no apoio à prevenção da doença e à reabilitação da saúde.

O NATURELAB propõe uma abordagem integrativa, interdisciplinar e inovadora para contribuir para o aumento da resiliência das comunidades. O consórcio trabalhará em estreita colaboração com interlocutores privilegiados, como, por exemplo, representantes dos setores público e privado da saúde, da educação, dos municípios, de Organizações Não Governamentais (ONGs) e da comunidade. A Figura 22.1 apresenta a distribuição geográfica e os acrônimos dos 14 parceiros que integram o consórcio.

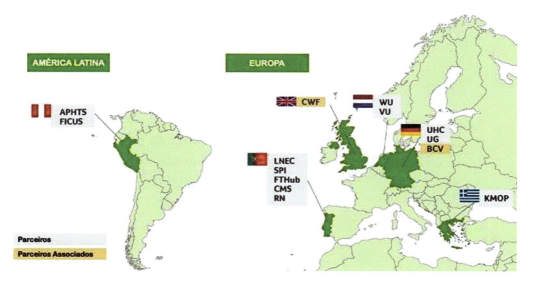

Figura 22.1 Parceiros do consórcio NATURELAB e respectivas localizações geográficas.

Os 15 locais experimentais (LE) localizam-se em: Portugal (6 áreas), Grécia (3 áreas), Países Baixos (2 áreas), Alemanha (1 área) e Peru (3 áreas). Foram cuidadosamente escolhidos de forma a representarem diversos contextos climáticos e geográficos, socioculturais, sociodemográficos, urbanos e comunitários, bem como diferentes tipos de áreas naturais, de modo a garantir a solidez e a robustez dos resultados do projeto, bem como seu impacto e replicabilidade da metodologia.

O NATURELAB definiu três categorias de áreas naturais e respectivas atividades com elevado potencial para apoiar a saúde e o bem-estar, passíveis de serem utilizadas por populações urbanas: 1) florestas e áreas protegidas; 2) parques urbanos; e 3) atividades de horticultura terapêutica e jardinagem em espaços exteriores. As categorias 2 e 3 são mais facilmente utilizadas durante todo o ano, várias vezes por semana, pelo que são mais acessíveis para a população urbana.

OBJETIVOS ESPECÍFICOS DO NATURELAB

O projeto conta com os seguintes objetivos:

1. Desenvolver metodologias e evidências científicas para a compreensão da relação causal entre as intervenções terapêuticas baseadas na natureza e os benefícios para a saúde e o bem-estar e determinar os seus efeitos a curto, médio e longo prazo;

2. Identificar os mediadores da relação entre saúde e exposição à natureza – por exemplo, idade, sexo, grupo socioeconómico, contexto cultural, experiência anterior de contato com a natureza e conexão com a natureza;

3. Estabelecer um portfólio de indicadores para classificar florestas, parques urbanos e espaços de jardinagem e horticultura, de acordo com o seu potencial para apoiar a melhoria da saúde e do bem-estar; e, ainda, desenvolver e fornecer diretrizes para projetar e implementar jardins terapêuticos urbanos;

4. Fornecer programas testados e validados para prescrições baseadas na natureza usando florestas, parques urbanos, horticultura e jardinagem, de modo a atender às necessidades específicas de saúde e de bem-estar de pessoas de diferentes culturas, localizações geográficas, idade, sexo, condição socioeconómica e outras características individuais;

5. Promover a criação e gestão de áreas naturais, de serviços de ecossistemas e a proteção da biodiversidade em áreas urbanas e na sua envolvente, para fins múltiplos, tais como: benefícios para a saúde e bem-estar, educação e cidadania ambiental, sustentabilidade ambiental, adaptação e mitigação às alterações climáticas;

6. Construir e difundir materiais educativos e formativos inovadores, explorando as oportunidades para a criação de novas profissões (p. ex.: "*green therapist*") e emprego nas indústrias de horticultura e jardinagem;

7. Desenvolver e fornecer diretrizes para a adoção das TBN, customizadas para a definição de políticas públicas e para diferentes audiências (p. ex.: autoridades, projetistas de espaços urbanos, setores público e privado de saúde e setores social e educacional);

8. Desenvolver ferramentas e diretrizes para a integração dos cuidados baseados na natureza no setor público de saúde.

CONDIÇÕES DE SAÚDE FÍSICA E MENTAL ESTUDADAS

O projeto irá testar e validar a implementação dos programas terapêuticos nos 15 locais experimentais e, ainda, em quatro demonstradores. Serão envolvidos nos programas terapêuticos cerca de 4.000 participantes, com várias situações de saúde física e mental (p. ex.: obesidade, hipertensão arterial, estresse, ansiedade e depressão, déficit de atenção, demência e isolamento social), vários grupos etários (p. ex.: crianças e jovens, adultos e idosos, com e sem patologia) e várias situações de vulnerabilidade social (p. ex.: pessoas institucionalizadas, pessoas integradas em famílias disfuncionais).

O NATURELAB ocorrerá tanto em comunidades urbanas densamente povoadas (p. ex.: Lima, Peru: 12.000 hab/km^2) quanto em espaços menos populosos (p. ex.: Foz do Neiva, Portugal: 306 hab/km^2), bem como em bairros residenciais com população de baixa renda e em comunidade de imigrantes e refugiados.

PROGRAMAS TERAPÊUTICOS BASEADOS NA NATUREZA

Enquanto a terapia convencional ocorre, geralmente, em espaços restritos, silenciosos e privados, com terapeuta e paciente lado a lado, a terapia baseada na natureza decorre ao ar livre, em áreas naturais, com um grupo pequeno de pessoas e envolve orientação de espaço e lugar. Tanto o espaço (onde se está fisicamente) quanto o lugar (o que esse espaço cria em termos de cenário, contexto, atividade, sensação, etc.) são conceitos maleáveis[6] e, por essa razão, permitem um ajustamento da abordagem terapêutica à especificidade do cliente.

A estrutura metodológica e os vários componentes do portfólio de programas estruturados de TBN serão projetados para melhorar a saúde física e psicológica e o bem-estar dos participantes. O estabelecimento do programa terapêutico NATURELAB terá por base a mais recente investigação científica e a experiência dos parceiros do projeto, sendo testada e validada por meio da implementação de intervenções terapêuticas nos vários LE do projeto. Prevê-se que este programa terapêutico tenha uma duração total de 12 semanas e inclua cinco momentos de avaliação (pré, pós e duas, quatro e seis semanas após a conclusão do programa). Em conformidade com a construção do portfólio de indicadores de qualidade ambiental dos LE, o programa terapêutico será adaptado às necessidades específicas dos diferentes grupos de participantes, considerando as suas características e necessidades individuais, a sua condição de saúde e o contexto cultural em que se inscrevem. Cada programa de intervenção incluirá: a) instrumentos de avaliação dos participantes; b) objetivos da intervenção, sessão e atividade (descrição passo a passo da atividade com objetivos claros, estratégias de intervenção dos facilitadores e resultado esperado); c) componentes da intervenção; d) características dos espaços naturais; e) instrumentos de avaliação para adaptações/modificações de atividades.

A implementação das TBN nos LE ocorrerá após a caracterização dos espaços naturais e o treino dos terapeutas, o que apoiará a definição das possibilidades terapêuticas dos vários espaços naturais considerados no projeto. Para tal, a implementação dos programas TBN no terreno envolverá, em cada intervenção, o registo das condições dos espaços naturais e do estado dos participantes, incluindo dados resultantes de observações clínicas, contando para tal com o envolvimento ativo dos terapeutas. A recolha e o registo de elementos da autoavaliação serão apoiados por uma aplicação digital, desenvolvida especificamente para a implementação do modelo de avaliação NATURELAB.

A supervisão terapêutica do programa NATURELAB será efetuada com reuniões periódicas, iniciadas seis meses antes da intervenção, e enfatizará a avaliação/documentação e os resultados de cada sessão. Com base no trabalho e nos resultados obtidos, será desenvolvida a versão final padronizada dos Programas Terapêuticos NATURELAB, adaptada a tipologias de participantes, suas condições de saúde e às características dos espaços verdes e azuis.

A robustez da amostra de participantes assegura a representatividade sociológica dos vários parâmetros considerados (sexo, idade e grupo socioeconômico), e, como referido anteriormente, as localizações geográficas compreendem uma variedade de cenários climáticos, naturais (espaços verdes e azuis), ecossistêmicos, culturais, políticos e administrativos.

INSTRUMENTOS DE AVALIAÇÃO DA SAÚDE E BEM-ESTAR

Um dos produtos a ser desenvolvido é a criação, experimentação e validação do modelo de avaliação NATURELAB. Este modelo definirá, para cada contexto, o tipo de desenho experimental a ser implementado (intervenção controlada ou quase experimental), os critérios de seleção dos participantes para os programas terapêuticos, o número de participantes nas sessões de TBN (mínimo e máximo), a abordagem metodológica a seguir (geral e específica, identificação das fontes de dados e procedimentos experimentais antes, durante e após o programa terapêutico), os instrumentos e medidas de avaliação quantitativa (questionários ou escalas de autoavaliação de bem-estar e saúde) e parâmetros laboratoriais (medição de bioimpedância, variabilidade da frequência cardíaca e calorimetria indireta).

O modelo inclui, ainda, a avaliação subjetiva da qualidade e quantidade da exposição à natureza (tipo de interação e dose de natureza; caracterização da experiência na natureza). O Quadro 22.1 apresenta um conjunto de instrumentos de avaliação psicológica que serão explorados no âmbito do NATURELAB.

A medida transversal a todos os participantes de parâmetros físicos (frequência cardíaca e pressão arterial) permitirá, de forma simples, obter dados físicos robustos. Em conjunto, os resultados da avaliação da saúde psicológica e os decorrentes da avaliação dos parâmetros laboratoriais são também facilitadores do envolvimento da comunidade da área da saúde e serão replicados nos hospitais dos locais demonstradores da Grécia. Este modelo fomentará a produção de conhecimento científico relevante na demonstração da relação causal entre exposição à natureza, saúde e bem-estar e os respetivos benefícios, a curto, médio e longo prazo, bem como a identificação dos mediadores e moderadores da relação saúde-bem-estar-exposição terapêutica à natureza.

A avaliação qualitativa da relação entre natureza e saúde será feita com base em metodologias de averiguação intensiva e aprofundada, e observações no terreno, de parâmetros específicos. Ela irá permitir medir o impacto que as características dos espaços naturais e do programa terapêutico NATURELAB desempenham na promoção da saúde e do bem-estar.

Quadro 22.1 Instrumentos e medidas de avaliação psicológica			
Instrumentos	Medidas	Nº total de itens	Campos de aplicação
Inventário de Ansiedade Traço-Estado[1]	Ansiedade Estado Ansiedade Traço	40	Psicologia clínica Psiquiatria Geriatria
Índice de Bem-Estar (OMS 5)[2]	Bem-estar psicológico	5	Psicologia clínica Psiquiatria Geriatria Neurologia Pediatria Endocrinologia
Inventário de Depressão de Beck[3]	Depressão em quatro níveis: depressão mínima, ligeira, moderada e grave	10	Psicologia clínica Psiquiatria
Questionário de Autoestima de Rosenberg[4]	Autovalorização Autoaceitação	5	Psicologia clínica Psicologia educacional Psiquiatria Pedopsiquiatria
Escala de Impulsividade de Barratt- BIS-11[5]	Atenção Motora Não planeamento	30	Psicologia clínica Psiquiatria
Escala de Resiliência de Connor-Davidson[6]	Competência, padrões elevados e tenacidade Confiança nos próprios instintos, tolerância aos afetos negativos e reforço dos efeitos do estresse Aceitação positiva da mudança e relações seguras Controle Influências espirituais	10	Psicologia clínica Psiquiatria Medicina geral e familiar

Continua

Quadro 22.1 (Cont.) Instrumentos e medidas de avaliação psicológica			
Instrumentos	Medidas	Nº total de itens	Campos de aplicação
Questionário de Desejos Intensos por Comida[7]	Desejos Intensos por Comida – Traço (39 itens) Desejos Intensos por Comida – Estado (15 itens)	54	Endocrinologia Psicologia clínica Nutrição Medicina interna
Questionário de Sensibilidade à Punição e à Recompensa[8]	Sensibilidade à punição (24 itens) Sensibilidade à recompensa (24 itens)	48	Medicina interna Psiquiatria Psicologia clínica

PRODUÇÃO DE RESULTADOS E EVIDÊNCIAS EMPÍRICAS

Serão utilizadas análises estatísticas quantitativas multivariadas (análise de variância com medidas repetidas) para a identificação dos ganhos terapêuticos ao longo do tempo e em todos os LE, e dos mediadores e moderadores da relação causal entre os programas terapêuticos de base natural e a melhoria da saúde e do bem-estar (modelos de regressão linear e/ou modelos de equações estruturais).

Do ponto de vista qualitativo, a informação empírica será tratada com técnicas de análise de conteúdo categorial temática, as quais proporcionarão compreensão mais abrangente e integrada da experiência individual de contato com a natureza, das interações sociais que se estabelecem e dos ganhos terapêuticos e benefícios para o bem-estar. A análise quantitativa e qualitativa integrada permitirá ajustar e aperfeiçoar os programas terapêuticos NATURELAB e os parâmetros de avaliação de áreas naturais com maior potencial para melhorar a saúde e o bem-estar da população.

CONTRIBUIÇÕES PARA INOVAÇÃO, SUSTENTABILIDADE E RESILIÊNCIA DAS COMUNIDADES

Em todos os LE do NATURELAB, será avaliada a presença de água e maximizadas sua gestão sustentável e soluções de captura e reutilização em contextos de escassez para usos diversos; entre eles, a rega de jardins e espaços de horticultura e a manutenção de espaços verdes, corpos de água e promoção da biodiversidade (Figura 22.2).

A poluição atmosférica constitui um risco para a saúde, com impacto significativo para população, especialmente em zonas urbanas mais densas. Assim, o NATURELAB inclui a avaliação desta dimensão na sua metodologia. Entre os poluentes atmosféricos mais comuns, encontram-se o ozônio (O_3), as partículas ($PM_{2,5}$ e PM_{10}, com um diâmetro aerodinâmico igual ou inferior a, respetivamente, 2,5μm e a 10μm), o dióxido de enxofre (SO_2) e os óxidos de nitrogênio (NO e NO_2). Estes poluentes atmosféricos trazem riscos para a saúde, nomeadamente no

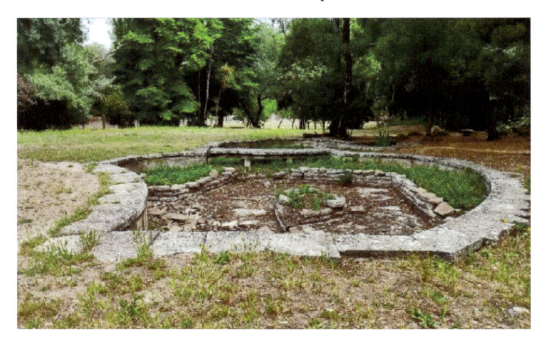

Figura 22.2 Local experimental em Sintra, Portugal, que será um dos três Jardins Terapêuticos criados pelo NATURELAB.

âmbito de doenças cardiovasculares, de doenças respiratórias e de doença pulmonar obstrutiva crônica[7-8].

A Agência Ambiental Europeia indicou que, em 2020, 96% da população urbana da União Europeia[7] estava exposta a níveis de partículas finas acima do nível de referência para a saúde estabelecido pela Organização Mundial de Saúde (OMS). Referiu também que cerca de 238.000 das mortes prematuras na população europeia foram causadas pela exposição a concentrações de PM_{10} superiores ao nível de referência da OMS, de 45 $\mu g/m^3$.

A avaliação da qualidade do ar vai ser realizada pelo NATURELAB em 10 dos 15 LE, por meio de sensores portáteis que permitem a monitorização de três parâmetros, nomeadamente o dióxido de nitrogênio (NO_2) e as partículas $PM_{2.5}$ e PM_{10}, com o objetivo de avaliar o impacto da qualidade do ar nas experiências terapêuticas. Pretende-se estabelecer uma metodologia de monitorização objetiva e simples, de modo que os indicadores que se revelem significativos possam ser facilmente medidos e futuramente utilizados.

Sabe-se que elementos naturais e a exposição à luz solar têm efeitos positivos na saúde mental e na disposição laboral de trabalhadores, apoiando, por exemplo, políticas que incentivem a concepção de espaços de trabalho com estes elementos[9]. O NATURELAB propõe-se esclarecer a contribuição da exposição solar para a saúde e o bem-estar em ambientes externos. Adicionalmente, também estudará a exposição ao ruído urbano, que tem potencial de afetar a saúde e o bem-estar da população[10], incluindo o ruído que possa ser percebido em um espaço natural.

Desta forma, seis LE em Portugal serão objeto de um estudo aprofundado, feito por especialistas, nas vertentes de:

I. Luz solar e radiação solar;

II. Ruído e percepção do ruído;

III. Avaliação da percepção do efeito das variáveis anteriores na saúde e bem-estar pelos participantes nos programas terapêuticos.

Os indicadores selecionados para ruído, radiação solar e poluição atmosférica que demonstrem relevância serão validados e alargados a outros LE, a serem selecionados durante a implementação do projeto. A análise de todos os dados permitirá avaliar o papel e a importância destas variáveis na saúde e no bem-estar. Esta abordagem inovadora promoverá diretrizes para apoiar a seleção de áreas naturais onde possam ser implementados programas terapêuticos, bem como a criação e reabilitação de espaços naturais em áreas urbanas, que incluam SBNs alinhadas com os pilares da sustentabilidade social e ambiental. A Figura 22.3 exemplifica a diversidade de espaços naturais endereçada pelo projeto.

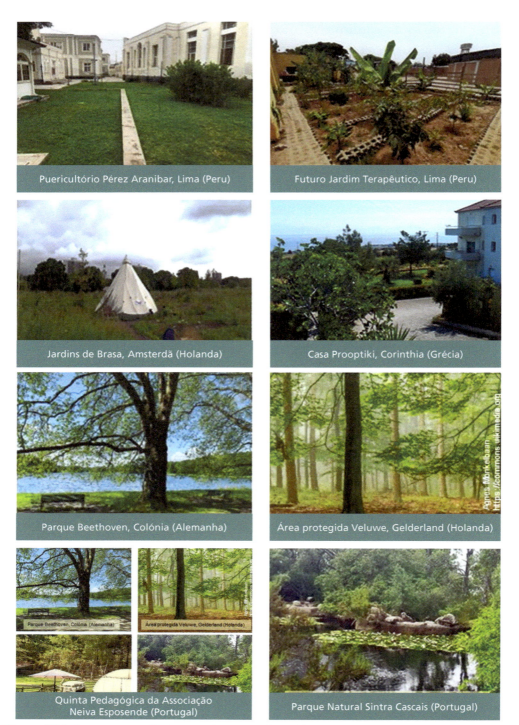

Figura 22.3 Imagens que ilustram a riqueza e diversidade dos LE do NATURELAB, estando representados oito deles.

É ainda relevante mencionar que serão consideradas, sempre que pertinentes, as legislações europeia e nacional, bem como normas da OMS. Na Europa comunitária, a Diretiva 2002/49/CE do Parlamento Europeu e do Conselho de 2002[11] apresenta diretrizes para a avaliação e gestão do ruído ambiental. A Diretiva aplica-se "ao ruído ambiente a que os seres humanos se encontram expostos, em especial em áreas construídas, parques públicos ou outras zonas tranquilas de uma aglomeração, em zonas tranquilas em campo aberto, nas imediações de escolas, hospitais e outros edifícios e zonas sensíveis ao ruído".

Por exemplo, o parâmetro L_{day} é um indicador de ruído associado ao incômodo durante o período diurno; o L_{den}, por outro lado, é um indicador de ruído associado ao incômodo geral.

Finalmente, será feita utilização transversal em todos os LE do *Toolkit for Ecosystem Service Site-based Assessment* (TESSA) para avaliar os serviços de ecossistemas. O TESSA evidenciou diversas vantagens em análises comparativas com outras metodologias[12], adequando-se ao contexto do NATURELAB. O TESSA Método Cultural 1 foi selecionado por ser simples e eficaz, permitindo avaliar os benefícios que as pessoas recebem da natureza, bem como a perceção destes benefícios por diversos *stakeholders*.

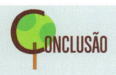

Conclusão

Zonas com parques e massas de água registram concentrações de poluição atmosférica consistentemente mais baixas, indicando que a floresta urbana é capaz de mitigar a poluição atmosférica e que a natureza é um possibilitador de qualidade do ambiente urbano[13]. Outro estudo recente, do Reino Unido[14], verificou a importância de incentivar a população a ter jardins em frente às moradias, de modo a contribuírem, em simultâneo, para a redução dos riscos de inundação urbana, o aumento da biodiversidade e os benefícios para a saúde pessoal. Também recomendam que a atividade de jardinagem se centre em plantas que exijam poucos cuidados, adequadas às condições ambientais locais e que tragam valor estético. Estes dois exemplos são muito expressivos de como a investigação busca cada vez mais trazer respostas integradas para os vários desafios sociais, ambientais e econômicos do território urbano.

Baseando-se no melhor conhecimento científico atual, o NATURELAB busca respostas para lacunas de conhecimento e promove pontes e sinergias entre diversas áreas científicas, como amplamente demonstrado neste capítulo.

O consórcio irá trabalhar com as comunidades locais por meio de organizações que a população conhece e em quem confia (ONGs, municípios, setores social, educativo e sanitário, incluindo hospitais). Os decisores locais, regionais e nacionais também participarão nos *workshops* e debates, permitindo a oportunidade de cocriação de respostas inovadoras aos desafios da gestão sustentável e circular dos recursos naturais e de uma maior utilização das TBN. O projeto aposta fortemente na comunicação e no envolvimento de *stakeholders*, com o objetivo de promover mudanças e incorporação de visão integrada das questões de sustentabilidade e resiliência social e ambiental. O NATURELAB vai estabelecer um *Social Innovation Hub* a nível internacional, além das fronteiras dos seis países representados pelo consórcio.

Finalmente, realce-se que o NATURELAB pretende consolidar conhecimentos, incluindo análises de custo-benefício das implicações da inclusão das TBN no setor público de saúde e entregar, como legado, material informativo, educativo e formativo, diretrizes técnicas e científicas, não esquecendo contribuições inovadoras para a gestão do território, as políticas e a governança.

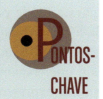

- Investigação multi e interdisciplinar integrando comunidades, território, natureza e saúde.
- Produção de evidências científicas robustas.
- Coconstrução, com vários setores da sociedade, de ferramentas, material educativo e diretrizes.

AGRADECIMENTOS

Agradece-se a toda a equipe do projeto as contribuições valiosas espelhadas neste capítulo, que apoiaram a construção da metodologia, a seleção e a ilustração dos locais experimentais.

REFERÊNCIAS BIBLIOGRÁFICAS

1. Barbosa A, Rebelo M. Uma abordagem transdisciplinar do papel da água como pilar da natureza e da saúde e bem-estar. Cad. Téc. Eng. Sanit. Ambient. 2023; 3 (2), 39-47. doi.org/10.5327/276455760302005

2. European Commission (EC), Directorate-General for Research and Innovation Final Report of the High-Level Panel of the European Decarbonisation Pathways Initiative, Publications Office, 2018

3. The World Bank, https://data.worldbank.org/indicator/SP.URB.TOTL.IN.ZS. Consulta em 10 de junho de 2023.

4. Boateng E A, Asibey M O, Cobbinah P B, Adutwum I O, Blija D K. Enabling nature-based solutions: Innovating urban climate resilience. Journal of Environmental Management. 2023; 332, 332, 117433. doi.org/10.1016/j.jenvman.2023.117433

5. Viti M, Lowe R, Sørup H J D, Ladenburg J, Gebhardt O, Iversen S, McKnight U S, Arnbjerg-Nielsen K. Holistic valuation of Nature-Based Solutions accounting for human perceptions and nature benefits. Journal of Environmental Management. 2023; 334, 117498. doi.org/10.1016/j.jenvman.2023.117498

6. Harper N, Doherty T, Gabrielsen L, Segal D, Taylor D, Rose K, Carpenter C, Peeters L. Nature & Health(care): Readings in Outdoor Therapies. Wyld. Kindle Edition; 2021

7. EEA- European Environmental Agency (2022) https://www.eea.europa.eu/publications/air-quality-in-europe-2022/air-quality-in-europe-2022. Consulta em julho de 2023.

8. Zhan C, Xie M, Lu H, Liu B, Wu Z, Wang T, Zhuang B, Li M, Li S. Impacts of urbanization on air quality and the related health risks in a city with complex terrain. Atmos. Chem. Phys., 2023; 23, 771–788. doi.org/10.5194/acp-23-771-2023

9. An M, Colarelli S M, O'Brien K, Boyajian M E. Why We Need More Nature at Work: Effects of Natural Elements and Sunlight on Employee Mental Health and Work Attitudes. PLOS ONE. 2016; 11(5), e0155614. https://doi.org/10.1371/journal.pone.0155614

10. Meng Q, Lee P J, Ma H. Editorial: Sound Perception and the Well-Being of Vulnerable Groups. Front. Psychol. 2022; 13:836946. doi: 10.3389/fpsyg.2022.836946

11. Directiva 2002/49/CE do Parlamento Europeu e do Conselho relativa à avaliação e gestão do ruído ambiente. Jornal Oficial das Comunidades Europeias. L 189. Ano 45, 18 de julho de 2002. ISSN 1012-9219, pp. L189/12-L189/25.

12. Neugarten R A, Langhammer P F, Osipova E, Bagstad K J. et al. Tools for measuring, modelling, and valuing ecosystem services: guidance for Key Biodiversity Areas, natural

World Heritage sites, and protected areas. IUCN Best Practice Protected Area Guidelines Series, 2018 doi.org/10.2305/IUCN.CH.2018.PAG.28.en

13. Douglas A N J, Irga P J, Torpy F R. Investigating Vegetation Types Based on the Spatial Variation in Air Pollutant Concentrations Associated with Different Forms of Urban Forestry. Environments, 2023; 10(2), 32; doi.org/10.3390/environments10020032

14. Frost R H, Murtagh N Encouraging planting in urban front gardens: a focus group study. Perspectives in Public Health. 2023; 143(2). DOI: 10.1177/17579139231163738

15. Spielberger, C. D., Gorsuch, R. L., Lushene, R., Vagg, P. R., & Jacobs, G. A. (1983). Manual for the State-Trait Anxiety Inventory. Palo Alto, CA: Consulting Psychologists Press.

16. WHO (1998). Wellbeing Measures in Primary Health Care/The Depcare Project. WHO Regional Office for Europe: Copenhagen.

17. Beck, A. T., Ward, C. H., Mendelson, M., Mock, J., & Erbauch, J. (1961). Beck Depression Inventory (BDI) [Database record]. APA PsycTests. https://doi.org/10.1037/t00741-000

18. Rosenberg, M. (1965). Society and the adolescent self-image. Princeton, NJ: Princeton University Press.

19. Patton, J. H., Stanford, M. S., & Barratt, E. S. (1995). Factor structure of the Barratt Impulsiveness Scale. Journal of Clinical Psychology, 51, 768–774.

20. Connor, K.M., & Davidson, J.R.T. (2003). Development of a new resilience scale: The Connor-Davidson resilience scale (CD-RISC). Depression and Anxiety, 18(2), 76-82. doi:10.1002/da.10113.

21. Cepeda-Benito, A., Gleaves, D. H., Fernández, M. C., Vila, J., Williams, T. L., and Reynoso, J. (2000a). The development and validation of Spanish versions of the state and trait food cravings questionnaires. Behav. Res. Ther. 38, 1125–1138. doi: 10.1016/S0005-7967(99)00141-2

22. Torrubia, R., Ávila, C., Moltó, J., Caseras, X. (2001). The Sensitivity to Punishment and Sensitivity to Reward Questionnaire (SPSRQ) as a measure of Gray's anxiety and impulsivity dimensions. Personality and Individual Differences, 31 (6), 837-862. https://doi.org/10.1016/S0191-8869(00)00183-5.

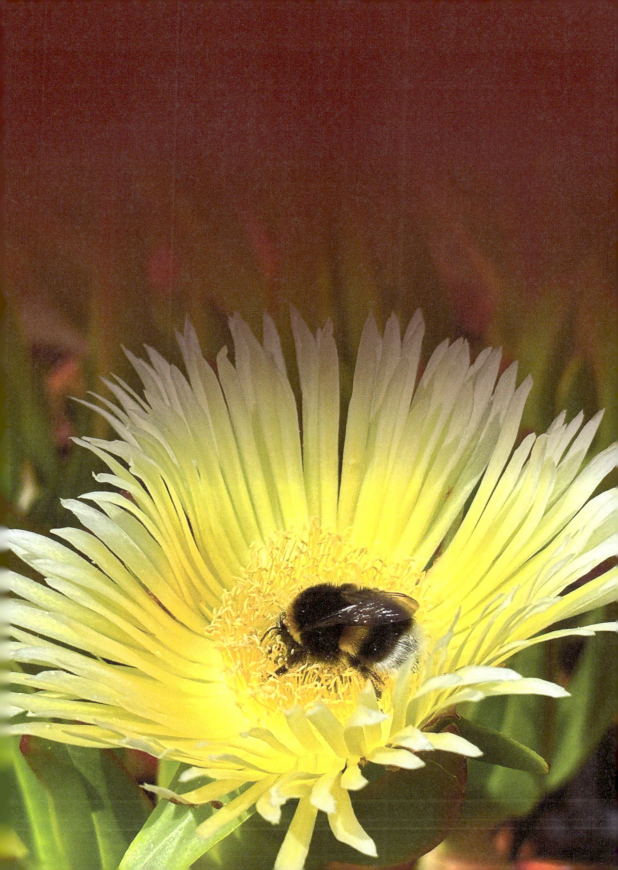

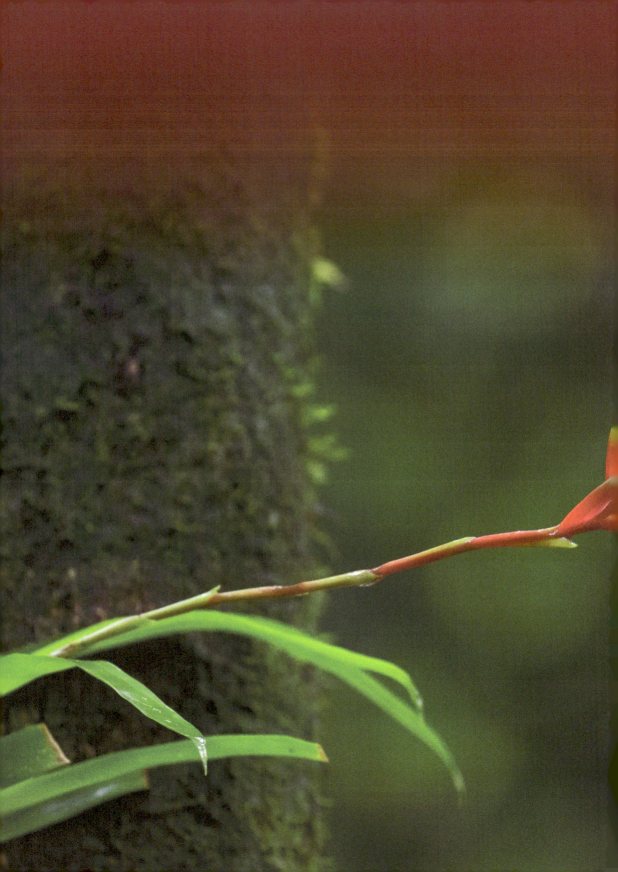

Capítulo 23

Gestão de Espaços Naturais e Promoção de Saúde e Bem-Estar

Elisângela Moino Vicário

Michele Martins

Larissa Cabelo de Campos

INTRODUÇÃO

Desde sua origem como espécie, o ser humano estabelece uma forte relação com o território em que vive. Naturalmente, a natureza emergiu como fonte de sobrevivência, seja para alimentação, moradia ou qualquer outro tipo de interação com o ambiente. No entanto, tais relações existiam de forma equilibrada e com caráter de subsistência – como qualquer outra espécie dentro de um ecossistema.

Com a Revolução Industrial, ocorreram mudanças significativas na relação ser humano-natureza: a natureza passa a ser também matéria-prima, numa tentativa de dominação por parte do ser humano. Esse processo histórico é marcado pela intensificação dessas mudanças.

A Revolução Industrial reforçou a ruptura dos dogmas religiosos, a visão de natureza sagrada, enfatizando-a como algo concreto, cada vez mais um objeto a ser possuído e dominado pelo homem. Essa decomposição da natureza é o reflexo da superioridade imposta pela sociedade. O excessivo domínio do ser humano sobre o natural por meio do progresso, resultando na dicotomia humanidade-natureza[1].

A Primeira Revolução Industrial ocorreu entre os séculos XV e XVIII, marcada pelo surgimento do modo de produção capitalista, junto ao aumento da população e ao impulsionamento da produção. Neste período, há o êxodo rural, em que a população deixa o campo e passa a viver em centros urbanos. Aqui, há uma grande mudança: o início do distanciamento do ser humano da natureza.

A Segunda Revolução Industrial, de 1870 até 1950, foi marcada pela descoberta da energia elétrica e pela produção em massa. Desse processo histórico, surgiram novos padrões tecnológicos e novos modelos econômicos e sociais. Uma das consequências desses novos modelos é o aumento da exploração de recursos naturais. Já a Terceira

Revolução Industrial é marcada pela globalização. Com a ajuda da tecnologia, surge uma sociedade global e a Era da Informação.

O resultado dessa guinada industrial a longo prazo, sem o cuidado com a finitude dos recursos naturais e com o processo natural de regeneração da natureza, é a crise ambiental enfrentada hoje: mudanças climáticas, extinção em massa da biodiversidade, poluição sem precedentes, esgotamento dos recursos naturais e a separação entre ser humano e natureza.

O desaparecimento massivo de espécies indica que uma sexta extinção em massa está em andamento e, desta vez, causada pelo homem. A perda de cobertura florestal e a degradação dos ecossistemas nativos culminam na perda progressiva de biodiversidade e no consequente desequilíbrio dos sistemas ambientais[2].

Além disso, as mudanças climáticas são cada vez mais evidentes: entre as alterações no padrão do clima já presenciadas estão as estiagens prolongadas, inundações, o calor intenso e o derretimento de geleiras, que resultam no aumento do nível do mar. Tais alterações interferem negativamente no equilíbrio natural, com o aumento da frequência e intensidade dos incêndios florestais e potencialização do efeito estufa.

O processo é causado pela excessiva emissão de gases de efeito estufa (GEE). Para que não tenhamos impactos irreversíveis, o Acordo de Paris[3] firmou um compromisso, com 195 países, para que o aumento da temperatura global não ultrapasse os 1,5ºC. O aumento da temperatura potencializará os eventos climáticos extremos, como já observados, gerando grandes perdas humanas e ambientais.

Nos últimos 50 anos, o ser humano alterou os ecossistemas em velocidade e proporções muito maiores do que em qualquer outro período da história, acarretando perdas substanciais, em alguns casos irreversíveis, para a biodiversidade do planeta[4].

Uma das principais estratégias para a reversão desse cenário é o estabelecimento de áreas naturais protegidas, ferramenta intimamente atrelada à proteção da biodiversidade e que oferece benefícios ao ser humano. Essas contribuições ambientais advindas dos ecossistemas são conhecidas como serviços ecossistêmicos, que contribuem para a qualidade de vida da população, promovendo saúde e bem--estar, essenciais para a garantia da sobrevivência humana.

Esses serviços são divididos nas categorias de provisão (abastecimento de água, alimentos, fibras, materiais biocombustíveis, fármacos, recursos minerais); de regulação (climática, ciclo hidrológico, controle natural de doenças, ciclos biogeoquímicos, polinização); de suporte (formação do solo, produção de oxigênio, ciclagem biótica de nutrientes); e culturais (bem-estar: ecoturismo e recreação, educacional, espiritual e religioso, estético e inspiração, senso de localização e cultural).

ÁREAS NATURAIS PROTEGIDAS

A regulamentação dos diversos usos de áreas naturais protegidas e a delimitação de seus limites configuram--se como instrumentos essenciais para a conservação dos ecossistemas nativos[5].

No Brasil, apesar das mobilizações e dos debates acerca da demarcação territorial de áreas para proteção ambiental terem ocorrido desde o início do século XIX, o primeiro instrumento efetivamente robusto, capaz de garantir a existência e proteção do primeiro parque nacional (Parque Nacional do Itatiaia), surgiu apenas em 1937[6].

Já a Constituição Federal do Brasil[7], de 1988, estabeleceu no art. 225 que *"todos têm direito ao meio ambiente ecologicamente equilibrado, bem de uso comum do povo e essencial à sadia qualidade de vida, impondo-se ao Poder Público e à coletividade o dever de defendê-lo e preservá-lo para as presentes e futuras gerações"*.

A preocupação em proteger as áreas naturais e recuperar as áreas degradadas originou-se, inicialmente, pelo interesse em fazer uso dos benefícios ambientais, como garantir oferta de água para a população das cidades, por exemplo, que se encontravam em ampla expansão e já se deparavam com as dificuldades oriundas da escassez desse recurso natural essencial.

O termo Unidade de Conservação surgiu nos anos 1970 para designar o conjunto de áreas naturais que integrariam o sistema de áreas protegidas e foi definitivamente adotado com a promulgação da Lei nº 9.985/2000, que criou o Sistema Nacional de Unidades de Conservação da Natureza (SNUC)[8]. A criação do SNUC configurou-se como um marco na evolução da legislação ambiental brasileira, sendo considerado um grande avanço na temática ambiental nacional até a atualidade.

O SNUC define como Unidade de Conservação o *"espaço territorial e seus recursos ambientais, incluindo as águas jurisdicionais, com características naturais relevantes, legalmente instituído pelo Poder Público, com objetivos de conservação e limites definidos, sob regime especial de administração, ao qual se aplicam garantias adequadas de proteção"*[8] (Lei nº 9.985/2000, art. 2º, inciso I), dividindo-as em dois grupos: Unidades de Proteção Integral e Unidades de Uso Sustentável, cada qual com características específicas.

O Quadro 23.1 apresenta as categorias de Unidades de Conservação.

As Unidades de Conservação são criadas pelo poder público, nas esferas nacional, estadual e municipal, levando em consideração a relevância dos

---

Quadro 23.1 Categorias de Unidades de Conservação.

Proteção Integral	Uso Sustentável
■ Estação Ecológica;	■ Área de Proteção Ambiental (APA);
■ Reserva Biológica;	■ Área de Relevante Interesse Ecológico (ARIE);
■ Parque Nacional;	■ Reserva Extrativista (RESEX);
■ Monumento Natural;	■ Floresta Nacional;
■ Refúgio de Vida Silvestre.	■ Reserva de Fauna;
	■ Reserva de Desenvolvimento Sustentável (RDS);
	■ Reserva Particular do Patrimônio Natural (RPPN).

Fonte: Adaptado de SNUC (Lei 9.985/2000).

atributos naturais existentes e a tipologia de usos a que se destinará, para classificá-las nos grupos e categorias dispostas na Lei 9.985/2000. A posse e domínio das Unidades de Conservação poderá ser pública ou privada, de acordo com a categorização da área, conforme definido na referida Lei[8].

A legislação aponta, ainda, que a conservação da natureza se refere ao *"manejo do uso humano da natureza, compreendendo a preservação, a manutenção, a utilização sustentável, a restauração e a recuperação do ambiente natural, para que possa produzir o maior benefício, em bases sustentáveis, às atuais gerações, mantendo seu potencial de satisfazer as necessidades e aspirações das gerações futuras, e garantindo a sobrevivência dos seres vivos em geral"* (Lei nº 9.985/2000, art. 2º, inciso II)[8].

As áreas naturais são fundamentais para a produção e para a oferta de água em quantidade e qualidade para a população das cidades, manter a estabilidade e a fertilidade do solo, absorver gás carbônico da atmosfera, reduzindo a concentração dos gases de efeito estufa, ofertar fármacos e cosméticos obtidos a partir de diversas plantas e promover bem-estar físico e mental, por meio do contato com a natureza, entre tantos outros benefícios.

Todas as Unidades de Conservação são potenciais vetores de transformação social e desempenham um papel fundamental na proteção de ecossistemas e na conservação da biodiversidade; porém, essas áreas podem ser mais do que isso: áreas naturais protegidas também podem oferecer oportunidades para que as pessoas voltem a se conectar com a natureza.

Segundo dados do Serviço Florestal Brasileiro (SFB)[9], o Brasil possui mais de 55% do território coberto por florestas e abrigando a maior extensão de florestas tropicais do planeta.

No entanto, ainda que vivendo no país mais biodiverso do mundo, muitos brasileiros não estão integrados a essa natureza e, na verdade, se distanciam e/ou são distanciados cada vez mais do território que ocupam.

RELAÇÃO ENTRE SER HUMANO E NATUREZA

Uma recente pesquisa nacional[10] mostrou que cerca de 36% dos jovens brasileiros não sabem em que bioma vivem. A maior parte dos respondentes pertencem às regiões Sul e Sudeste, em que a Mata Atlântica é predominante. Esse mesmo bioma é lar de 72% da população brasileira: são mais de 145 milhões de pessoas[11]. Tal dado demonstra que, para além do distanciamento do ambiente natural, há um desconhecimento preocupante sobre informações básicas até mesmo sobre o território em que esses jovens habitam.

Em outra pesquisa, realizada pelo IBOPE Inteligência sob encomenda da WWF[12] em 2018, foi identificado que 48% dos brasileiros não realizam atividades na natureza. E mais, estudos divulgados em 2009 pela *Children & Nature Network*[13] apontam um padrão mundial de comportamento entre as crianças: menos tempo dedicado às brincadeiras ao ar livre e um aumento no tempo dedicado às telas das mídias eletrônicas. A mesma instituição aponta que o Brasil é um entre os três países em que as crianças exploram a natureza com menos frequência.

Os dados reforçam o cenário de distanciamento entre ser humano e natureza, mas contribuem com uma análise interessante sobre o contexto: a mesma pesquisa da WWF que identificou que quase metade da população não realiza atividades em áreas naturais também apontou que 91% dos respondentes gostariam de ter mais contato com a natureza.

A relação ser humano-natureza é analisada há muito tempo; cerca de 2.000 anos atrás, o filósofo grego Hipócrates, considerado o pai da medicina moderna, observava que a saúde é o resultado do equilíbrio entre os elementos da natureza e o ser humano[14].

Relatório produzido pelo *Millennium Ecosystem Assessment* (MEA) – Avaliação Ecossistêmica do Milênio constatou que o bem-estar humano é substancialmente afetado pelas alterações nos ecossistemas, o que implica em impactos significativos à saúde mental e física das pessoas[4]. O MEA é um grupo internacional de trabalho criado para avaliar os impactos que as alterações nos ecossistemas podem causar ao bem-estar humano, oferecendo possibilidades para promover o uso sustentável dos recursos naturais.

A ciência demonstra que a exposição a ambientes naturais está associada a redução do estresse, melhoria da saúde mental, melhora no desenvolvimento cognitivo e diminuição da pressão arterial. Além disso, o contato com a natureza pode estimular a criatividade e a capacidade de concentração.

Com o advento da COVID-19, o isolamento social e as novas dinâmicas de interação, foi possível também desenvolver novos olhares sobre o modo de vida insustentável dos grandes centros urbanos.

O sentimento de solidão e o sofrimento psíquico originado pela ausência de interação social entre as pessoas apresenta-se como um grande desafio aos profissionais que lidam com a promoção da saúde mental.

No período pós-pandemia, estudos demonstraram um aumento dos casos relacionados a transtornos mentais, como ansiedade e depressão, ocasionados em virtude do isolamento social, privação de acesso a áreas naturais e dos efeitos da pandemia de Covid-19[15].

No entanto, é importante considerar as diferentes formas de relações das diversas comunidades que compõem nossa sociedade com os ambientes naturais. É possível perceber outras lógicas de organização, muitas resistentes e resilientes, em que as relações são intrínsecas à natureza, como prática espiritual, religiosa, econômica e cultural.

Para alguns grupos da sociedade, foi possível perceber a saúde sob uma ótica de complexidade, na qual diversos fatores biológicos, ambientais e psicológicos estão correlacionados. Contudo, é importante a compreensão de que saúde também se conecta a relações sociais, nas quais só é possível ter pessoas saudáveis quando os ambientes são saudáveis.

As relações entre a saúde e a natureza são amplas. Como exemplo, é possível destacar o vínculo de pesquisas de medicamentos tendo a biodiversidade como fonte de estudo, a consciência e os cuidados com o abastecimento de água para populações e questões ligadas às mudanças climáticas[17].

No primeiro período de flexibilização das restrições decorrentes da pandemia da Covid-19, a população encontrou em parques, quintais e jardins uma fonte de liberdade, alegria, alívio e relaxamento, sentimentos relacionados diretamente à sensação de bem-estar.

A EXPERIÊNCIA NO PARQUE DAS NEBLINAS

A Mata Atlântica cobre 0,8% da superfície terrestre do planeta e abriga mais de 5% das espécies de vertebrados já registradas. Sua flora também é exuberante, tendo sido estimadas mais de 15.700 espécies presentes no bioma, ou seja, cerca de 5% da flora mundial. Das 633 espécies de animais ameaçadas de extinção no Brasil, 383 ocorrem na Mata Atlântica.

Segundo a ONG *Conservation International,* a Mata Atlântica está entre os cinco primeiros biomas no ranking mundial dos *Hotspots*[18]: áreas naturais com elevada biodiversidade e endemismo – grupo de espécies que ocorrem exclusivamente em determinado lugar no mundo – e, ao mesmo tempo, muito ameaçadas.

As reservas ambientais desempenham um papel fundamental na proteção de ecossistemas e na conservação da biodiversidade – as Unidades de Conservação, por exemplo, protegem 17,3 milhões de hectares da Mata Atlântica[19] – mas elas podem ser mais do que isso: áreas naturais protegidas também oferecem oportunidades para que as pessoas voltem a se conectar com a natureza.

Essas áreas, bem geridas, podem ser instrumentos eficazes no acesso aos benefícios da natureza, oferecendo espaços para o bem-estar, associado ao aprendizado. Assim, tem o potencial para contribuir na formação de cidadãos cada vez mais engajados na conservação, conscientes da interdependência do ser humano e natureza.

A aliança envolvendo setor público, iniciativa privada e sociedade, por meio de estratégias, parcerias e gestão, tornam possível a recuperação e a conservação da floresta de forma eficaz e potente.

Um dos exemplos do resultado do esforço do setor privado, em parceria com diversos setores da sociedade, é o Parque das Neblinas, reserva de Mata Atlântica, localizada em Mogi das Cruzes e Bertioga, e gerida pelo Instituto Ecofuturo.

O Ecofuturo, desde o início de sua criação, teve como objetivo transformar a área em uma reserva ambiental, buscando desenvolver um trabalho que elevasse o local a uma "Unidade de Transformação": transformação do território e da relação das pessoas com a natureza.

"As transformações socioambientais da área da Fazenda foram iniciadas com a instalação da Usina de Itatinga, passando pela indústria de carvão e também pelo plantio de eucaliptos para produção de papel e celulose, até se tornar uma área destinada à conservação da natureza, com a criação do atual Parque das Neblinas", explica Paulo Groke, diretor do Instituto Ecofuturo e um dos responsáveis pela criação da reserva[20].

No Parque, as ações de uso público são voltadas para a sensibilização ambiental, e, entre elas, está o Programa de Visitação, que busca intensificar o contato das pessoas com a natureza. A estratégia é oferecer um cardápio de experiências, como canoagem, trilhas de bicicleta, acampamento, trilhas monitoradas e autoguiadas, observação de aves e gastronomia. As atividades proporcionam aos visitantes uma integração de forma sensível e segura com o ambiente natural.

Desde 1999, com a idealização da criação do Parque das Neblinas, a proposta para as práticas de visitação tem sido de valorizar a paisagem, as pessoas, os costumes e a cultura local. O que a reserva é hoje decorre das características do território em que está localizada e pelo envolvimento direto da comunidade na gestão.

O cuidado com a recepção e a gastronomia oferecida, que utiliza frutos nativos e receitas tradicionais, contribui para que o acolhimento aos visitantes seja um convite para uma vivência da Mata Atlântica por meio de muitos sentidos.

São diversos os perfis de visitantes que passam pelo Parque das Neblinas, cada qual com seu objetivo. Desde 2017, a gestão da reserva coleta dados por meio de uma pesquisa de satisfação, com o objetivo de compreender os visitantes e a experiência vivida.

Neste período, mais de 11 mil pessoas responderam ao questionário, e algumas informações fornecem interessantes constatações. Considerando 2019 e 2022, ano que precedeu a pandemia e ano em que o distanciamento social foi flexibilizado, respectivamente, houve um aumento de 49% no número de visitantes no Parque das Neblinas, saltando de 3.627 (2019) para 5.412 (2022).

Os números demonstram busca por mais contato com a natureza, e a tendência é observada não apenas entre ecoturistas da reserva, mas de um modo geral na população. Em um estudo realizado em todas as regiões do país[21], 86% dos respondentes afirmaram sentir falta de estar em áreas verdes, e 90,8% mencionaram querer frequentar espaços verdes após o isolamento social.

Entre os visitantes do Parque das Neblinas, também é possível constatar o aumento da busca por áreas naturais. Na pesquisa feita pela equipe da reserva, entre as motivações para a visitação na área, o interesse pelo contato com a natureza foi a resposta de 37% dos visitantes, como mostra o Gráfico 23.1. Ainda, se considerarmos que cachoeiras e trilhas são atividades relacionadas a esse contato, esse percentual aumenta para 63% (Gráfico 23.1).

O Ecofuturo, por acreditar na importância do vínculo afetivo do ser humano com a natureza, desenvolve ações que promovem essa reaproximação entre pessoas e o ambiente natural para além do ecoturismo.

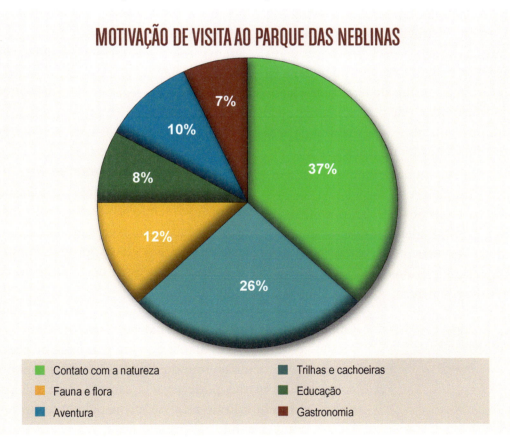

Gráfico 23.1 Motivações para frequentar o Parque das Neblinas, entre 2019 e 2022. Gerado com dados da planilha de controle de visitação da reserva.
Fonte: Bertioga, 2023.

Por isso, dentro das ações de uso público e buscando promover e potencializar, de forma colaborativa, reflexões sobre a importância e os benefícios de vivenciar a natureza, foi criado o programa "Meu Ambiente".

O "Meu Ambiente" fomenta e realiza ações que resultem na reaproximação das pessoas com os ambientes naturais, para restabelecer o sentimento de pertencimento e cuidado com todas as formas de vida.

A metodologia é desenvolvida em fases que envolvem professores e estudantes em ações para promover a reflexão e o despertar do olhar para os ambientes naturais do território, visando à elaboração de projetos que poderão ser realizados dentro e fora da sala de aula, de forma interdisciplinar.

Na etapa que promove os encontros presenciais, há a vivência com os alunos junto aos educadores em uma área natural, além de um último encontro, exclusivo aos educadores, para a apresentação dos projetos e atividades desenvolvidas. Ao final, os projetos são publicados em um e-book para disseminação das boas práticas.

Ao entender o potencial educador do ambiente natural, o "Meu Ambiente" convoca a uma experiência de imersão, proporcionando a oportunidade para cada participante de se reconhecer como parte interdependente da natureza, além de uma vivência sensível, com observação e um momento de bem-estar. A iniciativa tem provocado os participantes para uma mudança de hábitos: mais natureza no dia a dia.

Desenvolvido desde 2010, o programa coleciona relatos relacionados ao bem-estar de alunos e professores. Entre eles, há o registro de experiência de uma aluna com traqueostomia, do município de Suzano: após a vivência no Parque das Neblinas, a criança adquiriu o desejo constante de contato com o ambiente natural. Os pais da aluna, atendendo aos pedidos da filha, passaram a promover mais visitas em parques e áreas verdes, proporcionando maior bem-estar no brincar ao ar livre.

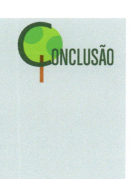

Conclusão

Observa-se na sociedade globalizada um afastamento gradativo da natureza, diante de uma realidade de crescente envolvimento ao mundo digital. O simples contato com espaços verdes pode levar a sensações de relaxamento e diminuição do estresse, principalmente em relação à população que vive nos grandes centros urbanos.

Diversos estudos apontam que o contato com a natureza tem relação direta com a melhora de vários problemas de saúde, como a diminuição da pressão arterial, redução de ansiedade, regulação dos batimentos cardíacos e até mesmo aumento da função cognitiva[22].

Desmatamentos, queimadas, poluição atmosférica, mudanças climáticas e a redução de ecossistemas interferem negativamente na saúde física e mental da população.

É importante consolidar cooperações interinstitucionais, que promovam políticas socioambientais e que também possibilitem mudanças de costumes e comportamento pautados em compromissos com a biodiversidade. A conservação das florestas é fundamental para garantir os serviços ecossistêmicos, que são fonte inesgotável de benefícios para o ser humano.

A conscientização e a participação da sociedade é essencial para apoiar a proteção dos ecossistemas nativos. Em razão disso, ações voltadas à potencialização do acesso a esses ambientes se fazem necessárias e urgentes.

Sendo assim, a reaproximação das pessoas com a natureza se mostra importante de diversas formas, como instrumento para a conservação e como método para a promoção de saúde e bem-estar, contribuindo com a saúde pública de diversas maneiras.

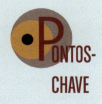

- As áreas protegidas constituem uma ferramenta para proteção da biodiversidade e da saúde humana.
- Todas as Unidades de Conservação são potenciais vetores de transformação social e podem oferecer oportunidades para que as pessoas voltem a se conectar com a natureza.
- Cooperações interinstitucionais, que promovam políticas socioambientais e possibilitem mudanças de costumes, com participação da sociedade, são essenciais para promoção da conservação e proteção dos ecossistemas nativos.

REFERÊNCIAS

1. Mariano ZF, Scopel I, Peixinho DM, Souza MB. A relação homem-natureza e os discursos ambientais. Rev Dep Geogr. 2011;220:158-70.

2. Cowie RH, Bouchet P, Fontaine B. The sixth mass extinction: fact, fiction or speculation?. Biol Rev. 2022;97:640–63.

3. Organização das Nações Unidas (ONU). Acordo de Paris sobre o clima: Conferência das Partes: Vigésima primeira sessão. Disponível em: https://brasil.un.org/pt-br/88191-acordo-de-paris-sobre-o-clima. Acesso em: 21 jul 2023.

4. Millenium Ecosystem Assessment (MEA). Ecosystems and human well-being: general synthesis. Washington: Island Press; 2005.

5. Pellizzaro PC, Hardt LPA, Hardt C, Hardt M, Sehli DA. Gestão e manejo de áreas naturais protegidas: contexto internacional. Rev Amb Soc. 2015;18(1):19–36.

6. Medeiros R. Evolução das tipologias e categorias de áreas protegidas no Brasil. Rev Amb Soc. 2006; 9(1):41–64.

7. Brasil. Constituição da República Federativa do Brasil 1988. Brasília: Senado Federal; 2016.

8. Brasil. Lei nº 9.985, de 18 de julho de 2000. Regulamenta o art. 225, § 1º, incisos I, II, III e VII da Constituição Federal, institui o Sistema Nacional de Unidades de Conservação da Natureza e dá outras providências. Brasília: Senado Federal; 2000.

9. Brasil. Ministério do Meio Ambiente. Florestas. Disponível em: https://antigo.mma.gov.br/florestas.html. Acesso em: 21 jul 2023.

10. Rede Conhecimento Social. Pesquisa juventudes, meio ambiente e mudanças climáticas (JUMA): relatório nacional. Disponível em: https://oeco.org.br/wp-content/uploads/2023/04/Relatorio-Pesquisa-Juventudes-MeioAmbiente-e-Mudancas-Climaticas_JUMA_2023.pdf. Acesso em: 21 ago 2023.

11. SOS Mata Atlântica. Conheça: mata atlântica. Disponível em: https://www.sosma.org.br/conheca/mata-atlantica/. Acesso em: 21 ago 2023.

12. Gesisky J. Brasileiro quer ficar mais perto da natureza, diz pesquisa. Disponível em: https://www.wwf.org.br/?67242/Pesquisa-WWF-Brasil-e-Ibope-Brasileiro-quer-ficar-mais-perto-da-natureza-mas-acha-que-ela-no-est-sendo-protegida. Acesso: 21 ago 2023.

13. Portal Lunetas. Crianças brasileiras estão entre as que menos exploram a natureza. Disponível em: https://lunetas.com.br/criancas-brasileiras-estaoentre-as-que-menos-exploram-a-natureza/#:~:text=Dentre%20os%20estudos%2C%20 um%20 aponta,brincarem%20com%20materiais%20n%C3%A3o%20estruturados. Acesso: 21 ago 2023.

14. Oliveira MAC, Egry EY. A historicidade das teorias interpretativas do processo saúde-doença. Rev Esc Enferm USP. 2000;34(1):9–15.

15. Mazzitelli F, Vessoni A. Os reflexos do isolamento social forçado pela pandemia na saúde mental das pessoas. Jornal da UNESP. Disponível em: https://jornal.unesp.

br/2023/04/27/osreflexos-do-isolamento-social-forcado-pela-pandemia-na-saude-mental-das-pessoas/. Acesso em: 12 ago 2023.

16. eCycle. Natureza e saúde mental: qual a relação? Disponível em: https://www.ecycle.com.br/natureza-e-saude-mental/. Acesso: 21 ago 2023.

17. Maretti CC. Ao desejar saúde, deseje áreas protegidas. Disponível em: https://oeco.org.br/colunas/ao-desejar-saude-deseje-areas-protegidas/#:~:text=As%20%C3%A1reas%20protegidas%20s%C3%A3o%20 o,a%20rela%C3%A7%C3%A3o%20com%20a%20sa%C3%BAde. Acesso em: 21 ago 2023.

18. Conservation International. Hotspots revisitados: as regiões biológicas mais ricas e ameaçadas do planeta. Disponível em: https://www.conservation.org/docs/default-source/brasil/HotspotsRevisitados.pdf. Acesso em: 21 ago 2023.

19. SOS Mata Atlântica. Áreas protegidas da Mata Atlântica são responsáveis pela proteção de 17,3 milhões de hectares no bioma. Disponível em: https://www.sosma.org.br/noticias/areas-protegidas-2/. Acesso em: 21 ago 2023.

20. Ecofuturo. O Parque das Neblinas. Disponível em: http://www.ecofuturo.org.br/projeto/parque-das-neblinas/o-parque/. Acesso em: 21 ago 2023.

21. Rezende F. Pesquisa identificou expectativa da população para uso dos espaços públicos e semi públicos pós-quarentena. Disponível em: http://www. iea.usp.br/noticias/pesquisa-uso-espacos-publicos?utm_source=Instagram&utm_ medium=Imagem&utm_content=espacos%20publicos%20pos%20quarentena. Acesso em: 21 ago 2023.

22. WWF. Um dia no Parque. Pesquisas mostram benefícios da conexão com a natureza para saúde física e mental. Disponível em: HYPERLINK "http://wwf.org.br/?86440/Pesquisas-mostram-beneficios-da-conexao-com-a-natureza-parasaude-fisica-e-menta"wwf.org.br/?86440/Pesquisas-mostram-beneficios-da-conexao-com-a-natureza-parasaude-fisica-e-menta. Acesso em: 21 ago 2023.

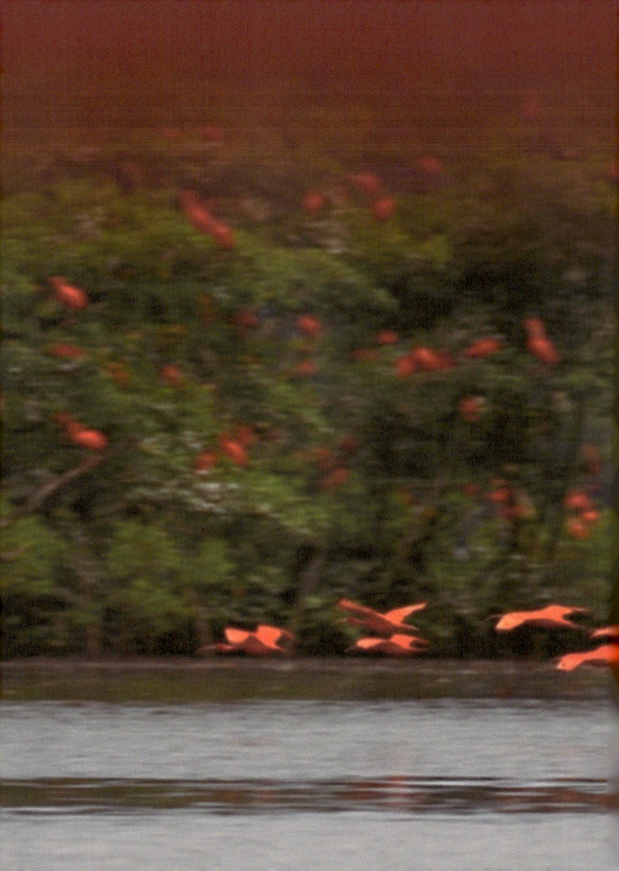

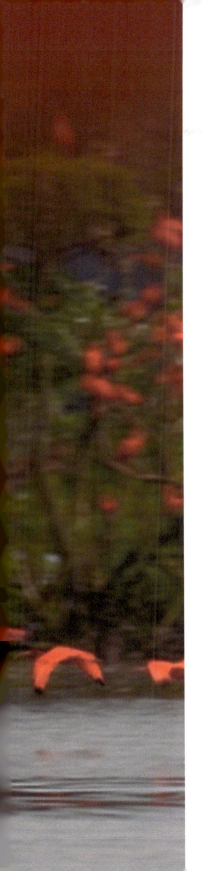

Capítulo 24

Um Tempo com e-Natureza:
Um Projeto Multifacetado

Lis Leão

Roberta Maria Savieto

Luciano Lima

INTRODUÇÃO

O projeto "Um tempo com e-Natureza" nasceu de uma parceria entre o Centro de Ensino e Pesquisa Albert Einstein e a Fundação Grupo Boticário de Proteção da Natureza (FGB).

Em 2020, a FGB lançou o edital Teia de Soluções com o intuito de fortalecer o turismo em áreas naturais em todo o Brasil. Um dos eixos temáticos dessa chamada contemplava a relação entre a natureza, saúde e bem-estar, tema em crescente tendência de investigação científica, mas que ganhou ainda mais relevância em todo o mundo com a pandemia pelo COVID-19.

O projeto liderado pelo Einstein foi selecionado dentre mais de trezentas iniciativas brasileiras apresentadas, para ser realizado em um período de 36 meses, conduzido pelo Grupo de pesquisa e-Natureza: estudos interdisciplinares sobre conexão com a natureza, saúde e bem-estar (Conselho Nacional de Desenvolvimento Científico e Tecnológico – CNPq). A equipe é formada por pesquisadores e profissionais da saúde do Hospital Israelita Albert Einstein, pesquisadores associados da Universidade Tecnológica Federal do Paraná, Instituto Butantan, Faculdade de Medicina da Universidade Estadual Paulista (UNESP-Botucatu), Secretaria do Verde e do Meio Ambiente e profissionais especializados em processos e certificações de qualidade e segurança em saúde, do Escritório de Excelência do Hospital Israelita Albert Einstein. O projeto contou também com toda infraestrutura de outras áreas da instituição, como o Núcleo de Apoio ao Pesquisador, Tecnologia da informação, Comunicação e Ensino envolvidas para o cumprimento das metas estabelecidas e outros desdobramentos e oportunidades que emergiram ao longo do desenvolvimento do projeto, com apoio irrestrito da alta liderança institucional, da diretoria de pesquisa e da presidência. Os gestores de todas as áreas naturais participantes do estudo foram também essenciais para o êxito desse projeto.

438 Natureza, Clima e Saúde Pública

A pesquisa é o foco principal do projeto, uma vez que a geração de conhecimento nessa área tem sido conduzida na Ásia e Europa e, com exceção da Austrália, é praticamente inexistente no hemisfério sul. É constituído ainda pelos seguintes pilares: sensibilização/comunicação voltada à população geral e científica, educação, qualidade, visando a fomentar políticas públicas, que serão detalhados neste capítulo. A escolha pelo nome "Um tempo com e-Natureza" é decorrente da alusão ao grupo de pesquisa ao qual o projeto está vinculado, mas também por carregar implicitamente a necessidade de termos um tempo com a natureza em prol da saúde humana e da conservação da biodiversidade.

A PESQUISA CIENTÍFICA

Inúmeros benefícios da natureza para a saúde humana têm sido descritos na literatura nas últimas décadas[1]. A natureza permeia a saúde de diversas formas, seja na alimentação, na produção de medicamentos e vacinas ou no conforto térmico. Diversas práticas que integram a Política Nacional de Práticas Integrativas e Complementares[2] são baseadas na natureza e disponibilizadas no Sistema Único de Saúde, tais como apiterapia, fitoterapia, aromaterapia, geoterapia, termalismo social/crenoterapia, terapia de florais, tendo em comum a natureza como recurso.

O primeiro desafio foi estabelecer um protocolo de intervenção que pudesse ser reprodutível cientificamente e que pudesse ser aplicado em diferentes contextos naturais (caso demonstrasse efetividade). Parte da proposta do projeto foi inspirada nos banhos de floresta japoneses, que têm como base a apreensão da atmosfera dos ambientes naturais por meio dos sentidos[3], com possibilidade de inclusão de yoga respiratório, meditação, caminhada e outras atividades recreativas que geralmente visam produzir relaxamento[4], ou seja, envolvem práticas sensoriais, meditativas ou recreativas centradas no ser humano. Já outros pesquisadores apontavam a necessidade de comparar os banhos de floresta com práticas relevantes, e não somente com ambientes urbanos, que conhecidamente podem promover malefícios à saúde, além de indicarem a necessidade de explicação clara sobre a técnica. Devido à ausência da descrição de uma única técnica do banho de floresta na literatura, alguns pesquisadores europeus ponderam que pode se assemelhar a práticas como *mindfulness*, por exemplo, ocasionando entraves para ser aceita como abordagem clínica confiável e ter pouca reprodutibilidade que permita robustez quanto a sua eficácia[5]. Métodos como o proposto pelo FT Hub, também descrito neste livro, têm sido desenvolvidos buscando preencher esta lacuna. Por outro lado, diversos são os estudos observacionais que apontam a sua potencialidade em produzir benefícios para o bem-estar[6].

Contudo, desde o início, o termo "banhos de floresta" ligado às florestas japonesas, embora bastante popular, pareceu não abarcar a diversidade dos biomas brasileiros, razão pela qual nosso grupo optou por adotar o termo "banhos de natureza" quando nos referimos à experiência sensorial como descrita na literatura, que foi, inclusive, adotada como o controle na pesquisa desenvolvida. Já a proposta da intervenção "Um tempo com e-Natureza" queria avançar da atividade do banho de natureza, uma vez que estudos têm demonstrado que, embora a natureza seja benéfica aos seres humanos, a recíproca nem sempre é verdadeira[7]. Pelo caráter interdisciplinar do grupo, com atuação voltada ao bem-estar humano e não humano, necessitávamos desenhar um protocolo de intervenção a ser testado, pautado na conexão com a natureza, mais do que no contato com a natureza ou nas práticas realizadas na natureza. Lembrando que a conexão trata de um senso de que a natureza faz parte da identidade do indivíduo, numa relação de pertencimento e, portanto, de cuidado, além de sua utilização como um serviço ecossistêmico.

Por isso, estabelecemos que o protocolo a ser desenvolvido deveria estar alinhado ao **estar com** a natureza, e não simplesmente ao **estar na** natureza, pois embora seja algo agradável, evidências sugerem que o bem-estar não se resume apenas a visitas e exposição à natureza. Em vez disso, há necessidade de se envolver em um relacionamento afetivo, perceber e se tornar sensível à beleza da natureza para acessar os benefícios mais amplos dessa conexão e bem-estar[8].

Embora existam teorias voltadas aos mecanismos de como a natureza produz benefícios à saúde e ao bem-estar humanos, como a Hipótese da Biofilia[9], a Teoria da Restauração da Atenção[10] e da Recuperação Psicofisiológica do Estresse[11], havia uma lacuna científica importante também relativa a um modelo orientador para a prática em campo. Então, o segundo desafio foi conceber um modelo que embasasse a promoção de saúde e bem-estar por meio da conexão com a natureza, considerando também a conservação da biodiversidade. A **Figura 24.1** representa o modelo "Um tempo com e-Natureza", que é composto por quatro experiências: 1) Experiência estética/emocional; 2) Experiência multissensorial integrada; 3) Experiência de conhecimento; e 4) Experiência de engajamento para fortalecermos a nossa relação de cuidado com a natureza, como uma via de mão dupla[12].

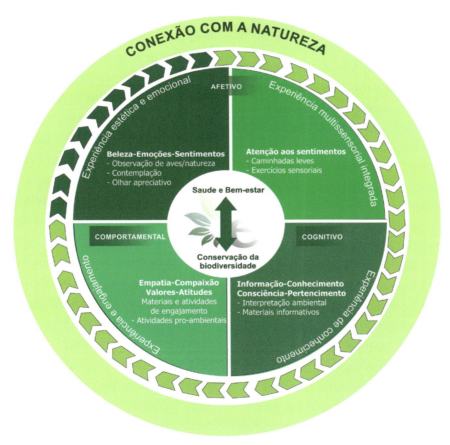

Figura 24.1 Representação do modelo de intervenção de saúde baseada na natureza Um Tempo com e-Natureza.

Fonte: Luciana Marti

A apreciação estética resulta da interação entre as características perceptivas do objeto e a dinâmica de processamento sensorial do observador. Embora muito dessa experiência venha pelo sentido da visão, trata-se de uma experiência que pode chegar por qualquer um dos sentidos de forma isolada ou em associação. A experiência da beleza pode nos fazer parar e saborear o momento presente. Ela é resultante da recepção avaliativa de um objeto ou entidade sensorial em relação a um ou mais conceitos relevantes e está positivamente associada ao bem-estar. Outra relação importante entre a apreciação estética e os efeitos benéficos para a saúde como a regulação do humor, dos afetos positivos e negativos, está na base das intervenções baseadas na natureza para ajudar as pessoas a deixarem suas preocupações diárias para trás, as quais podem aumentar a frequência e a intensidade das experiências estéticas, contribuindo para a melhoria das capacidades emocionais e maior satisfação com a vida. Além disso, consistente com a hipótese de "parada para conhecimento" (aprender algo novo), pode ser importante não reduzir as experiências estéticas a um aspecto meramente decorativo da experiência de vida que pode acontecer a qualquer momento, mas, sim, considerar as experiências estéticas como uma parte fundamental do nosso processo de aquisição de conhecimento, exigindo, assim, recursos de memória de trabalho (Experiência de conhecimento). Pesquisadores têm demonstrado que existe uma inibição motora relacionada à beleza, associada a um aumento do foco de atenção para a estimulação sensorial (Experiência multissensorial integrada), promovendo a concentração de processamento de recursos sobre o objeto da apreciação estética, o que parece crucial para a aprendizagem. Evidências sustentam a existência de uma ligação entre estética, prazer e aprendizagem perceptual, que visa à atualização do ambiente preditivo mental. Este processo de adaptação é fundamental para uma aprendizagem ótima que possibilite uma melhor interação com o mundo exterior e modulam nosso comportamento. Em termos mais simples, a beleza nos deixa curiosos pela novidade[13]. Neste contexto, existe um solo fértil para atividades relacionadas à educação e à interpretação ambiental como forma de ampliar a experiência estética, agregando conhecimentos que possam sustentar comportamentos de maior conexão com a natureza. O modelo prevê que a partir dos três níveis de experiência que podem se sobrepor e, portanto, são apresentados em separado para fins didáticos, a intervenção possibilite ferramentas para que a experiência de engajamento aconteça levando os indivíduos não só a vivenciarem bem-estar, mas também a desenvolverem um comportamento pró-ambiental.

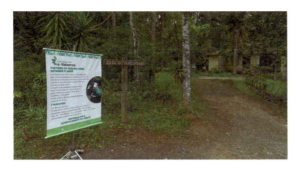
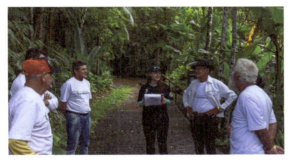
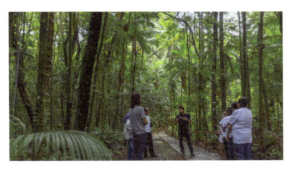
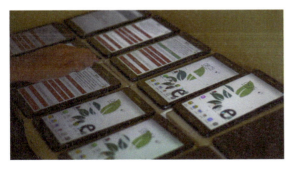

Quadro 24.1 Imagens da coleta de dados da pesquisa Um tempo com e-Natureza.

Fotos: João Marcos Rosa

Na perspectiva da promoção da saúde, o estudo buscou comparar o impacto do banho de natureza com a intervenção "Um tempo com e--Natureza" nos níveis de bem-estar, vitalidade e felicidade em três momentos: pré, imediatamente após e 30 dias após a intervenção em distintas áreas naturais (urbanas, periurbanas e rurais). Objetivou, ainda, avaliar a associação entre conexão com a natureza, com bem--estar, vitalidade, felicidade, empatia com animais (que necessitou a validação de um instrumento para o Brasil), compaixão e engajamento com a conservação em ambos grupos (controle e intervenção); verificar a associação entre número de espécies (riqueza) e número de indivíduos (abundância) de elementos da avifauna avistados durante a intervenção com níveis de bem--estar, vitalidade e felicidade; averiguar associação entre compaixão e empatia com animais com engajamento com a conservação, além de analisar atividades junto à natureza propostas como ecodesafios, realizadas pelos participantes durante o período pós-intervenção (30 dias). Como a literatura também apontava a escassez de estudos de alta qualidade[6], limitando a força dos resultados e tornando as evidências insuficientes para estabelecer diretrizes de prática clínica para seu uso, optamos por conduzir um ensaio clínico randomizado controlado, por oferecer níveis mais robustos de evidência sobre eficácia de intervenções em saúde, cujos resultados encontram-se em fase de publicação científica. O Quadro 24.1 ilustra a coleta de dados em unidades naturais que compuseram o estudo (Instituto Butantan, Parque Estadual da Cantareira – Núcleo Cabuçu, Parque Natural Municipal Varginha, Parque das Neblinas e Reserva Natural Salto Morato).

Uma das principais adversidades dessa pesquisa foi o recrutamento de participantes, pois uma pesquisa com este desenho pressupõe limitação de tempo e de recursos para sua realização em campo, e, portanto, a adesão ao estudo foi algo bastante desafiador como é observado em estudos dessa natureza, mas que permitiu, ainda assim, a inclusão dos 488 participantes, mas que resultou em uma experiência bastante enriquecedora para o grupo de pesquisa.

AÇÕES DE SENSIBILIZAÇÃO E COMUNICAÇÃO

O projeto também tem uma função importante na disseminação do conhecimento sobre a temática Natureza e Saúde e, por isso, tem sido amplamente compartilhado em eventos científicos nacionais e internacionais, além de eventos destinados à população geral. Dentre eles, podemos destacar: *Workshop* WWF – Parques Saudáveis Pessoas Saudáveis; Festival Criança e Natureza; Simpósio Internacional de Bioética do Hospital Israelita Albert Einstein; IV Congresso Internacional – Floresta e Potencial para a Saúde (Portugal); City Nature Challenge; 40º Congresso Brasileiro de Pediatria; IV Simpósio Internacional de Medicina Integrativa – III Simpósio Internacional de Oncologia Integrativa; III Seminário Ibero-americano de Natureza, Saúde e Bem--estar; I Encontro educação, saúde mental e natureza: contribuições da pesquisa em psicologia escolar, desenvolvimento humano e saúde em tempos de pandemia de Covid-19, do Instituto de Psicologia da Universidade de São Paulo; 7º Fórum do Institute of Health Improvement/Einstein e do SHIFT SUMMIT 2023 – *Integrating Nature and Preventive Health for Humans and the Environment* (EUA) e do I Simpósio Internacional de Natureza e Saúde: construindo pontes para o bem-estar e a conservação, realizado no Einstein em 2021 e que se terá sua segunda edição em agosto de 2024, onde os resultados da pesquisa poderão ser compartilhados.

Anualmente é realizado no Brasil o "Um dia no Parque", uma campanha cuja edição 2023 teve o título: **"É hora de cuidar do nosso lar"**. A iniciativa tem como objetivo a valorização das unidades de conservação por meio da visitação, em que são desenvolvidas atividades por diversas entidades ligadas ao tema.

Foi idealizado pela Rede Nacional Pró Unidades de Conservação (Rede Pró UC) e é realizado anualmente pela Coalizão Pró-Unidades de Conservação, que é formada por organizações da sociedade civil e empresas comprometidas com a valorização e a defesa de áreas naturais. A Coalizão é formada pela Rede Pró UC, Conservação Internacional, Fundação Grupo Boticário, Fundação SOS Mata Atlântica, Fundo Brasileiro para a Biodiversidade (Funbio), Instituto de Manejo e Certificação Florestal e Agrícola (Imaflora), Instituto de Pesquisas Ecológicas (IPÊ), Instituto do Homem e Meio Ambiente da Amazônia (Imazon), Instituto Semeia, TNC Brasil e WWF-Brasil.

Tendo em vista o alinhamento de propósito do "Um tempo com e-Natureza" com essa proposta, a convite da Fundação Grupo Boticário, a intervenção foi realizada no Parque Nacional, Chapada dos Veadeiros, pela primeira vez "fora" da pesquisa, em um bioma distinto da Mata Atlântica, como o Cerrado.

Outro produto do projeto voltado para comunicação é o site (https://www.enatureza.com/), também disponibilizado em inglês (https://www.enatureza.com/

en), que, além de conter informações sobre todas as atividades englobadas pelo projeto, possui uma seção de evidências científicas com artigos comentados pelos membros da equipe, considerações sobre turismo com a natureza, informações sobre as unidades naturais locais das coletas de dados da pesquisa, material sobre o tema para download e indicações de vídeos, músicas e livros para ampliar horizontes.

EDUCAÇÃO

Por se tratar de um tema ainda pouco explorado no território brasileiro e frente à necessidade de estreitar o diálogo entre profissionais que atuam na área da saúde e os que atuam na área ambiental, foram produzidos dois cursos como ferramenta de educação durante o projeto, um direcionado para profissionais da saúde e outro que tem como público-alvo profissionais de áreas naturais. São cursos autoinstrucionais, on-line e gratuitos, com duração de oito horas cada, que geram declaração de participação e são disponibilizados na plataforma de projetos educacionais do Hospital Israelita Albert Einstein – link de acesso:

https://projetoseducacionais.ensinoeinstein.com/local/staticpage/view.php?page=Enatureza

Os cursos trazem aspectos comuns e particularidades para cada uma das áreas, buscando integrar conhecimentos ministrados por diversos especialista em vários formatos (videoaulas, podcasts, textos, material de apoio). A diversidade de temas abrange: a conexão com a natureza e reflexões sobre saúde e conservação; referenciais teóricos e evidências científicas sobre saúde e natureza; prevenção e promoção da saúde; parques saudáveis, pessoas saudáveis; saúde ambiental; áreas protegidas abertas e inclusivas; o papel dos gestores das áreas naturais nesse contexto; qualidade e segurança nas áreas naturais com enfoque na saúde; turismo em áreas naturais protegidas, recursos digitais; domínios naturais brasileiros; a relação da saúde humana com a extinção das espécies no antropoceno; serviços ecossistêmicos e educação ambiental; saúde planetária, ecopsicologia; teorias do cuidado de enfermagem aplicadas à saúde e natureza; saúde integrativa; prevenção e promoção da saúde; intervenções de saúde baseadas na natureza; criança e natureza; Estratégia Saúde da Família e seu Programa Ambientes Verdes e Saudáveis (PAVS); reunindo ainda, experiências inspiradoras nacionais e internacionais.

Os dois cursos apresentam bibliografia ampla e atualizada, recomendação de leituras adicionais e oferecem a oportunidade dos alunos desenvolverem seu próprio portfólio a partir de exercícios reflexivos para maior aproveitamento do conteúdo.

Como mais uma ferramenta de educação, disponibilizamos para os participantes da pesquisa e para download no site do projeto o Guia de Ecodesafios[14], que contém sugestões de atividades voltadas a aumentar conexão com a natureza e bem-estar e o Guia de Inspirações para atividades relacionadas à natureza[15], com orientações e proposição de reflexões sobre a relação entre natureza e saúde, especialmente para momentos de reclusão.

Outro aspecto educativo do projeto foi a inclusão de participantes do projeto Cientistas do Amanhã[16] como embaixadores do e-Natureza para disseminação junto ao público jovem. Três adolescentes de 15 anos acompanharam a equipe da pesquisa durante um dia de coleta de dados, promovendo integração da prática com a teoria da metodologia científica, além da vivência com elementos da natureza.

MANUAL DE BOAS PRÁTICAS

Outra entrega do projeto "Um tempo com e-Natureza" é o Manual de Certificação para Áreas Naturais com Potencial para Saúde e Bem-estar, cuja proposta é fundamentar uma possível certificação para qualificar áreas naturais promotoras de saúde e bem-estar, aliada à padronização pioneira do Hospital Israelita Albert Einstein com foco em qualidade e boas práticas, para além de serviços de saúde convencionais.

O Manual possui oito eixos: Estrutura local, Segurança do ambiente, Preservação ambiental, Formação e Capacitação das equipes de apoio, Parceria com comunidades locais, Educação de visitantes, Gestão de fornecedores e parceiros, Medidas de desempenho e Melhoria contínua. Dessa forma, busca contemplar diversos aspectos relacionados à gestão, à manutenção e à relação com comunidades do entorno e visitantes que devem ser minimamente atingidos para que a certificação possa ser alcançada.

POLÍTICAS PÚBLICAS

Por último, mas não menos importante, é a capacidade de dados científicos colaborarem para que políticas públicas sejam discutidas visando à inclusão de intervenções baseadas na natureza no cenário nacional, como já existe em outros países, como recomendações de saúde e bem-estar. A partir dessa experiência e de outros estudos conduzidos pelo grupo de pesquisa e--Natureza, tais como: e-Natureza NK, que investiga o impacto do contato direto e indireto com a natureza no sistema imunológico (financiamento CNPq/filantropo Einstein), e-Natureza UBS, com idosos e natureza na atenção primária (em parceria com a WWF-Brasil), permitiu à responsável técnica do projeto realizar uma apresentação para a Coordenação Nacional de Práticas Integrativas e Complementares em Saúde, na Secretaria de Atenção Primária à Saúde, do Ministério da Saúde, em 2023, como também suscitou o debate durante a realização da Oficina Nacional de Prioridades em Pesquisa sobre Práticas Integrativas e Complementares no SUS, na qual teve a oportunidade de coordenar um dos Grupos de Trabalho, no ano anterior.

A participação no Manifesto *A Importância de Incluir as Relações entre Saúde e Natureza nas Políticas*

Públicas e nas Ações da Sociedade, elaborado pela Rede Saúde e Natureza formada por especialistas, pesquisadores e técnicos de diversas áreas, da qual a primeira autora deste capítulo é também cofundadora com seu idealizador, Claudio Maretti, e que foi entregue à Ministra do Meio Ambiente, no Dia Internacional da Biodiversidade, em 2023, e a participação para o debate desse mesmo tema na Comissão de Meio Ambiente e Desenvolvimento Sustentável, na Câmara dos Deputados, no Palácio do Congresso Nacional (https://www.youtube.com/watch?v=yUsP2ivrcOA). Trata-se de relevante iniciativa e que pode receber adesão da sociedade. Para conhecer essa proposta, clique aqui.

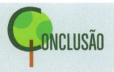

Conclusão

Como este tema e as pesquisas nessa área ainda são incipientes, mas crescentes no Brasil, o projeto "Um tempo com e-Natureza" apresentou contribuições significativas, cuja experiência segue se desdobrando em outras possibilidades de parcerias nacionais e internacionais para o desenvolvimento de novo projetos.

Uma síntese do projeto em números segue apresentada no Quadro 24.2.

Quadro 24.2 Projeto Um tempo com e-Natureza em números.

Financiamento (em reais)	366.180
Deslocamento aéreo da equipe	6.912
Deslocamento terrestre da equipe (em km - incluindo translados)	5.500
Seguidores nas redes sociais (até dez/23)	2.805
Participantes do estudo	488
Inscritos nos cursos (até dez/23)	440
Posts nas redes sociais (até dez/23)	383
Duração do projeto (em meses)	36
Procedimento de Coleta de dados (em dias)	23
Lives realizadas	21

Continua

Quadro 24.2 (Cont.) Projeto Um tempo com e-Natureza em números.

Financiamento (em reais)	366.180
Equipe do projeto	18
Palestras proferidas (2023)	14
Países dos seguidores das redes sociais* (até dez/23)	6
Unidades naturais envolvidas	5
Trabalhos científicos apresentados em eventos internacionais	3
Trabalhos científicos apresentados em eventos nacionais	1

* Brasil, Estados Unidos, Canadá, Peru, Portugal e Nepal.

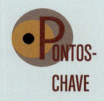

Pontos-chave

- O "Um tempo com e-Natureza" é mais do que um projeto de pesquisa, constituído por ações de comunicação, educação, qualidade visando à geração de conhecimento na temática e influenciar políticas públicas.
- Para obtenção de saúde e bem-estar, é preciso **estar com** a natureza e não somente **estar na** natureza
- Ações promotoras de conexão com a natureza estão associadas a ações de conservação da biodiversidade

AGRADECIMENTOS

Agradecemos ao apoio da Fundação Grupo Boticário de Conservação da Natureza, aos gestores e colaboradores de todas as unidades naturais envolvidas e a todos os participantes da pesquisa. Nosso agradecimento especial ainda, à equipe do Um tempo com e-Natureza: Claudia Garcia, Denise Tiemi, Edgard Kiriyama, Erika Zingst-Zaher, Floriana Bertini, Giulia Catissi, Gustavo Borba, João Marcos Rosa, Karina Pavão Patrício, Leticia Bernardes de Oliveira, Lital Bass, Lucas de Oliveira, Luccas Longo, Rafael Moredo, Sabrina Bomfim, sem os quais esse projeto não existiria.

REFERÊNCIAS BIBLIOGRÁFICAS

1. Barragan-Jason G, Loreau M, Mazancourt C, et al. Psychological and physical connections with nature improve both human well-being and nature conservation: A systematic review of meta-analyses. Biol Conserv. 2023;277:109842. doi: 10.1016/j.biocon.2022.109842

2. Brasil. Ministério da Saúde. Secretaria de Atenção à Saúde. Departamento de Atenção Básica. Política nacional de práticas integrativas e complementares no SUS: atitude de ampliação de acesso / Ministério da Saúde. Secretaria de Atenção à Saúde. Departamento de Atenção Básica. – 2. ed. – Brasília : Ministério da Saúde, 2015. 96 p.

3. Miyazaki Y. Shinrin-yoku: the Japanese way of forest bathing for health and relaxation. Aster; 2018.

4. Li Q. Shirin-yoku: the art and Science of forest bathing. London: Penguin Life; 2018.

5. Kotera Y, Richardson M, Sheffield D. Effects of Shinrin-Yoku (Forest Bathing) and Nature Therapy on Mental Health: a Systematic Review and Meta-analysis. Int J Ment Health Addiction. 2022;20(2):337–361. https://doi.org/10.1007/s11469-020-00363-4

6. Oh B, Lee KJ, Zaslawski C, Yeung A, Rosenthal D, Larkey L, et al. Health and well-being benefits of spending time in forests: systematic review. Environ Health Prev Med. 2017;22(1):71. https://doi.org/10.1186/s12199-017-0677-9

7. Stanley MC, Beggs JR, Bassett IE, et al. Emerging threats in urban ecosystems: a horizon scanning exercise. Front Ecol Environ. 2015; 13(10): 553-60. https://doi.org/10.1890/150229

8. Richardson M, McEwan K. 30 Days Wild and the Relationships Between Engagement With Nature's Beauty, Nature Connectedness and Well-Being. Front Psychol. 2018;9:1500

9. Wilson, EO. Biophilia. Cambridge: Harvard University press. 1984.

10. Kaplan S. The restorative benefits of nature: Toward an integrative framework. J Environ Psychol. 1995; 15(3): 169-82. https://doi.org/10.1016/0272-4944(95)90001-2

11. Ulrich RS. View through a window may influence recovery from surgery. Science, 1984; 224(4647):420-421.

12. Leão ER, Hingst-Zaher E, Savieto RM, et al. A time with e-Natureza (e-Nature): a model of nature-based health interventions as a Complex Adaptive System. Front Psychol. 2023;14. doi: 10.3389/fpsyg.2023.1226197

13. Sarasso P, Neppi-Modona M, Sacco K, Ronga I. "Stopping for knowledge": The sense of beauty in the perception-action cycle. Neurosci Biobehav Rev. 2020;118:723-38

14. Leão ER, Bernardes L, Lima L, et al. Um tempo com e-Natureza: Guia de eco-desafios. 2ª ed. São Paulo: Centro de Ensino e Pesquisa Albert Einstein; 2023a. Disponível em: www.enatureza.com

15. Leão ER, Bernardes L, Lima L, et al Um tempo com e-Natureza: Guia de inspiração sobre atividades relacionadas à natureza. 2ª ed. São Paulo: Centro de Ensino e Pesquisa Albert Einstein; 2023b. Disponível em www.enatureza.com

16. Rangel EB, Silva ALTE, Vidal ÉKS, et al. Scientists of Tomorrow/ Cientistas do Amanhã: a project to inspire, stimulate scientific thinking, and introduce scientific methodology for young students. Einstein (Sao Paulo). 2023 Dec 22;21:eAE0622. doi: 10.31744/einstein_journal/2023AE0622.

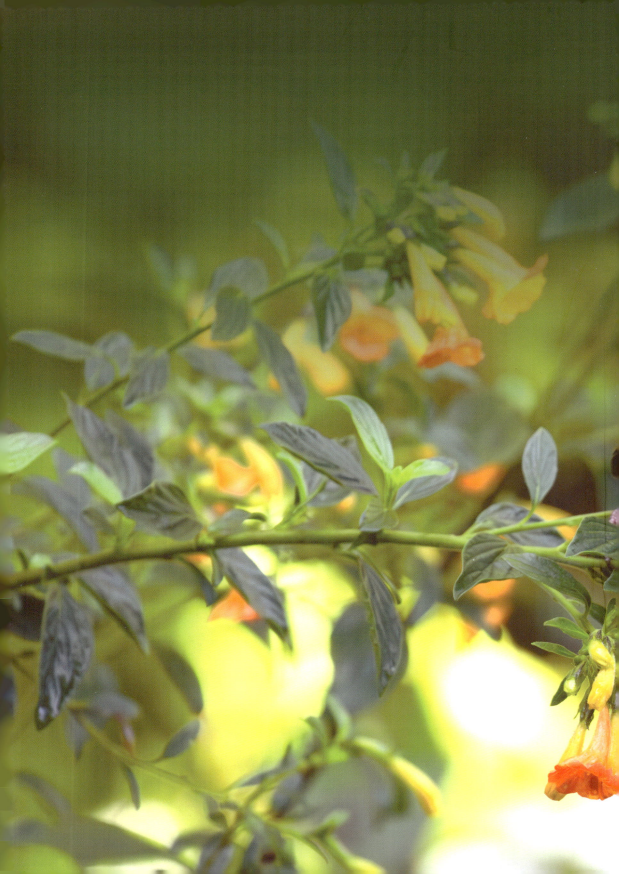